中药学课程思政教学案例研究

主　审　曹锡康

主　编　杨柏灿　舒　静

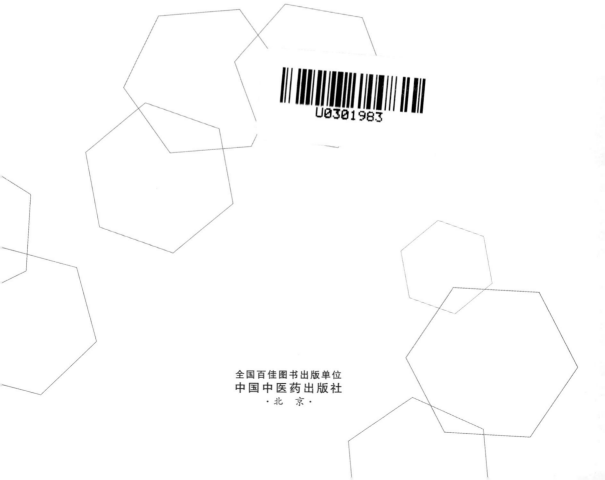

全国百佳图书出版单位
中国中医药出版社
·北京·

图书在版编目（CIP）数据

中药学课程思政教学案例研究 / 杨柏灿，舒静主编 . -- 北京 : 中国
中医药出版社 , 2024.3
ISBN 978-7-5132-8682-4

Ⅰ. ①中… Ⅱ. ①杨…②舒… Ⅲ. ①中医院校
Ⅳ. ① R228

中国国家版本馆 CIP 数据核字 (2024) 第 014291 号

中国中医药出版社出版

北京经济技术开发区科创十三街 31 号院二区 8 号楼
邮政编码　100176
传真　010-64405721
廊坊市佳艺印务有限公司印刷
各地新华书店经销

开本 710×1000　1/16　印张 17.75　字数 325 千字
2024 年 3 月第 1 版　2024 年 3 月第 1 次印刷
书号　ISBN 978 – 7 – 5132 – 8682 – 4

定价　75.00 元
网址　www.cptcm.com

服 务 热 线　010-64405510
购 书 热 线　010-89535836
维 权 打 假　010-64405753

微信服务号　zgzyycbs
微商城网址　https://kdt.im/LIdUGr
官 方 微 博　http://e.weibo.com/cptcm
天猫旗舰店网址　https://zgzyycbs.tmall.com

如有印装质量问题请与本社出版部联系（010-64405510）

《中药学课程思政教学案例研究》
编委会

前　言

　　课程思政是高校落实立德树人根本任务的战略举措，也是全面提高人才培养质量的重要手段。2016 年，习近平总书记在全国高校思想政治工作会议上明确提出，要把做人做事的道理、把社会主义核心价值观的要求、把实现民族复兴的理想和责任融入各类课程教学之中，使各类课程与思想政治理论课同向同行，形成协同效应。目前，各高校都在深入探索和实施符合自身办学定位和特色、满足人才培养需要的课程思政教学改革方案，力争把握好课堂主阵地，发挥好每门课程的育人作用，切实将价值塑造、知识传授、能力培养、素质提升融为一体。

　　纵观近年来关于课程思政的研究，专家、学者比较一致的观点是：要从认识论的角度把握课程思政的内涵本质、从方法论的角度阐述课程思政的逻辑思路、从本体论的角度探寻课程思政的作用机制、从系统论的角度推进课程思政的体系构建、从实践论的角度总结课程思政的特色实践，可以说为课程思政的建设工作提供了坚实的理论基础。对于课程思政的实施主体——一线教师来说，在课程思政的实施过程中，如果思想层面的问题不解决，就会导致枯燥生硬的"言传思政"，而非生动鲜活的"身教思政""用心思政""用情思政"；如果战术层面的问题不解决，就会缺乏课程的系统设计和重构思维，形成原有教学内容简单叠加思政内容的情况。所以，上海中医药大学在推进课程思政教学改革的过程中，一是有学校党委领导下的战略层面的长远思考和计划，二是有管理层面的职能部门积极推进并做好的制度性安排，而最重要、最关键的是全面推动专业教师有认识、有热情、有思考、有水平地有效实施。

　　本书是中医药院校专业基础课中药学课程思政教学改革实施 5 年来的思考和提炼之作。中医药学包含着中华民族几千年的健康理念及其实践经验，是中华文明的瑰宝，凝聚着中国人民和中华民族的博大智慧。中医药文化是中华传统优秀文化重要组成部分，具有强大的号召力、凝聚力和向心力，其中蕴藏着富有活力的课程思政元素。新时期国家对中医药"传承精华、守正创新"的总体要求，以及《中医药文化传播行动实施方案》的颁布，可以认为是中医药文化更高层次、更新形态的回归，这也是与课程思政所要传递给当代医学生的精神是一脉相承的。

所以本书立足中医药传统文化和医学人文精神，深入挖掘学科专业和课程本身所具有的课程思政元素，实现有机融入、科学融入，帮助教师解决课程思政教学改革过程中的困难点，引导学生将专业学习中掌握的对事物发展规律的认识、对中华优秀传统文化的情感、对社会主义核心价值观的认同、对职业理想和职业道德的共识转化为对专业的热爱和成长成才的能力，进而达到增强学生文化自信心、医学使命感的育人效果。同时，也借本书对中药学教学内容的全新诠释，为医学院校课程思政教学改革的推进提供丰富的素材和可供借鉴的思路。

杨柏灿　舒静

2024 年 4 月

编写说明

中药学是研究中药发展史、中药理论及常用中药来源、采制、性能、功效及临床应用的一门综合性学科，内容广博，历史悠久，凝聚着中华文明的精髓。中药学课程是中医药院校的核心骨干课程。

本书顺应国家在高校内开展和推进课程思政的战略举措，以教育部《高等学校课程思政建设指导纲要》为指导，根据中药学的课程特点，参照历版《中药学》教材编写而成。

本书的编写秉承"思政引领中药，中药展现思政"的原则，系统挖掘、梳理《中药学》教材的思政元素，构建中药学课程思政点导航。在此基础上，对中药学课程思政导航进行凝练、升华，形成中药学课程思政要点，开展中药知识中的思政研究，并以具体的案例呈现。

本书前两章介绍高校开展课程思政教育的背景，课程思政的内涵，高校开展课程思政的必要性与方法、途径；中药学课程思政的特点与教学策略。

本书后八章将中药学课程的思政以特征性的内容进行划分，分别为中药学历史溯源中的思政元素，介绍中药的内涵、发展与贡献；中药学文化属性中的思政元素，分别介绍中药与饮食文化、礼仪文化、生肖文化、汉字文化的关联；中药学科学属性中的思政元素，介绍中药的科学唯物观、古代的中药实验，以及现代研究进展；中药学自然属性中的思政元素，介绍中药与自然的关系，及顺应自然、开发自然、爱护自然对中药应用的重要性；大医善药典故中的思政元素，介绍历代代表性医药大家的高尚医德、高超医术，以及对中药学的贡献；炮制用药典籍中的思政元素，介绍历代本草学家科学严谨的治学态度、中药炮制的工匠精神，以及以人为本的药物应用；中药合理用药法则中的思政元素，介绍依法用药、特殊药材的管控和中药不良反应事件的分析；中药"和"文化中的思政元素，介绍古今中药的海内外交流，融合各国、各民族医药，造福人类。

各论的每一章分 3 ～ 4 节，每一节分 3 ～ 4 个部分，分别从章引言、思政目标、节引言，以及正文几个方面编写。

本书由部分中医药院校和医学院校的教师共同编写。前言由杨柏灿编写，第一章由舒静编写；第二章、第三章、第五章由沈岚、袁颖、杨柏灿编写；第四章由杨熠文编写；第六章由沙妙清、金素安编写；第七章由王又闻、杨柏灿编写；第八章由修琳琳编写；第九章由杨熠文、修琳琳编写；第十章由高敏、沙妙清、杨柏灿编写。晋永为本书学术秘书。

本书的编写得到了上海中医药大学的大力支持和指导，上海中医药大学党委书记曹锡康先生为本书主审，对本书编写给予了极大的关注和支持，并提出许多宝贵意见。

本书可以作为《中药学》教材的配套用书，亦可作为中医药专业课程的参考用书，供中医药院校、医药院校从事中药学课程教学的教师使用。欢迎大家在使用过程中对本书的不足之处多提宝贵意见，使之不断完善。

《中药学课程思政教学案例研究》编委会
2024 年 4 月

目 录

第一章　中药学与课程思政

第二章　中药学课程思政的特点与教学策略

第三章 中药学历史溯源中的思政元素

第四章　中药学文化属性中的思政元素

第五章　中药学科学属性中的思政元素

第六章 中药学自然属性中的思政元素

第七章 大医善药典故中的思政元素

第八章　炮制用药典籍中的思政元素

第九章　中药合理用药法则中的思政元素

第十章　中药"和"文化中的思政元素

第一章
中药学与课程思政

2020年5月，教育部颁布的《高等学校课程思政建设指导纲要》（简称《纲要》），全面阐释了课程思政的重要性，对专业课程为什么要设置课程思政、如何实施课程思政作了纲领性的阐释，并提出全面推进课程思政建设的总体要求。

课程思政是以立德树人为宗旨、以课程特别是专业课程为载体、以各学科知识所蕴含的思想政治教育元素为切入点、以润物无声式的课堂实施方式为基本途径开展的教书育人实践活动。课程思政的实施，是在全员、全过程、全方位育人的格局下，通过深入发掘专业课程的育人元素，充分发挥所有课程蕴含的育人功能，达到专业知识与思政价值的深度融合，从根本上解决思想政治理论教育与专业教育、素质教育之间隔断脱节的问题，真正将其融为一体，实现立德树人、润物无声。

第一节　推进课程思政是中国高校教育改革发展的必然选择

高等教育的对象是具有专门知识和技能的优秀青年人才群体，青年人的思想政治素质直接影响未来中国的发展方向。2004年《关于进一步加强和改进大学生思想政治教育的意见》明确指出，高等学校要把大学思想政治教育摆在学校各项工作的首位，贯穿于教育教学的全过程。2019年《关于深化新时代学校思想政治理论课改革创新的若干意见》中提出，要全面贯彻党的教育方针，解决好培养什么人、怎样培养人、为谁培养人这个根本问题。2021年习近平总书记在清华大学考察时强调，我国社会主义教育就是要培养德、智、体、美、劳全面发展的社会主义建设者和接班人。党和国家对学生思想政治教育的重视，是高校教学管理部门确定育人目标的前提和依据。

一、呼应高校思想政治教育的客观需求

思想政治教育在高校人才培养中的重要地位毋庸置疑，但随着经济全球化、政治多极化、信息网络化为特点的国际形势的变化，以及新时期"不平衡不充分"的矛盾转变，高校思想政治教育面临前所未有的新挑战。传统的思想政治教育途径和方法对学生的吸引力和影响力出现下降的趋势，迫切需要高校进一步转变思想、拓展思路、创新方法，在完善思政课程教学设计、提升思政课教学质量的同时，牢牢把握以课堂为核心的各类思想文化阵地建设，形成"各门课程都有育人功能，所有教师都负有育人职责"的改革思路。

二、体现思想政治教育和专业教育的内在统一性

高校是学生全人教育和职业教育的综合平台，高校思想政治教育和专业课程的共同目标都是为了立德树人，促进学生的成长和成才，二者之间相互联系、相互渗透、相互促进，彼此之间有着高度的统一性。高校的专业课从培养学生职业素养的角度出发，兼具二者功能。职业素养不仅是学生未来所从事职业的岗位胜任能力，也是学生适应社会、服务社会、奉献社会的能力。因此，"各类课程与思想政治理论课同向同行，形成协同效应"，牢牢把握了专业成才和全人教育的共通点，真正达到教书育人的效果。

三、实现传承优秀中华文化的有效路径

高等院校肩负人才培养、科学研究、社会服务、文化传承等功能。正如《完善中华优秀传统文化教育指导纲要》所指出的"引导学生完善人格修养，关心国家命运，自觉把个人理想和国家梦想、个人价值与国家发展结合起来，坚定为实现中华民族伟大复兴的中国梦不懈奋斗的理想信念"。可以说专业课程融入思政的教育，就是通过让每一个学生从文化自信、专业自信起步，逐步培育中国特色社会主义核心价值观。

第二节　高校专业课程改革需要依托课程思政实现历史转向

高等教育的突出特点就是专业性强，加强专业理论和专业知识的教育，提升专业素质，是学生、教师和高校追求的直接目标。高校的不同课程蕴含的价值内涵不同，专业课程作为大学课程教学的主要载体，是学生学业发展和能力构建的基石，不仅在课程体系中占主体地位，也是学生智力和精力投入最多的方面。如何充分发挥专业课的隐性思想政治教育功能，不仅是为新时期思想政治教育工作寻找突破口和着力点，也是新时期专业课程改革发展本身的内在要求。

一、课程思政实现专业课程教育理念的创新回归

每一门专业课程所属的学科，其本质都是一种观察世界、理解世界的方法，一定体现了学科发展的内在动力，必定也反映了时代背景下的社会主导价值，在专业课程中融入思想政治教育，可以帮助学生确立科学的世界观，培养学生改造世界和实现自我的精神境界。因此，课程思政的提出，再次将教书与育人统一在课程上，引导每位教师成为学生成长道路上的"大先生"。将课程教学理念从教学重新回归到教育，将专业教育与思想政治教育有机融合，使学生逐渐掌握解决问题的能力，不断完善看待世界、思考问题的方式，才能达到中国传统哲学中"成物"和"成己"的统一，才能真正实现专业成才的要求。

二、课程思政引导专业教师有效地深化课程研究

高校专业课程的改革过程中，如果仅仅关注知识的传递和技能的训练，缺少了大学生理想信念的教育和社会主义核心价值观的教育，那就仅仅停留在"技""法""术"的研究层面，而忽视了"道"的核心内涵，这样的改革只能是片面的、表面的，其效果也缺乏长久的生命力和内在的推动力。要有效避免课堂教学的平面化、机械化、刻板化，课程不仅应该能够吸引学生跟随教师进入深度学习，而且应能够促使学生对专业学习投入信念。课程有温度后，才能有深度。

三、课程思政的内涵体现与教学方法的改革相统一

当今教学方法改革的目标逐渐转向为以学生为中心的主动学习和深度学习，其本质是对学生综合能力培养、价值观树立的重视。如 PBL 中明确情感目标，TBL 中的团队协作要求，RBL 中的创新性思维与主动参与相结合，CBL 中的批判性思维等，无一不体现了专业课程学习的价值内涵。由此可见，专业课程的设计着眼于人的能力、态度与价值观的一体化培养，将育人元素融入教学全过程，以拓宽学习的广度，挖掘学习的深度。良好的教学方法在展现课程价值内涵的过程中，丰富了专业课程的内涵。

四、课程思政成为新时期系统性育人工程的组成部分

课程思政是在"三全育人"的框架下，根据学生不同学习阶段的身心发展特点，遵循学生成长规律，着眼于不同类别课程特色，立足学生高校就读全过程，注重阶段衔接，系统设计育人目标。新生可以通过课程思政，实现专业兴趣的培养，以及良好的学习习惯的养成；大二及以上年级学生，可以在课程思政实施过程中，磨炼与提升批判性思维、创新性思维、职业胜任力等一系列能力；毕业年级的学生，更需要课程思政来明确未来的发展规划，处理好个人理想追求与国家经济发展主战场、社会需求之间的关系。各阶段育人重点不同，专业课程的教学设计与之有效衔接，真正实现教书、育人的统一。

第三节　课程思政全面贯穿专业课程教学的各个环节

教育部《高等学校课程思政建设指导纲要》指出，高等学校人才培养是育人和育才相统一的过程。建设高水平人才培养体系，必须将思想政治工作体系贯通其中，必须抓好课程思政建设，解决好专业教育和思政教育"两张皮"问题。切实把教育教学作为最基础最根本的工作，深入挖掘各类课程和教学方式中蕴含的思想政治教育资源，让学生通过学习，掌握事物发展规律，通晓天下道理，丰富学识，增长见识，塑造品格，努力成为德智体美劳全面发展的社会

主义建设者和接班人。

一、教育目标应凸显立德树人理念

教育目标是指所培养的人才应达到的标准。具体来说，就是高校根据国家教育方针，结合自身的办学目标、定位和任务，对培养对象提出的总体方向、要求和达到的标准。20世纪以来，许多心理学家和教育学家对教育领域中目标分类问题进行了深入研究，如美国的布鲁姆、加涅与日本的梶田叡一等都提出了情感、态度、价值观培育的教育目标。布鲁姆理论根据价值内化的程度，从接受、反映、价值化、组织、价值体系个性化形成五个层级，细化了情感教育目标的实施路径；加涅理论认为态度作为教育目标，是通过学习形成的影响个体行为选择的内部状态，如为他人处境着想、爱国、愿意承担公民义务等。所以，现代教育学理论也强调了要引导学生用学到的知识进行自我探索、追求，从而形成正确的人生观和价值观。

二、教学大纲应体现思想政治教育的内核

教学大纲是根据学科内容及其体系和教学计划的要求编写的教学指导文件，其编制原则是从学科内部处理好科学性与思想性、理论性与实践性的关系。一是要求科学性和思想性结合，大纲所列出的论点，应当是科学检验过、符合客观规律的知识。二是要求历史与逻辑的统一，大纲应当反映出所研究的各种现象、事实和规律的认识发展过程，以及科学发展的最新成就，一般是具有重大理论意义和实践价值或典型性的新研究成果。所以，教学大纲的编制原则与高校对学生思想政治的要求是契合的，应该体现实事求是的科学道德和教风、学风要求。

三、教学实施应强调教学基本规范

课堂教学是教学的基本组织形式，早在2004年，中共中央 国务院《关于进一步加强和改进大学生思想政治教育的意见》中就指出，要坚持学术研究无禁区、课堂讲授有纪律，严格教育教学纪律，课堂教学的实施离不开基本的

规范。一方面是教学活动和教学管理制度的规范，教学单位应重视集体备课制度、教案撰写制度、教材评审选用制度、听课制度等基本制度的规范制定和执行，作为维持日常教学秩序的基本保障，也为课程思政工作营造严谨的制度氛围；另一方面是教师个人日常教学行为的规范，教师应立足"学为人师，行为世范"的师德师风，以著名国学大师启功先生的《上课须知》为鉴，做到"一个人站在讲台上要有一个样子"，尊重讲台，尊重学生，言传身教地帮助学生养成正确的职业行为和道德规范。

四、教学内容应充分挖掘专业课程自身素材

任何一门课程，在一定范围内都蕴含着丰富的思政素材。要避免"生搬硬套""贴标签"的情况，就需要加强教学内容的梳理和应用。教师首先应重视教学内容的研究，"要把做人做事的道理、把社会主义核心价值观的要求、把实现民族复兴的理想和责任融入各类课程教学之中"。要充分利用专业课的有效资源，梳理出本课程专业人才培养和全人教育的共通点和关联点，然后结合各门课程的教学特点，通过选择典型案例，辅之以适当的表现形式，从小处入手，就细部落脚，并通过最明晰的话语，将思想传达至学生的内心，引发学生思考，从而实现育德任务"润物无声"。

五、重视教学方法的研究与应用

专业课程融入思政元素，只有从教学内容和课程类型的特点出发进行教学方法改革，才能收到实效。应该鼓励教师积极思考能够达到教学效果最优化、实现学生学习能力提高的教学方法，并进行大胆尝试、创新。可以适当采用案例式、讨论式、翻转式课堂等教学方法，真正建立以学生为主体、以教师为主导的互动式教学组织形式，启发学生独立自主地去思考、探索。优秀的教师会根据教育目的和学生思想实际与社会生活实际，设计有意义、有价值的问题，与学生一起讨论，真正提高教育的质量，教给学生正确的价值观、人生观和分析、判断、选择的方法，从而感染和影响学生，让学生内化后转化成良好的职业习惯和行为方式。

六、有效发挥教学评价的督导作用

高校的教学评价重视课程思政的过程与结果评价，在指标体系的设计上应从单一的专业课教学和学习效果评价维度，向人文素质、批判性思维、职业胜任力、社会责任感等多维度延伸，细化对教师教学活动的指导和对学生学习效果的测量。衡量课堂教育质量的标准应该归结为立德树人根本任务完成的情况。学生评价可在效果评价时，增加不同维度的测量，如自然基础类课程可以增加科学探索精神、批判性精神等考核内容，语言文字类课程可增加语言沟通、社会责任感等考核内容，医学类专业课程可增加医患沟通能力、医学伦理学等考核指标，文化艺术类课程可以增加中国文化传承、文化自信等考核指标，财经类专业课程可增加遵纪守法、克己奉公、诚信合作等考核指标，技术类专业课程可增加工匠精神等考核内容和指标。

参考文献

1. 教育部 . 关于印发《高等学校课程思政建设指导纲要》的通知［EB/OL］.http：//www.moe.gov.cn/srcsite/A08/s7056/202006/t20200603_462437.html，2020-06-01.

2. 袁颖，朱国福，杨柏灿，等 . 立足文化内涵 实施课程育人：中药学教学中课程思政的探索［J］. 中医教育，2018，37（4）：27-30.

3. 邓晖 . 上海探索构建全员、全课程的大思政教育体系［EB/OL］.（2016-12-12）［2021-07-12］.http：//www.cssn.cn/gx/gxjxky/201612/t20161212_3309168.shtml.

4. 钟赣生，杨柏灿 . 中药学［M］. 北京：中国中医药出版社，2021.

5. 教育部，国家中医药管理局 . 关于印发《本科医学教育标准 - 中医学专业（暂行）》的通知［EB/OL］.https：//zyjzw.bucm.edu.cn/zcwj/56328.htm.

6. 教育部，国家卫生健康委员会，国家中医药管理局 . 关于加强医教协同实施卓越医生教育培养计划 2.0 的意见［EB/OL］.http：//www.moe.gov.cn/srcsite/ A08/moe_740/s7952/ 201810/t20181017_351901.html.

7.夏瑜桢，沈岚，袁颖，等.基于教师视角的中药学专业课程思政建设影响因素研究——以上海中医药大学为例［J/OL］.中医教育：1-10［2022-04-04］.

第二章

中药学课程思政的特点与教学策略

中药学是中医药院校的核心骨干课程，在整个中医药学专业中起着承上启下的作用。专业课程是课程思政建设的基本载体，如何在中药学课程的教学中，开展思政教育，引导学生学好中药，对其后续课程的学习乃至今后的职业生涯都有着重要的影响。

第一节　中药学课程特点与教学目标

中药学是阐述中药基本理论和临床应用的一门学科，是介于前序中医基础课程与后续临床课程的桥梁课，也是自高等中医院校创办以来的核心课和必修课。课程通过简介中药学的沿革，展现中药学与中国社会发展、文明进程的紧密联系；中药药性理论部分重点介绍了中药"以偏纠偏"的作用原理和毒性的内涵；中药的应用部分则系统介绍了常用中药的产地、炮制、配伍，以及用量用法对药效、用药安全性的不同影响。

一、中药学课程特点

中药学是研究中药的基本理论和常用中药的性能、功效、临床应用规律等知识的一门学科。中药学课程是高等中医药院校中医学、针灸推拿学、中西医临床医学、中药学等中医药类专业的必修课程，是从事中医药事业的工作者必须掌握的专业基础知识。相对于其他中医药课程，中药学具有鲜明的特点，可以概括为基础性、专业性和应用性。

1. 基础性

中药学是在前序课程中医学基础、中医诊断学的基础上开设的体现中医治疗手段的课程。中药学课程中贯穿了阴阳五行、脏腑经络、气血津液、病因病机、治则治法，以及八纲辨证、脏腑经络辨证、气血津液辨证、病因辨证等基础理论，并体现在药物的具体应用上。因此，中药学课程具有强烈的基础性特征，既是对中医基础理论的巩固，又是中医基础理论的升华和具化，是方剂学和各临床课程学习的基础。

2. 专业性

中药学课程具有鲜明的专业性。这种专业性主要体现在 3 个方面：从属于中医理论的指导；独特的药性理论体系，包括四气五味、归经、补泻、升降浮沉、七情和合、药物种植与采收储存、药物炮制、用药禁忌，以及用量用法等；药性理论指导下的单味药物的认识与应用。

3. 应用性

中药学既是专业基础课，又具有显著的应用性特征。这种应用性主要体现在两个方面：临床性，作为中医防治疾病的主要手段，临床各科都离不开中药的应用，其药性理论体系、具体药物的功用都是为临床服务的；生活性，表现在药物品种和应用形式上，如药食两用品、香料药物在日常生活中的应用。

因此，中药学课程既是对前序基础课程的检验与延伸，也是对所学基础知识的巩固和提高，更是对后续临床课程乃至今后职业生涯的奠基。

二、中药学课程教学目标

教育部高等学校中医学类专业教学指导委员会颁布的中医学、针灸推拿学、中西医临床医学等专业的本科医学教育标准指出：中医学专业教育的总体目标是培养能够从事中医医疗，以及预防、保健、康复工作的毕业生，并为他们将来在中医教育、科研、对外交流、文化传播，以及中医药事业管理等方面的工作奠定基础。中医学专业毕业生应具备良好的人文、科学与职业素养，较为深厚的中国传统文化底蕴，较为系统的中医基础理论与基本知识，较强的中医思维与临床实践能力，较强的传承能力与创新精神；掌握相应的科学方法，具有自主学习和终身学习的能力，最终达到知识、能力、素质协调发展。

中药学课程属于中医学专业学生的中医学基础课程，教学目标是进一步巩固和提高中医基础理论知识，掌握中药的内涵、中药治疗疾病的原理和应用方法，以及常用中药的性能、功效、应用，为后续课程的学习及将来应用中药开展临床工作打下坚实的基础。

（一）知识目标

本课程的知识目标是使学生掌握中药基本理论和常用中药的性能、功效、临床应用、用法用量、使用注意等知识。

1. 正确认识中药学课程的性质、地位与重要性；了解中药的起源、中药学的发展历程及各时期的重要本草著作。

2. 熟知并理解中药的炮制、性能、配伍、用药禁忌、用量、用法等中药学基本理论。

3. 通晓常用中药的性能、功效、主治、应用。

4. 了解某些药物的特殊用法、用量和使用注意。

5. 辨别某些因品种、产地或炮制不同而效用有异药物的特点。

6. 阐述相似药物功效、主治病证的共同点与不同点。

（二）能力目标

本课程的能力目标是培养学生树立以辨证用药为核心，结合辨病用药、对症用药的思维，以指导临床合理用药。

1. 能够构建、运用中医药思维，表达中药学的基本理论和基本知识。

2. 能够运用中药学的基本理论和基本知识，辨证选药，系统归纳、正确评价中药处方。

3. 在临证处方用药时，能合理配伍中药、确定用法用量。

4. 具备利用各种资源获取中药学相关资料的能力，并能进行分析和归纳。

5. 能够将中药的传统功效与现代科学知识相联系，理解中药的现代应用。

6. 初步具备综合运用中药的基本理论和基本知识解决生活中实际问题的能力。

（三）思政目标

本课程的思政目标是激发学生爱国热情，树立文化自信，培养中医药思维，激发学生学习中药专业知识的热情，调动学生学习主观能动性和积极性，使其具有守正创新的能力和职业信仰。在课程教学中注重加强医德医风教育，着力培养学生"敬佑生命、救死扶伤、甘于奉献、大爱无疆"的医者精神，注重加强医者仁心教育，在培养精湛医术的同时，教育引导学生始终敬爱生命，尊重患者，善于沟通，提升综合素养和人文修养，提升依法应对重大突发公共卫生事件能力，做党和人民信赖的好医生。

（四）对课程如何实现教学目标的思考

2018年8月，中共中央 国务院印发关于新时代教育改革发展的重要文件，首次正式提出"新医科"概念。同年10月，教育部、国家卫生健康委员会、国家中医药管理局启动实施卓越医生教育培养计划2.0，对新医科建设进行全面部署。强调发展新医科是新时代党和国家对医学教育发展的最新要求，加强新医科建设，一是理念新，医学教育由重治疗，向预防、康养延展，突出生命全周期、健康全过程的大健康理念；二是背景新，以人工智能、大数据为代表的新一轮科技革命和产业变革扑面而来；三是专业新，医工理文融通，对原有医学专业提出新要求，发展精准医学、转化医学、智能医学等医学新专业。

中药学的特点是实践性强、涉及面广、信息量大、知识点多。长期以来，中药学课程教学形成了在有限的课时内，围绕着教学大纲传授相应的理论知识为主的教学方式。这种教学方式会导致以下两个问题：一是缺少对学生理解、应用中药能力的培养；二是缺少对相关知识外延、内涵的拓展和引导，更未能深层次解析中药知识的源泉和应用。如此，不但使课堂失去活力，而且学生在学习过程中只知其然而不知其所以然，缺少创新意识。基于新医科建设背景，需要深入梳理教学内容，结合本课程特点、思维方法和价值理念，深入挖掘课程思政元素，有机融入课程教学，达到润物无声的育人效果，培养符合新时代需求的新医科中医药人才。中药知识根植于中华大地，凝聚着中华文明的精髓，从文化多元性的角度聚焦、解读中药知识；将传统中医思维与辩证唯物观相结合，锻炼学生批判性思维和实践能力，将有助于促进学习能力的提升，从而帮助学生领悟中药知识的真谛，使教学更有深度、广度和温度。

第二节　中药学课程蕴含的思政元素

中药学内容广博，蕴含着极为丰富的思政元素，这些思政元素特色鲜明，涉及多个学科领域和属性，形成了中药学课程丰富的思政元素体系。

一、历史积淀，文明宝库

劳动创造了人类、创造了历史，也创造了中药。在人类的进化史上，在为生存而与自然界共生共存共争的过程中，逐步产生了药的概念。从中药知识的萌芽、产生、积累，直至中药理论体系的形成与发展，中药品种与数量的不断增加，实际上是人类文明史的缩影，具有深刻的历史性特征。

在漫长的历史进程中，中药为人类、为炎黄子孙的繁衍昌盛作出了不可替代的贡献，而且也是世界上唯一从未断流的药学学科体系，诞生了在中华文明史上占有一席之地的历史人物、历史典故、药学巨著。诸如神农尝百草、杏林春暖、大医精诚、悬壶济世、橘井泉香等反映中药文化的历史典故；扁鹊、张仲景、董奉、华佗、孙思邈、李东垣、朱丹溪、李时珍、张景岳、叶天士、张锡纯等名医因医德高尚、医术高超、献身求索的精神而名垂青史；《神农本草经》《伤寒杂病论》《新修本草》《证类本草》《景岳全书》《本草纲目》《医学衷中参西录》等医学、本草学巨著成为取之不尽、用之不竭的宝库，造福人类。

因此，中药在人类文明的历史上留下了深深的烙印。只有站在历史的高度认识中药理论体系与药物的应用，才能更为深切地感受到中药世界丰富的人文价值，才能更好地传承、创新、弘扬中药知识和中华文明。

二、高屋建瓴，哲学精髓

中医药学凝聚着深邃的哲学智慧和中华民族几千年的健康养生理念及实践经验，是中国古代科学的瑰宝，也是打开中华文明宝库的钥匙。深入研究和科学总结中医药学对丰富世界医学事业、推进生命科学研究具有积极意义。中医药凝聚着中国古代丰富的哲学思想，包括儒、释、道、易、法、阴阳、兵、农等诸家丰富的思想。

中庸思想是儒家思想的核心之一，在中药的药性理论与药物功用上得到了极大的体现，如中药配伍的七情和合，治病用药以平为期的原则，甘草的调和之性、甘缓之能，山药的平补三焦，柴胡的和解少阳，桂枝配伍白芍的调和营卫等。

中药治病重视治本，针对病邪引起的疾病，十分强调给邪有去路的思想，如栀子、淡竹叶、连翘、木通等药物不但具有清心除烦的作用，而且通过利尿作用将火热之邪排出体外；茵陈为治疗黄疸要药，常与通便的大黄、利尿的栀子配伍，通过大黄与栀子通利二便的作用，将导致阳黄发生的病因湿热之邪清除。其中所体现的不仅是因势利导的治法，更是古代兵家思想和儒家思想的智慧。

阴阳五行学说作为代表性的中国古代哲学，同样指导着中药理论体系。如四气五味理论突出了药物性味的阴阳属性——温热、辛甘属阳，寒凉、酸苦咸属阴；以木火土金水五行对应于五味，从五行的特性解读五味的功用规律；反映药物定向理论的升降浮沉，以升浮为阳，沉降为阴。

道家哲学"天人相应"思想无一不体现在药物知识的各个方面，包括种植、采收、性能、功用、应用等。特别是道家养生所强调的顺天应时、效法自然、顺应自然、应用自然的思想在药物的选用上体现得完美无缺，由此诞生了道家哲学思想在养生应用中的专属名称——"养生仙药""九大仙草"。

此外，哲学中的辩证法、知常达变、量变到质变、透过现象看本质等思想在中药的药性理论、药物应用中都有具体的体现，且有许多生动的案例。如中药"以偏纠偏"的治病原理、中药的用量用法等。

正是因为中药学中所蕴含如此丰富、充满中国古代哲学智慧的思想，才使之在滚滚向前的历史车轮中生生不息。我们只有从哲学的高度认知中药，才能从源头上感悟中药的思想性。

三、溯源求本，以文化人

中国传统文化作为中华民族"最深沉的精神追求、最根本的精神基因"，其传承、创新、传播与弘扬已经成为国家重要的文化发展战略。中药知识具有鲜明的中国传统文化特征，中药知识不但本身就是中国优秀传统文化的精髓，而且与其他传统文化呈现水乳交融、密不可分的关系，存在于中国的哲学、习俗、礼仪、文学、饮食、图腾、农耕等多个领域，形成了独具特色的中药文化。如在中药汤剂与复方应用形成中起重要作用的人物伊尹，不仅是中国历史上的著名政治家、军事家，同时也是营养学家、医药学家；孔子与生姜的不解之缘；植物药、动物名所体现的生殖图腾；《苏沈良方》《梦溪笔谈》《红楼梦》中的中药等。正是因为中药蕴含着深厚的中国传统文化底蕴和丰富的生活基础，使之在漫长的历史进程中焕发出强大的生命力，不但影响着人们的日常生活，而且成为独具中国特色的人类生命活动的一部分，成为影响世界的中国传统文化的重要组成部分。

因此，学习中药、应用中药，只有从文化层面上聚焦、解读中药，才能更进一步加深对中国传统文化的理解与应用，激发学生的爱国热情、民族自豪感，巩固专业思想。

四、感悟思辨，敬畏自然

中药无论是植物类、动物类还是矿物类，绝大部分都源于自然界。自然环境的特点与变化（包括气候、环境等）直接影响着药物的生长。药物的自然属性赋予了不同药物的特性、功用，并由此形成了道地药材。如冬虫夏草多生长在高山寒岭，肉苁蓉、锁阳则喜生于沙漠地带，地黄嗜于阳坡之地，细辛、蚤休好长于蔽阴之处，铁皮石斛长于崖壁之上等；忍冬、款冬花、麦冬、女贞子的凌冬不凋，半夏于盛夏之倒苗，夏枯草枯于夏至之时，辛夷采于初春之际，百合昼开夜合，合欢朝挺暮垂；矿物药多为至纯之性，或为大寒如石膏，或为大热如硫黄，都源于它们漫长的形成时间与所处环境；动物药为血肉有情之品，如蛤蚧、鹿茸；虫类药多具搜风之能，如地龙、全蝎、蜈蚣；介类药物多有潜阳之功，如石决明、珍珠母、牡蛎等。

这些不同的药材是人类防病治病的重要武器、来自自然界的馈赠。药物的种植、采收、储存以及应用，必须顺应自然规律和药物的生长规律，根据产地、季节、药用部位等方面顺势而为。如人参、地黄种植的土地轮种，桑叶、款冬花的采收时机等。由此，深刻地昭示我们要善于观察自然、顺应自然、敬畏自然、保护生态文明。也只有结合药物的自然属性理解中药，才能更准确地认识药源、药性、药效、药用，才能更好地应用自然资源，享受自然界赋予人类的红利。

五、匠在精进，以人为本

源于自然界的药物造福于人类，其最终的价值落实在对疾病的防治、养生保健的应用上。药物在应用前必须经过人为处理，才能真正发挥其药用价值。由此涉及药物处理与应用的多个环节，如药物的种植、炮制、制剂、配伍、用量用法、用药禁忌等。

中药炮制具有十分悠久的历史。针对各种药物的性质、治疗目的采用不同的炮制方法、炮制工艺，形成了系统、全面的炮制理论和应用体系，体现了中药在应用上珍视生命、以人为本的思想，也彰显了古代医药学家精益求精、一丝不苟的工匠精神。如附子、半夏各具特色的炮制品，雄黄炮制的温控，熟地黄、何首乌、黄精的九蒸九晒等。

药物配伍是中药应用最为重要的方式，目的在于确保有效安全的基础上增效、扩大适应证。为此，中药学形成了以"七情和合"为核心的配伍理论和应用体系，有效地指导着临床应用，针对复杂多变的疾病，发挥特有的优势。如以桂枝配伍白芍为主的桂枝汤，以附子配伍干姜的四逆汤，以柴胡配伍黄芩的小柴胡汤，以黄芪配伍当归的当归补血汤等。

除此之外，药物的应用涉及各个环节，除了药材本身的质量与医生的应用以外，还与医患交流、药物的煎煮服用方法等因素有关。此类因素在中药学课程中也有体现，如服药期间的饮食禁忌等。

因此，应用中药治疗疾病，既应突出对中药产地、品种和炮制的精益求精，又要强调诊疗过程中的严肃认真、视患者如亲人的人文关怀。

六、博大精深，融通百科

中药学本身就是一门包罗万象的学科。无论是《神农本草经》《本草经集注》《新修本草》，还是《证类本草》《本草纲目》，所涉及的内容不仅是药学本身，还与许多自然科学、社会科学的关系十分密切。李时珍的《本草纲目》更被誉为"16世纪中国的百科全书"，反映了中药学所涉及学科领域的广泛性，这种百科性是在长期的医疗活动中，伴随着社会生产力的提升与人们认识自然能力的提高而不断地丰富、完善的，体现在与药物相关的各个方面。

如药物的品种包括了各种植物（草本、木本、藤本）、矿物药、动物药（动物、昆虫、家禽）、水产类（海洋类、湖泊类、江河类）、五谷类、果蔬类，以及少量的化学合成、提炼药（秋石、铅丹、轻粉）。

学科领域更是包罗万象，包括农业、林业、渔业、地质、气象、矿业、化学、物理、地理、动物、文字、考古、历史、医学、药学等。

只有上知天文下知地理，通晓人文、社会等各方面的知识，才能触类旁通，举一反三，学好中药，用好中药。

七、融入生活，健康守护

衣食住行是日常生活的基本要素，生老病死是人生的基本轨迹。中药在日常生活中的应用中，发挥着调养身体、防治疾病的作用，解除疾苦，使人能颐养天年、健康长寿。因此，中药具有鲜明的生活性特征。这种生活性主要体现在两个方面。

一是日常生活随处可见中药。衣食住行、人际往来、节庆民俗、生老病死，都有中药的身影。如日常饮食、药膳、食疗中药食两用品的应用；红花、紫苏、栀子等在布染染料中的应用；艾叶、吴茱萸、屠苏酒等在节日节令的寓意及出生礼中用于洗三之大黄、丧葬礼中用于墓葬之麻黄、人际交往中以红豆表示思念以白芍表示别离等，无一不体现了中药的生活性。

二是日常保健、防治疾病同样离不开中药。各种疾病的存在是人生常态化的现象，防病治病、养生保健也是人类生命活动中的重要内容，中药扮演着极其重要的角色。《神农本草经》将药物分为用于养生、延缓衰老的上品，用于调养的中品，用于疾病治疗的下品，这种三品分类法的本身就表明了古人早就意识到中药对人体健康的不同作用。《论语》中孔子的"不撤姜食不多食"显示了孔子注重养生，以及生姜在养生保健、防病治病中的作用；现代冬令进补服用膏方则成为我国特有的养生保健风景线。

从古到今，中药以不同的形式融入日常生活中，走进千家万户，极大地丰富了人们的生活，许多习俗沿用至今，为人们的健康保驾护航。由此提示我们在日常生活中要善于观察、仔细感悟中药的存在，体悟中药给生活所带来的意义。

八、探索求真，发展前行

中药学从起源到形成历经数千年，始终在探索求真、发展前行。这一点体现在它独特且不断创新、完善的理论体系，悠久的历史和强大的生命力，高度的社会认同度和广泛的现实需求度，体现在古代药学实验的智慧中，以及药学与时俱进的创新发展中。

中药的理论体系是社会科学与自然科学完美结合的结果，虽然古老悠久，但并非故步自封、一成不变，而是始终在不断的发展中前行。如从最初的单味药物应用到复方应用为主，从单一的汤剂到多样化的剂型，药物炮制方法、工艺的不断完善，药性理论的不断升华，药物品种与数量的不断增加，中药分类的不断演化，本草专著的日益增加等。同时，众多中药的性能、功用，历经成百上千年的临床应用，如人参的补气、大黄的通便、麻黄的平喘等早在《神农本草经》中就有记载，时至今日，经受了历史实践的考验，既显示了古人探索求真的艰难历程，又表明了中药的科学性。

中药历史悠久而从未断流，且呈现出与时俱进、创新发展的特征。如从张仲景应用中药治疗外感热病到以叶天士为代表的温病学派治疗温病；通过海内外贸易往来，不断吸收域外、海外药物，使中药品种、数量日益增加，应用范围也日渐扩大；中药的来源从野生逐步发展到人工种植、养殖乃至人工提取、合成。一些记载于古代文献中的用药经验、治病方法在现今通过研究得到了证实、升华、创新，并走向世界，如青蒿素抗疟、三氧化二砷治疗白血病等。

古代有许多关于中药实验的记载，而且实验内容几乎遍布药学的各个领域，包括品种、品质、药效、安全性，以及药物的制备等。

同样，中药的科学性也体现在当代发展上。紧密结合日新月异的科学技术开展实验与临床研究，以客观的数据、科学的语言诠释古老的中药理论、药物功用，拓展药物新用，创新新型中药。

九、传承创新，与时俱进

中药自古以来就始终紧扣时代的脉搏不断创新发展，呈现时代性的特征。这种特征性主要体现在3个方面：在治疗新型疾病中的有效应用、强大的社会需求和现代研究成果。

随着生活水平的提高、生活方式的改变，人类的疾病谱也发生了极大的变化，诸如艾滋病、传染性非典型肺炎、禽流感、埃博拉病毒、新型冠状病毒感染等一些传染性、感染性疾病的出现，肿瘤发病率的迅速上升。中药在这些疾病的防治中发挥了巨大的作用，具有无可比拟的优势，让世界再次见证了中药的伟大与不朽。

有着深厚民众应用基础的中药，在现代依然需求旺盛。无论是疾病的防治还是养生保健，无论是价廉物美的药食两用品还是价格昂贵的名贵药材，都受到了广泛的欢迎。特别是在国家政策的扶持下，中药材的种植、田间管理、生产、经营等各个环节都日益规范化、规模化，成为乡村振兴、扶贫致富的重要途径。

运用现代科学技术研究中药取得了极大的成果。古方新用、中药标准化、新型中成药、组分中药、各种新剂型在中药中的应用等，都充分展示了中药的与时俱进。与之相适应的是，每五年编撰出版的《中华人民共和国药典》已成为具有法律效应的国家药品标准，显示了国家的稳定、对中药的重视。

作为新一代的中医药人，应顺应新时代对中药的要求，学好、传承好传统中药理论、中药知识，并努力学习、结合现代科学技术，具备创新意识，研究中药、应用中药，让古老的中药焕发出新的生命力，提升中药的学术地位。

十、贵和尚中，胸怀全球

早在汉代，域外、海外药物就开始流入中国，至唐末五代时期诞生了中国历史上第一部全面反映当时海外药物输入状况的专著《海药本草》。海外药物直接流入中国并最终成为中药家族中的成员，或通过引种栽培的形式成为中药，不但充分体现了中国的国际地位和影响力及海纳百川的胸怀，而且极大地丰富和拓展了中药的来源、品种、数量，显示了中药理论的融合性和包容性。如今，诸如乳香、肉豆蔻、西红花、西洋参等"舶来品"早已成为重要而常用的中药。

中药的国际性同样体现在中药走向世界。国际上日益重视中药研究成果，并对中药开展现代研究。特别是我国科学家、医药学家研究中药的成果被国际社会认同、接受、推广应用。如从薏苡仁中提取研制而成的抗癌药物康莱特、治疗冠心病心绞痛的新型制剂复方丹参滴丸、治疗新型冠状病毒感染的清肺排毒汤等都引起了国际社会的高度关注。

在全球化的趋势下，中药国际化是必然的。我们应当胸怀全球，勇于担当，将中药文化推向世界，扩大中药在国际上的影响，弘扬中国传统文化。

第三节　中药学课程思政的教学策略

中药学课程既有各门课程共有的思政特点，又有其自身所特有的思政要点。只有深度挖掘中药学课程本身的思政元素，正视存在的问题，才能真正实现课程思政在中药学教学中的有效应用。

一、中药学课程思政目标

中药学的课程思政教育应实现如下目标。

1.感悟中药悠久的历史和其中蕴含的哲学思想，坚定文化自信，培养正确的世界观、人生观和价值观，具有爱国主义、集体主义精神，诚实守信，忠于人民，志愿为人类健康而奋斗。

2.热爱中医药事业，积极运用中医药理论、方法与手段，将预防疾病、祛除病痛、关爱患者与维护民众的健康利益作为自己的职业责任。理解中药炮制、制药的工匠精神，能够具有大医精诚的情怀，坚定专业自信，承担起传承、创新、发展、传播中药的责任。

3.建立"是药三分毒""用药如用兵"的理念，牢记用药禁忌，珍爱生命，遵纪守法。具备依法行医的观念，能够运用法律维护患者与自身的合法权益。

4.体悟祖先战天斗地的情怀，体悟其认识自然、顺应自然、应用自然、改造自然的智慧结晶，在药物应用中的智慧，以及学习中药的现代科学研究成果，能够敬畏自然、保护生态、尊重生命，重视伦理问题。

5.具有终身学习的观念，具有自我完善意识与不断追求卓越的精神，成为一名适应新时代的中医药工作者。

6.具有科学的态度和创新精神，建立批判性思维，探索中药发展前沿知识，用发展的眼光看待中医药事业。

7. 具有良好的沟通能力，尊重患者及家属，认识到良好的医疗实践取决于医生、患者及家属之间的相互理解和沟通。

8. 具有实事求是的工作态度，对于自己不能胜任和安全处理的医疗问题，主动寻求其他医师的帮助。尊重同事和其他卫生保健专业人员，具有团队合作精神。

9. 提升依法应对重大突发公共卫生事件能力，培养学生的全球视野，具有海纳百川的胸怀，吸纳海外技术，树立将中药理论与中药文化，以及中药现代研究成果向国际传播，提升中药国际地位和社会影响力的志向。

二、中药学课程思政存在的问题

高校中重视开展课程思政已经成为共识，近年来许多高校的部分课程业已开始课程思政教育的探索和尝试。中药学课程的思政教育也在部分高校开展，但存在着一些共性问题。

1. 教师的认识缺失与重视度不够

课程思政的主体执行者是任课教师，但目前相当一部分教师对课程思政的认识存在着明显的缺失，甚至对此毫无关注、毫不知情。对思政教育、思政课程、课程思政的内涵及本质不甚清楚，依然停留在既往的认识上，更未认识到目前国家倡导课程思政的背景、意义与重要性、必要性，在具体课程的教学中毫无举措，未能鲜明而有效地结合课程的思政内容开展育人教育。

2. 思政内容的大同化，缺少与专业课程的有机融合

未能深度而系统地挖掘中药学课程的思政点。目前的中药学课程思政点主要聚焦于政治认同和家国情怀、品德修养和人格养成、学术志向和专业伦理等方面的价值引领，但"思政元素"的选择却较随意，缺乏深入挖掘和系统构思，只停留在形式上，较为碎片化，缺少真正能体现中药知识特征、深度融合的中药思政特点，更未能将之体系化。

3. 教学方法未能将思政元素自然、有机融入课程教学中

虽然部分教师已经有意识地在教学中融入思政，但由于缺少对中药学课程中思政点的系统挖掘、深度融合，因而在教学中思政内容的植入显得生硬杂乱，反而打乱了原有教学过程的连贯性，使学生感到牵强、枯燥。

三、中药学课程思政教学策略

中药学课程思政教学策略的关键在于根据课程思政的特点，针对目前存在的问题，运用相应的教学方法实现中药学课程思政的目标。为此，提出如下设想和建议。

1. 顶层设计，导向引领

开展课程思政是高校工作体现"立德树人"的重要举措，其重要性不言而喻。但真正要全面推行这项政策，使任课教师能切实认真履行，并将之形成自觉行为，使其成为课程教学中必有的内容，必须顺应国家政策导向，从学校层面进行系统而全面的设计，制定相应的规章制度，包括督导机制、奖励惩罚制度，使教师对课程思政教育在思想上高度重视，在行动上密切配合、切实履行。

2. 素材挖掘，深度融合

"立德树人"是高校教学的终极目标，从这个角度而言，思政的本质、目标与评判标准应该是一致的。但由于专业不同、课程各异，体现在课程中的思政元素也不一样，这些元素有些显性，有些则是隐性，而且多呈散在性、碎片化存在。因此，必须开展围绕课程特点的思政素材的挖掘，将思政与专业知识深度融合，源于教材、突破教材。如以各版《中药学》教材为抓手，熟知本草、精于文献，并结合历史性、文化性、自然性、科学性等多个方面深入挖掘中药学课程思政，以"思政为导向，以药物为案例"，通过具体案例呈现相应的思政点，使中药知识与思政元素自然融合、自成体系、互为呼应。

3. 多元途径，师生并举

"潜移默化，润物无声"是课程思政的特点。须明确的是课程思政的前提是专业知识的传授，而且开展思政教育的目的也在于引导学生树立正确的学习目标，相信中药，热爱中药，学好中药。因此，在中药学课程的教学中，思政教育应当是自然融入，做到法度适中。

思政的融入首先要注意适度。专业课以专业知识为主，思政教育内容的融入要自然适度，与所授专业内容相契合，不能偏离课程的教学方向。

思政的引入要注意方法。避免简单"说教"，为思政而思政，引用时机不当，时间过多，会起到适得其反的效果。课程思政引入的方式、方法、途径应是多元结合，师生并举，如课堂教学、线上教学、坐班答疑、PBL教学、翻转课堂等，通过案例、实践教学等形式，将思政理念与专业知识深度融合，自然渗透，让学生在不知不觉中体验、感受、领悟、升华，达到润物细无声的境界。

四、中药学课程思政教育的实现途径

1. 绘制《中药学》教材的思政点导航

以目前各版的《中药学》教材为蓝本，梳理各个章节、各味药物的思政点，将《中药学》教材中课程的思政凝练为多个板块，自然融入中药基本理论和中药的来源、炮制、药性、药效和临床应用中。绘制《中药学》教材中"教与学"思政点导航，固化于教学大纲中，在每次课程设计中设置要达到的思政目标。

2. 建设中药学课程思政数字化资源库

开展中药学课程思政数字化资源库建设，供中药学教学使用。资源库内容主要包括文稿、大纲、课件、案例、配套练习题、测试题、讨论题、图片，以及全套教学视频。资源库分别在学校课程中心和全国性平台上（如中国大学慕课等）运行，并随时根据需要进行内容更新、更换。

3. 开展以学为主、以生为本的教学方法改革

改变以教师为中心的课堂一言堂的讲课方式，根据不同的教学内容，开展混合式教学、情境教学、实践教学、PBL教学、翻转课堂等，让学生情境式浸入，深度思考，引导学生自主探索，走出课堂，跳出书本，拓展知识结构。如中药饮片实物教学，让学生真实感知中药的气味质地，体会中药的药性；百草园（或野外）中观察药用植物的生长习性，体会自然对药物的影响；从中医药典籍学习中体会探知中药的历史沿革与变化；从媒体资源获知有关中医药的社会关注热点；从家庭小药箱和家乡中药资源调查中总结民众用药习惯与存在的问题；从重阳节的菊花和茱萸、端午节的艾叶和菖蒲等感受到中药的生活气息。

4. 建立全面反映学生学习状况的课程评价体系

课程思政的效果最终落实在学生的学习上，包括学习态度、学习能力、学习成效。因此，在课程的教学中应注重反馈，建立能体现课程思政教育的立体化评价体系。

其中，课程思政的评价可分为情感标准、态度标准、能力标准。情感标准可表现为学生学习的主动性、学习课程的自信心等；态度标准可表现为学生的重视程度，如课堂出勤、课堂表现、教学活动参与度等；能力标准可表现为学生运用所学知识的能力，如翻转课堂、PBL 教学中团队协作的能力、案例式教学中角色扮演与人际沟通的能力，以及理解问题、解决问题的能力等。这些评价结果主要体现在平时成绩中。

对于学习成绩的评价采用过程性与终结性相结合的方法，包括期末考试、网上练习、阶段测试、小组活动（学生自评与互评、学习过程记录、学习成果展示）等。其中，对于阶段测试与期末考试的试题中应融入体现课程思政的内容。

学生的学习能力、学习态度最终体现在学习成绩上。科学合理地体现课程思政成效的课程评价体系建设十分重要，而且也是教学活动中十分重要的环节。因此，在教学实践中应充分注重来自学生各个方面的反馈，不断予以完善，以激发和调动学生的学习积极性，提升教学质量为标准，形成以"以结果为导向"的综合评价体系。

第三章

中药学历史溯源中的思政元素

关于中药学理论体系的形成时间，学术界倾向于以东汉时期《神农本草经》为标志。也有学者认为，中药的认识和应用与中华文明的发展历程同步，应该推衍至更为久远的上古时期。两种不同的测量方式，其实正是代表了学术界对于中药学内涵和外延的思考，特别是对于中药理论体系发生发展史、中药品种与数量的测算、中药名称溯源等有关研究的思考。

同样，对于中药的作用、地位与贡献，特别是有关中药的科学性问题也存在着不少的争议。中药为中华民族的繁衍昌盛作出了不可替代的贡献，时至今日依然焕发出强大的生命力，发挥着重要的作用。但目前也存在着怀疑中药、质疑中药、诋毁中药的言论和现象，如有观点认为中药是科学技术与西医学知识欠发达时期的不得已之举，在当今已无实际应用价值，或者仅仅是一种可有可无的补充。这些是学生在学习过程中产生困惑和动摇的痛点问题。

因此，针对上述影响学生学习态度、动摇专业思想的痛点问题，非常有必要通过古今文献，引经据典，结合现代研究成果，突破时空维度，从理论到实践有针对性地开展相应的教育，为学生解惑，引导学生相信中药、热爱中药、学好中药。

思政目标

1. 通过解读中药内涵，结合对中国社会发展简史的脉络梳理，阐明中药与中国传统文明之间水乳交融、密不可分的关系，引导学生从历史和现实的高度提升对中药的认知。

2. 通过聚焦中药学发展史，引导学生认识到中药理论的形成是始终紧随社会进步的步伐而不断前行、发展与完善的，其呈现与时俱进的特性；树立在新时代、新形势下，将守正传承并创新发展中医药事业为己任，刻苦钻研，奋发图强。

3. 通过对中药贡献的全面阐述，使学生认识到中药不仅为华夏文明作出了突出的、不可替代的贡献，而且也是人类文明的重要组成部分，包括人类的繁衍、疾病的防治，以及对人类科学技术的促进，促使学生拥有更为强烈的专业自信和使命责任感，从而树立起在未来岗位建功、复兴中华的职业理想。

第一节　中药的内涵

何以为药？药学知识是如何产生的？为什么在一些非中药文献中有中药知识的出现？中药知识的起源与中药理论体系的诞生在时空上有什么关系？中药的本义是什么？中药名称的来历是什么？在中药发展史上，中药的种类与数量是如何变迁的？这些问题并未完全厘清，存在着概念上的模糊与混淆，有必要对此予以辨别，有助于从本源上解读中药。

一、源于人类生存的中药知识起源

中药早在人类诞生之前就客观存在于自然界。无论是动物、植物还是矿物、水产、金属等都以物质的形式存在于世。

劳动创造了人和人类社会，也创造了医药。伴随着人类的诞生，人类与自然界共生共存共争，在漫长的劳动中，为了生存和生活，人类对自然的认识不断地丰富、升华，应用自然的能力也不断地增强。可以想象人类最初可能是出于生存的目的，在猎取食物的过程中发现了一些物质的药用价值。通过长时期的实践，逐步发现自然界中的某些物质可以解除某些疾苦，但也可能致病甚至致命。于是，慢慢地形成了药的概念，逐渐积累了药学知识。

燧人氏钻木取火，改变了人类的生活方式和生存质量。古人在发现用火以后将生食熟吃，从而减少了疾患。

仓颉造字诞生了文字，使人类文明发生了革命性的进步，也极大地促进了中药的发展。一些药学知识逐渐由口耳相传转为文字记载，使之更易保存和传承，也更为准确。随着文字的逐渐普及，有关药学的知识也越来越丰富，并出现在一些早期的非本草类的文献书籍中。目前已知的一些文献著作如《周礼》《诗经》《尔雅》《山海经》《离骚》《五十二病方》《武威汉代医简》等均有关于中药知识的记载。

二、伴随中华文明发展的中药理论体系建立

中西医学在早期都经历了巫医同源、经验医学等起源阶段。但中西方存在着明显的文化差异，中医药与西医药的发展并不同向而行。总体上看，13世纪以前的中国医学一直处于世界领先地位，但在文艺复兴以后，西医伴随着自然科学的飞跃式发展而大踏步地前进，形成了西医学体系，并逐步占据主导。

相对而言，中医学紧随着中华文明的发展而相对稳定地稳步前行。上古时期的劳动生产活动为中药知识的积累奠定了实践基础，春秋战国时期的百家争鸣、百花齐放为中药理论体系的形成提供了理论土壤。由此，诞生了中药历史上第一部中药学专著《神农本草经》。

《神农本草经》是我国现存最早的药物专著，较为系统地论述了中药理论和药物的应用，被誉为标志着中药理论体系形成的奠基之作。该书以"神农"取名，颇有深意，也彰显古人的智慧。"神农"在中国历史上为"三皇五帝"之一，地位崇高，传说为中国古代农业与中药的创始人。如《淮南子·修务训》载"神农乃教民播种五谷……尝百草之滋味……当此之时，一日而遇七十毒"。司马贞《三皇本纪》载，神农氏"以赭鞭鞭草木，始尝百草，始有医药"。"神农尝百草"之典故由此而来。书名之所以托名于神农，目的就在于利用神农的名望和地位，期望能引起社会对该书的关注，使之能流传于世。另一方面也从侧面反映了书中所记载的内容实际上是对先人药学知识的系统总结，其内容具有权威性，故以"经"名之。名之"本草"则是突出了该书以介绍植物类药学知识为主。

因此，《神农本草经》的诞生标志着中药理论体系的正式形成。之后的本草学均是在此基础上不断发展、完善的。

三、紧随历史车轮的"中药"字义变迁

中药现已成为与西药相对的专有名词，很少有人对其历史、来历产生疑

问，由此也造成了一些人对中药的本义、历史的曲解。如认为中药这个名称自古已有应用，中药就是产于中国、在中国应用的药物等。

首先，"中药"两个字合用最早见于《神农本草经》，但并非现在意义上的中药，而是作为药物三品分类法中的中品："中药一百二十种为臣，主养性以应人。无毒、有毒，斟酌其宜。欲遏病补虚羸者，本中经。"即中药就是对人体具有一定调养作用、对疾病具有治疗作用、根据需要适当服用的药物。

其次，"中药"原称"药"或"毒药"。对于"毒药"的理解，可以从"是药三分毒"的古训中解读。此处的"毒"，本质上就是指药物的偏性，并非单指有毒的药物。这实际上也反映了中药治疗疾病的基本原理，即"以偏纠偏"，以药物的偏性纠正机体的偏差。同时，此处的"毒"也告诫人们，药物不能随意使用，必须针对机体偏差的原因选用相应偏性的药物进行纠偏，使机体达到平衡以后就应停用，不然药物的偏性亦可再致机体的偏差。可见，毒药之名富有哲理，体现了中药基本药性理论的精髓。

现代"中药"的概念主要是相对西药而言，这一名称使用的历史至今尚不到300年。伴随着西学东渐，西医西药流入我国，为区别于西药，将中国传统药物称为"中药"，体现了历史的特殊性。

通过以上的分析可以得出结论，中药的内涵本质上是整个中国社会发展史的缩影，体现了悠久的历史和深厚的中国传统文化底蕴和先人们战天斗地的精神、智慧与能力，是中国人民长期生产生活实践的产物。

第二节　中药学的发展

从现存最早的本草专著《神农本草经》，到现代的《中华本草》及各版《中药学》教材，可以看到中药理论的继承、修正、扬弃的过程。这一发展历程是全方位的，包括中药的药性理论、药物品种与数量、本草文献、药物应用等各个方面。

一、中药药性理论的发展

1. 中药理论源于中国传统哲学思想与医学理论的统一

中药药性理论以中国古代哲学为基础，以长期的临床实践为依据。早在先秦时期，诸子百家的哲学思想就成为中药理论的重要组成部分，而成书于战国时期的《黄帝内经》（以下简称《内经》）虽不是本草学专著，但其中所论述的阴阳、气血、经络、脏腑、补泻、升降等理论，以及天人相应的思想，无一不是中药药性理论的基础，涉及的五味、寒热、归经、五脏苦欲补泻等理论更是中药药性理论的基本内容。西汉时期随着冶铁技术的发展、中外交流的兴盛和炼丹术的兴起，以及包括《伤寒杂病论》在内的一些中药、方剂著作的出现，最终诞生了《神农本草经》。书中提出的君臣佐使、七情配伍、四气五味、有毒无毒、采收时节、制剂、剂量、服药法度、药性运用规律等，初步构建了中药的药性理论体系。

2. 中药理论发展于社会的变革和进步

伴随着中华文明的历史进程变化，中药理论始终处于不断发展之中，这种发展一方面源于朝代的变迁和社会变革的必然，另一方面则源于历代医药学家在长期医疗实践中对疾病治疗的需要和对药物认识的深化。中药学的每一次发展都留下了朝代变迁、社会变革的印记，诞生了一批医药学家，催生了中药学的发展，丰富了中药学的理论。

魏晋南北朝时期的炼丹术和服石的兴盛，以及海外香药的涌入，丰富和增加了中药品种和数量。陶弘景的《本草经集注》发展了中药的分类法，增列了药物的产地、真伪、采药时月、称量换算标准、药物一般炮制、制剂制度、服药忌食、药不宜入汤酒者等内容。

隋唐时期，伴随着海内外药物贸易的兴旺和文化交流，不但使药物品种、数量大增，而且涌现了以甄权、孙思邈、陈藏器、孟诜、李珣等为代表的一大批医药学家，撰写了许多本草学专著，包括综合类、专题类，如《药性论》《食疗本草》《新修本草》《本草拾遗》《海药本草》等，促使了中药药性理论、药物功用，以及药物配伍、产地等各个领域的进步。

宋朝时期，基于国家对文化的重视，中药学的发展是全方位的，除了诞生一大批对中药发展有重大影响的书籍，包括综合本草如《证类本草》《开宝本草》等，专题本草如《雷公炮炙论》《图经本草》等，该时期中药的药性理论也有了长足的发展，主要体现在以药材性状的形、色、气、味等为核心，结合阴阳五行、五运六气、气味升降之理，建立了"法象药理"的论理模式；重视药物形态、产地对临床用药的影响。

金元时期的百家争鸣丰富、完善并拓展了中药的药性理论和临床应用。这一时期的中药学特点是重视药物的实用性，中药专著具有鲜明的临床用药特征，如《素问药注》《本草论》《珍珠囊》《脏腑标本药式》《药类法象》《用药心法》《汤液本草》等。该时期对中药理论的贡献主要在于将药物的升降浮沉、归经、脏腑苦欲补泻等药物的性能理论系统化，构成了完整的中药药性理论体系。同时，重视药物的临床应用，诞生了对后世用药有重大影响的"十八反""十九畏"歌诀，迄今仍指导着中医的临床用药。

3. 药性理论丰富、创新源于中西方文化交流与现代科学技术的融入

明清时期的中西方文化交流促进了中药学的发展。郑和七下西洋的壮举不但将中华文明呈现于世，而且也向国人展示了西方文明，极大地促进了中西方文化的交流，使得诞生于明代中后期的《本草品汇精要》和《本草纲目》特别重视药物的基源、品种、栽培、分类、炮制、制剂，以及药理探讨、功用总结、验方收集等各个方面，使中药学的总体学术水平明显提高。

在明末清初，伴随着西学东渐，国外发达的科学技术和西医学传入我国，既冲击了中医药的生存，又促进了中医药的发展。如《本草纲目拾遗》记载了包括金鸡勒在内的数十种外来药，以及西方制药露的方法；《植物名实图考》收载植物 1714 种，准确描述植物的形态，所附之图极为精美，不但为本草学所重视，而且也为植物学界所注目。同时，由于温病学派的兴起和对血瘀病证的重视，使一些清热解毒药、化湿除湿药和活血化瘀药都得到了前所未有的发展，并萌生了中西医结合的理念。

现代国力的强盛和国家的医疗卫生政策为中药药性理论的发展创新创造了大好时机。中华人民共和国成立后，特别是改革开放以后，我国的国力日益强盛，中西医并重、中西医结合成为国家医疗卫生的基本国策，极大地促进了中药学的发展。在中药药性理论方面呈现全方位的发展，包括多次的中药资源普查，现代植物、动物、矿物学分类学的建立，利用现代科学技术，通过建立相应的动物模型进行药性理论的实验研究等。

综上，中药学经历了从萌芽、起源到形成、发展、创新的漫长历程，始终是伴随着时代的脚步、社会的进程，不断地自我革新、提高、完善与发展，并非一成不变，因循守旧。

二、中药来源与种类、数量与分类的发展

1. 中药来源与种类

中药来源于人类生存的需求。生活在远古中国大地上的先民，为了生存，在与自然界共生共存乃至共争的过程中，不断地寻找和选择有益自身健康的衣着、饮食和居住环境。在这一过程中，人们在长期与动植物共生的过程中，通过无数人无数次的实践，逐渐发展出了对不同动植物的认知能力，将之作为药用并加以归类总结。譬如，距今七八千年前的浙江萧山跨湖桥遗址中发现了"煎药罐"；距今七千年前浙江余姚河姆渡遗址有药食两用的酸枣、芡实等；距今四五千年前浙江良渚文化遗址有葫芦、灵芝等。

明代的前中期，由于自然灾害等原因，激发了救荒类和食养类本草的应用，成为中药的一大来源，形成了新的品种。代表性著作就是《救荒本草》与《食物本草》。

中药源于古人认识自然、应用自然的结果。随着社会生产力的进步，人们的劳动生产活动也日益增多，生存的需求与认识自然、应用自然能力不断提高，促使中药的种类日益多元化，逐步形成了动物药、矿物药、植物药、水产药、外来药，以及少部分合成药的中药种类体系。其中矿物药的发现与应用、发展，充分显示了中药的发展与社会的进步同向同行的特征。早期，人们以洞穴为居，观察洞穴中的各种现象，感悟洞穴中的各种变化与效应，渐渐认识到洞穴中的岩石、玉石、化石等矿石类物质的奇妙和养生、药用价值。由于这些矿物药的形成时间漫长，少则数百年，多则上千年，甚至上万年、数万年，使多数矿物药的质地、性能、作用都有与众不同之处，特别是一些药物的至纯之性，或至寒或至热，使之具有一般药物难以企及的功用，从而为世人所追捧，对其认识和应用也越来越深入、广泛。流行于秦汉时期的炼丹养生热，更是催化了矿物药的应用，使人们对矿物药的认识与应用日益系统化。

中药的丰富是海内外文化交流的结果。有相当一部分中药来自中原以外。特别是在唐代，一些海外药物伴随着货物贸易涌入我国并最终成为中药家族的成员，由此也诞生了中药史上第一部反映海外药物的专题本草《海药本草》。

在此后的发展中，海外药物流入量日渐增多，并逐渐由单一的物品直接进口演变为引种栽培，使之在中华大地生根发芽。如乳香、没药、豆蔻、荜茇等药从海外流入我国，用途从生活所用演变为药用，西洋参、西红花等从国外进口到我国引种栽培成功并规范使用。

2. 中药数量

中药数量随着社会的发展增加迅速。早在先秦的非医药典籍中，就记载了许多药物知识。如《诗经》中记载植物 178 种，动物 160 种，其中不少可供药用。《山海经》有关中药知识的记载有 124 种（亦有 125 种之说），包括动物药、植物药、矿物药、水类药、土类药等。《离骚》将药物分为香草类 44 种，莸草类 11 种，如苏荃，即昌阳，也就是石菖蒲；芙蓉即莲花；菊，又称女华；芷，即白芷；灵，即甘草。20 世纪 70 年代初，在湖南长沙东郊发掘了马王堆汉墓，墓中发现了《五十二病方》，该书用药已达 247 种之多，医方 283 首，所治疾病涉及内、外、妇、五官等科，对药物的贮藏、炮制、制剂、配伍用药方面有不少记载。

系统论述中药理论体系的《神农本草经》记载 365 味药物，在这之后的发展中，中药的数量不断增加、丰富，至明代的《本草纲目》收载药物数已达 1892 味，而赵学敏的《本草纲目拾遗》在此基础上又新补充了药物 716 种。到了现代，随着资源普查的开展、部分地区药材的吸收和外来药物的引入，中药材的数量迅速增加，在《中华本草》中共收载药物 8980 味。综上所述，在漫长的发展过程中，无论是中药的种类还是数量都取得了极大的发展，种类齐全，数量繁多。

3. 中药分类

中药分类是认识、区分、应用药物的基本方法，其分类方法及水平反映了社会的生产力水平。在中药学历史上，中药的分类经历了由粗略到精细、简单到复杂、低级到高级的漫长过程，逐步形成了完整的体系和特色的分类方法与分类系统。

先秦以前的一些非本草文献中所记载的一些药物已经出现了分类，如《周礼》的"五药"分类法，即将生物划分为植物与动物，其中植物依据不同的生态环境分为皂物、膏物、核物、荚物、丛物 5 类；根据动物的形态分为毛物、鳞物、羽物、介物、蠃物 5 类。在中药学历史上，药物分类占主流地位的方法主要有以下几种。

（1）性用分类：根据药物的性用特性，分为以养命、养性、治病为主的三品分类法，以《神农本草经》为代表。"上药一百二十种，为君，主养命以应天。无毒，多服、久服不伤人。欲轻身益气、不老延年者，本上经。""中药一百二十种，为臣，主养性以应人。无毒、有毒，斟酌其宜，欲遏病补虚羸者，本中经。""下药一百二十五种，为佐使，主治病以应地。多毒，不可久服。欲除寒热邪气、破积聚愈疾者，本下经。"

这种分类方法简便明了、驭繁就简，开创了我国药物分类之先河，深刻反映了东汉以前人们对药学知识的认知与应用，对后世药物分类的影响深远，直至如今依然得到重视。

（2）自然属性分类：在将药物分为植物、动物、矿物药的基础上，根据药物的产地、性状、药用部位、药源等特征予以分类。如晋代《南方草木状》中将药物分为草、木、果、竹4类；《本草经集注》将药物以玉石、草木、虫兽、果、菜、米食、有名无用分为7大类；《新修本草》将类别扩大为9类，对草木类分为草、木2类，虫兽类分为禽兽、虫鱼2类，更为细致。古代将按药物的自然属性分类法发展到顶峰的是李时珍的《本草纲目》。该书将药物按二级分类法分类：第一级分类为水、土、金、石、草、木、果、蔬、谷、服器、虫、鳞、介、禽、兽、人16部；部下的二级有60类，如植物中的草部又分为芳草、毒草、蔓草、苔草、山草、湿草、水草、石草等10类。植物分类以"析族区类"，为现代科属分类的萌芽；动物排列"由微至巨，由贱至贵"，完全符合生物进化的特点。《本草纲目》的分类纲目分明，查阅方便，成为当时世界上最为先进的自然分类法，不但对国内而且对国际也产生了巨大的影响，比瑞典著名生物学家林奈的植物分类学命名法要早将近两百年。

（3）功效分类：中药的功效分类是性用分类的衍生，在明清时期有了显著的发展，并成为药物分类的主流，如明代的《本草集要》《药品化义》，清代的《本草求真》等。现代以药物的功效分类为主的如《中药学》教材、《临床用药须知》等。这种分类方法将药性与药效、药物应用有机结合，便于理解和应用，亦方便查阅。

除此之外，在古代尚有药性分类法、脏腑经络分类法等，而在现代则有生物分类法、中药药理作用分类法、中药化学成分分类法等。可以预见，随着现代科学技术在中药研究中的不断应用，与之相适应的中药分类方法还会不断增多。

三、本草文献的发展

本草文献是先人们留给后世的宝贵财富。早在先秦时期，一些药学知识就散见于非本草类著作中，如《周礼》《山海经》《诗经》《离骚》等。自《神农本草经》以后的本草学发展历程中，至少有400余部本草文献成书，这些文献系统、全面地记载了各个朝代的本草成就，是人类社会取之不尽、用之不竭的宝藏。根据文献的体例、内容，本草文献可以分类为综合类本草、专题类本草、地区性本草、工具性本草、药典性本草等。

1. 综合类本草

综合类本草全面反映了历朝历代的本草成就，同时也反映了当时的生产力对中药学的影响，以及社会经济状况与文化状况、生活水平、疾病谱等信息，是研究中国古代历史、社会发展历程，特别是医药变迁的重要文献。

综合类本草全面论述药物知识，包括药名、形态、产地、采收、炮制、性能、药效、应用等内容。代表性综合本草有《神农本草经》《本草经集注》《新修本草》《本草拾遗》《证类本草》《开宝本草》《本草品汇精要》《本草纲目》《本草纲目拾遗》《本草正义》等。

2. 专题类本草

专题类本草是指针对中药的某一领域进行全面系统的论述，与综合本草相得益彰，反映了某一时期在药物的某一领域内突破性的成就。包括炮制本草如《雷公炮炙论》、食养类本草如《食疗本草》、生药类本草如《桐君采药录》、海外药物类本草如《海药本草》等。

3. 地区性本草

因产地、用药习惯、地区性疾病的不同等原因，出现了一些以介绍区域性用药为特点的本草，反映了某些地区的药学成就和生产力发展水平，如《南方草木状》《履巉岩本草》《滇南本草》《岭南采药录》《祁州药志》《药物出产辨》等。

4. 工具性本草

中国早期的综合类本草充当了药学工具书的角色，但真正意义上的中药工具书兴起于近现代。影响最大的当推陈存仁《中国药学大辞典》，该书为民国时期中药辞典类著作的重要代表，是中药发展史上第一部大型工具书。现代编写的具有中药工具书作用的有《中药志》《现代实用中药》《中国药物学》《全国中草药汇编》《中药大辞典》《中华本草》等。其中以《中国药学大辞典》《中药大辞典》《中华本草》影响深远。

5. 药典性本草

药典是国家记载药品标准、规格的法典，具有法定性，反映了国家的强盛、稳定与对药物的重视。唐显庆二年诞生了世界上第一部药典《新修本草》，在北宋又更新编修了《开宝本草》《嘉祐本草》。

真正重视药典工作的时期是在中华人民共和国成立后。自 1963 年版以后，《中华人民共和国药典》分一部、二部，一部即为传统药物（中药材与中成药），收载中药材 446 种，中成药 197 种。此后的 1977 年版、1985 年版国家药典沿袭此例予以修订，为中药的标准化、规范化提供了保证。1985 年后，每五年进行药典的修订。最新版的 2020 年版《中华人民共和国药典》一部收载中药 2711 种，其中新增 117 种、修订 452 种。

四、中药的剂型与制药技术发展

随着中药应用范围的不断扩大，中药的应用形式也由简单到复杂、由单方到复方，中药的应用剂型也随之呈现多样化的发展。

1. 中药剂型的发展

（1）古代的剂型发展：中药剂型历史悠久，源远流长。最早可追溯至夏禹时代，出现了多种药物浸制而成的药酒，又发现了曲（酵母），是一种早期应用的复合酶制剂。商汤时期，伊尹总结了《汤液经》，是我国最早的方剂与制剂技术专著。其首创的汤剂至今仍是中医用药的常用中药剂型。

战国时期，《内经》记载了汤、丸、散、膏、药酒等不同剂型及其制法，同时在"汤液醪醴论"篇中专门论述了汤液醪醴的制法和应用。

秦汉时期，我国药剂学理论、经验和技术得到显著发展。《五十二病方》分别使用了丸、饼、曲、酒、油膏、药浆、汤、散等多种剂型。《神农本草经》强调根据药物性质选择剂型，指出"药性有宜丸者，宜散者，宜水煎者，宜酒渍者，宜煎膏者，亦有一物兼宜者，亦有不可入汤酒者，并随药性，不得违越"。张仲景《伤寒杂病论》收载了汤剂、丸剂、散剂、药膏剂、软膏剂、酒剂、栓剂等十余种剂型及其制备方法，新出现了灌肠剂和肛门栓两种剂型，是固体和液体两种直肠给药形式最早的尝试，并首次记载了用动物胶汁、炼蜜、枣肉和淀粉糊作为丸剂的赋形剂，并沿用至今。

东晋时期葛洪所著《肘后备急方》首次提出"成药剂"的概念，主张批量生产贮备，供急需之用，记载了铅硬膏、干硬膏、蜡丸、浓缩丸、锭剂、条剂、药膏剂、酒剂、熨剂、饼剂、尿道栓剂等剂型。最早记载了用舌下含剂治疗卒死尸蹶，为现代舌下含剂治疗心脏病奠定了剂型基础。同时，蜜蜡丸和浓缩丸这两种丸剂的新类型也进一步扩大了丸剂的使用范围。

梁代陶弘景《本草经集注》提出以治病的需要来确定剂型，指出"疾有宜服丸者，宜服散者，宜服酒者，宜服膏煎者"；提出"合药分剂料理法则"；考证古今度量衡，并规定了汤、丸、散、膏、药酒的制作常规，这是现代制剂工艺规程的雏形，凸显了具体问题具体分析的科学精神。

唐代医药事业发展成绩显著。孙思邈所著《备急千金要方》设有制药总论专章，论及制药理论、工艺和质量问题，不仅汇总了剂型的发展，而且还总结了制药理论方面的新观点、新成就。《备急千金要方》和《千金翼方》保存了大量隋唐以前的古代医籍内容，其中著名成药磁朱丸、紫雪丸、定志丸等至今沿用不衰，并且出现洗发水、染发水、染发膏、面膜剂、面膏剂等美容药物剂型。

宋元时期，是我国成药初具规模的大发展时期。1076年政府设立了太医局买药所（太平惠民和剂局），制备丸、散、膏、丹等成药出售，后来又开办了官营制药工厂（修合药所）。由太医院颁布的《太平惠民和剂局方》，为我国历史上官方颁布的第一部制剂规范，共收载中药制剂788种，其中至宝丹、牛黄清心丸、苏合香丸、逍遥散、藿香正气散等，至今沿用。

自宋元以后，古代的中药剂型基本定型。明清时期，并无新的剂型出现，但中药成方及其剂型也有相应的充实和提高。明代《普济方》对外用的膏药、丹药及药酒列专篇介绍。

吴尚先著《理瀹骈文》系统论述了中药外用膏剂的制备与应用，该书在前人基础上，总结出敷、熨、熏、浸、洗、擦、坐、嚏、缚、刮痧、火罐、推拿、按摩等近二十种外治疗法，为外用膏剂之大成。

（2）近现代的剂型发展：民国时期，随着西医进入我国，一些先进技术和现代剂型也开始应用于中药制剂中。首先，开展对传统剂型的改进。如使用凡士林代替传统的动物脂肪作为软膏剂的基质；用脱脂棉纱代替硬膏剂中传统的油纸薄贴等。其次，创制中药新剂型。如医家李健颐将二一活血解毒汤制成透明液体以供注射，创造了中药注射剂。此外，医家汪逢春用药物粉剂装配胶囊与汤剂同服；施今墨开办中药加工厂，尝试制作片剂等。

1941年，在中国共产党领导下的根据地创制了我国第一个中药肌肉注射剂——柴胡注射液。解放初期，在党和政府的重视下，1953年研发了我国第一个中药片剂——银翘解毒片，1954年研发了第一个中药酊剂——藿香正气水，1969年研发了第一个静脉注射剂——蟾立苏注射液，结束了中药只有丸、散、膏、丹等传统剂型的历史。

改革开放以来，党和国家大力扶持推广中医药事业。随着《新药审批办法》《药品生产质量管理规范》等一系列文件的颁布、实施，我国新药的研究开发、中药制剂生产和经营逐步走上了规范化、法制化和标准化的轨道，进入了一个全新的发展时期，中药剂型发展突飞猛进。

一方面，改进传统剂型。如对丸剂，主要从赋形剂的应用、制丸设备、质量控制、药剂卫生、促进溶散及提高生物利用度等方面进行研究；黑膏药则从炼油程度、铅丹用量、下丹后的加热炼制时间等影响成型的关键因素着手改进。在汤剂的基础上开发出合剂（如小青龙合剂）、口服液（如玉屏风口服液）、颗粒剂（如小柴胡颗粒剂）、糖浆剂（如养阴清肺糖浆）、袋泡剂（如玉屏风袋泡茶）、注射剂（如生脉注射液）等新剂型；丸剂改剂型为片剂（如牛黄解毒片、银翘解毒片）、酊剂（如藿香正气水）、注射剂（如清开灵注射液）、滴丸（如苏冰滴丸）、口服液（如六味地黄口服液）；膏药改成橡胶贴膏（如麝香追风膏）等。这些创新性的发展全面提高了原剂型的质量与疗效，并且方便应用、便于工业化大生产。

另一方面，开发新剂型。随着新技术、新材料的出现，许多现代制剂技术被引入中药领域，促进了中药新剂型的发展。片剂（分散片、口腔贴片、泡腾片）、胶囊剂、滴丸、注射剂、气雾剂等现代剂型均在中药制剂中得以应用，如天花粉注射液、益心酮分散片、牡荆油微囊片、复方丹参滴丸、宽胸气雾剂、静脉注射喜树碱混悬剂等。

20世纪末，进入了药物传递系统（drug delivery system，DDS）的新时代，经历了缓释和长效制剂阶段、控释制剂阶段、靶向制剂阶段，最后进入了智能给药系统阶段。在这样的大背景下，中药剂型取得了长足的进步。如正清风痛宁缓释片、雷公藤双层片、蟾酥透皮贴剂、注射用紫杉醇脂质体、消栓肠溶胶囊等。

纵观长久的中药剂型发展历程，从中药传统剂型到现代中药制剂，古今医药学家砥砺前行，继承创新，给后人留下了宝贵的财富，发展过程中产生许多极具中医药特色并体现科学内涵的中药剂型。

2. 中药制药技术的发展

中药制药技术以前人长期与疾病斗争的经验总结为基础，随着制药实践和科技的进步而不断守正创新，与时俱进，特别是随着现代药物制药理论和技术的发展，为中成药的研制提供了借鉴，推动了中药的现代化进程。

（1）传统制药技术：制药技术的形成不是一蹴而就的，而是不断完善而成的。在中药制药长久的发展历程中，秉承"古为今用""守正创新"原则，经过无数次艰苦的实践，产生了许多极具中医药特色并体现科学内涵的制药技术。

①制丸技术：中药制丸技术早在《五十二病方》中就有相关的描述。陶弘景于《本草经集注》中阐述丸剂的制作方法："凡筛丸、散药竟，皆更合于臼中，以杵研之数百过，视色理和同为佳。"丸剂于宋代发展至鼎盛，我国第一部中成药专著《太平惠民和剂局方》中丸剂数量占总方剂比例的36%。

如中药蜡丸采用蜂蜡为赋形剂，能使药物缓慢释放而起到长效的作用。如著名的卢氏异方感应丸制作过程：首先通过加热过滤法进行粗提，再将蜡在酒中煮化后重新凝固进一步提纯，提纯后的蜡会变得较软而更容易成丸，并且于药丸中加入少量的油以调节硬度，降低成丸难度。该流程中对蜡的提纯达到了相当高的水平。此外，金元时期始创丸剂包衣技术，明代有朱砂包衣，清代有用川蜡为衣料以起到缓释或肠溶的作用，且一直沿用至今。

②制丹技术：中药丹剂系指汞及某些矿物药在高温条件下经烧炼制成的不同结晶形状的制品，是从古代炼丹术演变出来的一种制剂。因其便于外用，主要在治疗疮疖、痈疽、疔、瘘等外科疮疡上有广泛的应用，也可以内服治疗各种疾病。

早在春秋战国时期就有以长生、成仙为目的的方士研究炼丹术。葛洪集魏汉以来的炼丹术之大成，编辑《抱朴子内篇》，全面系统论述了炼丹术的指导思想、理论基础，以及在此之前的成果。唐朝则是炼丹术发展的鼎盛时期，孙思邈所著的《备急千金要方》中记载了第一个用于医疗的丹剂——太一神精丹，利用磁石等氧化剂从雄黄、雌黄中制取砒霜，是世界医学史上用砒霜治疟最早的有效方剂。至宋代炼丹术与医药不断融合，丹药兴盛，极大地提高了当时的制药技术。

　　丹药的传统制备方法可根据药料经高温反应生成的物质的最终位置，或凝附在上方覆盖物内侧面，或降至下方接收器，或部分凝结于上方部分散落于下方，分为升法、降法和半升半降法。如中医外科有"红升白降，外科家当"的说法，著名丹药红升丹、白降丹就是分别以升法和降法制备的。丹药制备的一般工艺流程为配料、坐胎、封口、烧炼、收丹、去火毒。即药料经粉碎研细等前处理后（金石类药物一般需经火煅醋淬），再采用适宜的方法坐胎，升法一般采用冷胎法或热胎法将药料铺于锅底，降法则采用溜胎、烤胎两步使药料熔融物均匀黏附于罐下部 1/3 到 1/2 壁上，之后严密封口，烧炼，自然冷却后收丹，去火毒，即得。

　　③制曲技术：中药曲剂，即将面粉与药料混合，并保持适当的温度与湿度，使其自然发酵，在治疗消化性疾病方面有显著的疗效。

　　中药曲剂历史悠久，最初始于酿酒、酿醋，《尚书·说命下》中商君武丁曰："若作酒醴，尔惟曲蘖。""蘖，牙米也"，指发芽的谷物；"曲，朽也，郁之使衣生朽败也"，指发霉的谷物。曲法酿酒，是曲的最初应用，且被传统医药承袭发展。神曲来源于酒曲，即以小麦为原料的酒曲的制作过程中，加入其他药物，经发酵制成。如六神曲最早被收载于《药性论》，为面粉、麦麸、苦杏仁、赤小豆、青蒿、辣蓼及苍耳草混合后经发酵而成的曲剂。制曲过程应用的发酵技术，是一类极具特色的传统中药制药技术，在保持一定的温度和湿度条件下即可进行制曲，发酵产品直接干燥即可作为药物。

　　自古以来，在历代医家的医疗实践中，逐渐形成了独特的中药制药技术，是祖国传统医学宝库中重要组成部分。

　　（2）现代制药技术

　　①前处理技术与成型技术的革新与发展：现代中药制药技术以机械化大生产为主，制剂质量稳定，主要包括前处理技术与成型技术。

　　前处理技术目的在于改变物料性状、富集有效成分、降低或去除毒性成分或杂质、减少服用量，以满足制剂安全、有效的要求，为成型工艺提供高效、安全、稳定、可控的中间物质。

　　中药制药成型技术可根据临床用药需求、物料性质、剂量、剂型、生物药剂学性质等，选择适宜的辅料和成型技术制成相应的剂型，以实现"高效、速效、长效""剂量小、毒性小、副作用小"和"生产方便、运输方便、贮藏方便、携带方便、使用方便"的目的。

正是科学家们秉持胸怀祖国、服务人民的爱国精神，勇攀高峰、敢为人先的创新精神，追求真理、严谨治学的求实精神，淡泊名利、潜心研究的奉献精神，集智攻关、团结协作的协同精神，把自己的科学追求融入中医药现代化工作推进中，凭借执着的好奇心、事业心取得突出成就，产出高水平的原创成果。

②中药新型制药技术的发展：近年来，经皮给药系统、口服缓控释制剂、肠溶制剂、靶向给药系统，以及中药复方多元释药系统等新制剂技术和给药系统在中药制药中得到研究与应用。制药新技术如环糊精包合技术、固体分散体技术、微囊与微球制备技术、脂质体制备技术、纳米乳与亚微乳制备技术、纳米粒制备技术等为中药现代化提供了有效的技术手段，不仅在口服给药系统、注射给药系统、透皮给药系统等给药系统中的应用日益广泛，更成为缓控释和靶向等新型给药系统中的主要应用技术。随着中药制药技术的发展，各学科相互交融，中药制药生产正朝着资源集约、过程可控、质量稳定的方向发展。

中药制剂技术研究取得现在的瞩目成就离不开党和国家一直以来的大力支持。新世纪新阶段，国家明确提出并制定了扶持中医药事业发展的举措。十八大以来，中医药立法进程加快，2016年《中华人民共和国中医药法》颁布，为中医药事业的发展保驾护航。习近平总书记指示"要遵循中医药发展规律，传承精华，守正创新，加快推进中医药现代化、产业化，坚持中西医并重，推动中医药和西医药相互补充、协调发展，推动中医药事业和产业高质量发展，推动中医药走向世界，充分发挥中医药防病治病的独特优势和作用，为建设健康中国、实现中华民族伟大复兴的中国梦贡献力量"。实践证明，扶持保护中医药事业的发展，符合中医药面临的实际情况，保证了中医药的传承、发展和创新。中药剂型与制药技术也将在党和国家一如既往的鼓励与支持中医药事业发展的政策下继续蓬勃发展。

纵观中药学的发展历程，中药学从起源、形成到发展、完善，经历了漫长的过程，虽然历经磨难、挫折，但总体上始终前行、发展，并呈现与时俱进的特征。正是因为这种不断的自我革新、发展、完善，才使中药学生生不息。可以相信，在今后的历程中，中药学还将伴随着社会生产力的发展而发展。

第三节 中药的贡献

中药的贡献是巨大的，不仅是对炎黄子孙，而且是对全人类的巨大贡献；不仅是对医药活动，而且也包括了对古代的科技发展的巨大贡献。

一、中药作为中华原创性生态药物对世界药学的贡献

中药属于全人类，是世界传统医药学的重要组成部分。早在西医学之前，世界上存在着多种传统医药学，如古印度医学、古阿拉伯医学等，即使是西医的发源地欧洲等西方国家也有其自己的传统医药学，但这些传统医药学多在社会发展的进程中或枯萎，或消亡，而中药不但从未断流，而且时至今日依然焕发出强大的生命力，在疾病的防治中发挥着举足轻重的作用。

1. 系统的中药理论是世界药学的宝贵财富

中药悠久的历史，独特的理论体系、应用方法，对世界药学作出了突出的贡献。中药的四性理论既反映了药物的客观性质，又体现了中药治病的哲学思想，蕴含着西医学中目前所强调的精准医疗的理念；客观存在的中药药味是药物作用成分的物质基础；中药的归经理论，特别是药物的引经报使，体现了西医学中的药物靶向理论；药物的炮制、配伍、用量用法是我国古代医药学家长期实践的经验总结，凝聚着古人的智慧结晶，以及血和生命的代价，是现代药学研究的宝库；药食两用品的理念与应用为现代营养学提供了极为丰富的理论与实践资源。

2. 丰富的中药资源是世界药学的重要来源

丰富的中药品种、数量不仅是世界传统药学的重要组成部分，而且也是现代药学研究的重要对象和药物资源。由中药组成的传统中成药至今仍有效地应用于疾病的防治，而且在现代应用中得到了极大的发展，特别是古方新用，剂型多样化、现代化。一大批运用现代技术研制而成的中成药、组分中成药、中西合成药都极大地发展和丰富了现代药学的资源和应用手段，如小檗碱、双黄连制剂、连花清瘟颗粒、麝香保心丸、复方丹参滴丸等。同时，各种中药品种也是现代药物的重要原料来源，如抗肿瘤的康莱特注射液就来源于中药薏苡仁。

3. 多样的制药技术促进了世界药学的进步

中国是世界上最早应用化学提炼、合成的方法制备药物的国家。如最初人们为了追求养生、长生不老而发明的炼丹术，将草木矿物和药物一起放入炉中高温熔化，炼成结晶，炼制成所谓的"仙丹"之药，不但催生了我国古代的化学科学家、医药学家如魏伯阳、葛洪等，使其认识了一大批金属和非金属如硫、汞、铅等元素，并了解了它们的性质，掌握了用化学方法来提纯和鉴别它们，开创应用化学方法制备药物的先河，而且丰富了中药的应用剂型——丹剂。其后，古人应用炼丹技术先后制备卤砂、轻粉、铅丹、秋石等药物，而这些药物在治疗皮肤病、性病等方面发挥了极大的作用。根据发酵原理而形成的中药制曲技术不但催生了诸如神曲、建曲、沉香曲、半夏曲等曲类药物，丰富了中药的种类，而且为现代药学应用制曲技术研发新药奠定了基础。

此外，用升华法制取龙脑、樟脑，以及蒸馏法的应用、用"猪胆合为牛黄"等制药技术均是中药对世界药学产生重大影响的贡献。

二、中药对人类抗御疾病的贡献

人类社会的发展史从某种意义上讲就是一部人类可歌可泣的抗御疾病史，中药从中发挥了巨大的作用。

1. 麻沸散

麻沸散问世于东汉末年，是世界最早的麻醉剂，比西方早1600多年，由东汉末年著名的医学家华佗创制用于外科手术。华佗为东汉末年著名的医学家，与董奉和张仲景被并称为"建安三神医"，被誉为中医"外科圣手""外科鼻祖"。其发明的"麻沸散"辅助外科手术，实现全身麻醉的效果。《后汉书》载"若疾发结于内，针药所不能及者，乃令先以酒服麻沸散，既醉无所觉，因刳破腹背，抽割积聚（肿块）"。虽然麻沸散的药物组成已经失传，但向世界展示了我国古代医药学家的聪明智慧与救死扶伤、大医精诚的博大情怀，也充分体现了中药世界的博奥精深。

2. 部分特效药的应用

专病专药、特效特药是中药治病的一大特色。在漫长的发展历程中，形成了许多特效药物，对一些疾病的治疗发挥了特殊的作用。如常山、蜀漆治疗疟疾，昆布、海藻、夏枯草治疗瘿瘤，粳米治疗脚气，土茯苓治疗梅毒，苍术治疗夜盲，动物肝脏治疗目疾等。这些药物不但在历史上为治疗相应的疾病发挥了重要的作用，而且也为现代治疗相关疾病的药物研发提供了经验和资源。如丹参目前已经成为治疗心血管疾病的专用药，白花蛇舌草、七叶一枝花、半枝莲、石上柏、石见穿等成为抗癌的专药，山慈菇为治疗痛风、降尿酸的专药等。

3. 毒药的使用

"有故无殒，故无殒也"的著名理论一直有效地指导着中药临床，特别是一些毒性药甚至是毒性剧烈的药物的临床应用，从而诞生了"以毒攻毒""以毒克毒"的理论，对于一些疑难杂症甚至是致命性疾病有起死回生的疗效。如以马钱子治疗顽固性痹痛、偏瘫，以雄黄治疗蛇毒、预防瘟疫，以砒石治疗顽固性哮喘等。更为可贵的是中药对于毒药的认识与应用在现代得到了极大的发展，如砒霜治疗白血病及其他癌症在临床和实验上都取得了巨大的进展，在国际上居于领先地位；蟾酥、全蝎、蜈蚣等剧毒药物抑制肿瘤、减轻癌痛也获得了很好的疗效。这些都充分表明，中药"以毒攻毒""以毒克毒"理论的科学性。

4. 中药对传染性疾病的现代应用

与古代相比，现代的疾病谱发生了极大的改变，虽然依然有古今相同的心脑血管疾病、呼吸系统疾病、消化系统疾病，但也出现了古代甚至近代没有的新病种，尤其是一些与病毒、细菌相关的传染性疾病。如起源于20世纪80年代的艾滋病，进入21世纪以来的SARS、禽流感、新型冠状病毒感染、埃博拉病毒等。对医药学界而言，这些都是崭新的疾病，无论是西医还是中医，对其都是逐步认识的，开始并无特效药。具有深厚历史底蕴和丰富临床积累的中药在应对这类疾病的防治中发挥了重要的作用，特别是一些清热解毒药的应用，无论是治疗还是预防，无论是临床还是实验都具有十分显著的疗效，为人类战胜这类疾病提供了方案、途径，增强了信心。

三、中药对人类文明的贡献

中药对人类的贡献，不仅体现在医药上，而且对科技发展、人类文明也作出了突出的贡献，其中最有代表性的便是中国古代的四大发明，而四大发明均有中药的身影。

中国古代的四大发明是指印刷术、造纸术、指南针和火药，最早由英国传教士和汉学家艾约瑟（Joseph Edkins，1823—1905）在1867年刊发于香港的《远东释疑》（Notes and Queries on China and Japan）的文章《on the origin of paper making in China》提出："我们必须永远记住，他们（指日本）没有如同印刷术、造纸术、指南针和火药那种卓越的发明……"对于四大发明对世界科学的贡献，美国学者卡德（T.F.Carter，1882—1925）在其《中国印刷术源流史》有过这样的评价："当文艺复兴之初，四大发明传入欧洲，对近代的创造有很大的影响。其中如造纸术、印刷术则为宗教改革导其先路，而教育之能普及，这两者也颇有功劳。此外火药一来，荡封建制度为灰烬，开民军之始基。罗盘入了欧洲，于是发现美洲，历史的舞台也因由此欧洲一隅以转入世界全局。这四大发明，对于近代造福无量，可是考其来源，却大都传自中国。"

四大发明是中国古人在探索自然、认识自然的过程中，从众多的自然现象中总结其中内在的规律和相互关系而逐步总结、创造的，其中便有中药元素的存在。如磁石能够吸引金属、构树会分泌树汁、松脂遇热会融化、矿物冶炼发生爆炸等。这些自然规律不仅给古人提供了治病用药时的灵感，同时也成就了举世瞩目的四大发明。相对而言，在四大发明中，火药的制备原料、方法、爆炸原理等和中药的应用、炮制关系最为密切。

火药的主要原料硫黄、雄黄与硝石皆为十分重要的矿物药，特别是在古代盛行的炼丹养生中占有十分重要的地位。

中药从萌芽、起源到形成、发展，历经数千年，不但未消亡、枯萎、被替代，而且伴随着中华文明的脚步不断前行、发展、完善。这不但彰显了中药的不朽与伟大，而且也充分体现了中华优秀传统文化的强盛，是文明古国的象征和标志。

参 考 文 献

1. 田丽娟. 中国现代药学史研究［D］. 沈阳：沈阳药科大学，2006.

2. 黄鑫. 近代方剂学成就与特点研究（1840—1949）［D］. 北京：中国中医研究院，2005.

3. 李彦昌. 剂型、技术与观念——片剂技术在近代中国的传播［J］. 中国科技史志，2017，38（2）：127-142.

4. 康彦同. 方剂学发展史研究［D］. 哈尔滨：黑龙江中医药大学，2008.

5. 胡永干 . 中国共产党领导发展中医药事业研究［D］. 武汉：武汉大学，2017.

6. 杨涵翔，陈秋雨，李林峰，等 . 论传统汤、丸、膏剂与其改革剂型的比较［J］. 大众科技，2020，22（3）：95-97.

7. 陈通 . 一种天花粉注射制剂药物组合物的制备方法［P］. 四川：CN107929349A，2018-04-20.

8. 丁杏苞，王晓静，杜成林，等 . 益心酮分散片及其制备方法［P］. 山东省：CN100402060C，2008-07-16.

9. 闫希军，吴廼峰，章顺楠，等 . 振动法制备复方丹参滴丸［P］. 天津市：CN104274519B，2018-04-03.

10. 王向涛，杨林洁，洪靖怡，等 . 一种基于 HCPT-PEG 的喜树碱类药物的高载药纳米混悬剂及其制备方法［P］. 北京：CN104274401A，2015-01-14.

11. 汲丽丽，杨晶 . 中药新剂型与新技术研究进展［J］. 产业与科技论坛，2021，20（24）：34-35.

12. 申茹，徐英辉，吕立铭，等 . 浅析现代中药新剂型的研究概况［J］. 广东化工，2019，46（06）：148-149.

13. 李翀，王亚华，詹华杏 . 一种紫杉醇脂质体及其制备方法［P］. 上海市：CN111920770A，2020-11-13.

14. 刘婷婷，于栋华，刘树民 . 山慈菇的本草考证及现代研究进展［J］. 中国药房，2020，31（24）：3055-3059.

15. 李俊圻，朱姝，刘红燕，等 . 雄黄防治瘟疫探析［J］. 山东中医药大学学报，2021，45（5）：680-684.

16. 马家宝，杨正腾 . 全蝎、蜈蚣、蟾酥和土鳖虫抗肿瘤作用研究进展［J］. 中医药导报，2021，27（5）：65-67，72.

第四章
中药学文化属性中的思政元素

文化是一个民族赖以生存和发展的力量。作为四大文明古国之一，中华文明从古至今未曾断流，时至今日依然焕发着生生不息的生命力，其中的原因正是背后的中国传统文化。

2013年习近平总书记在山东考察时强调，一个国家、一个民族的强盛，总是以文化兴盛为支撑的，中华民族伟大复兴需要以中华文化发展繁荣为条件。在党的十九届五中全会中，习近平总书记更是进一步提出"坚定文化自信，建设文化强国"的国家发展战略。文化自觉和文化自信逐渐成为全社会的共同认知。

中药，作为中国传统文化的重要组成部分，植根于中华文明的土壤，蕴藏着丰厚的传统文化底蕴。中药的应用不仅体现在治病防病之时，亦可见于传统文化的各个角落，如饮食文化中的菜肴茶饮、礼仪文化中的节俗礼仪、汉字文化中的药名诗词等都有中药的身影。唐代魏征在《谏太宗十思疏》载"求木之长者，必固其根本；欲流之远者，必浚其泉源"，传统文化是中药的土壤，当中医药离开了孕育的土壤，其也将失去了原有的生命力。

因此，对于中药的解读，离不开对传统文化的认识，必须从传统文化角度出发，追本溯源，才能更好地引导学生认同中药、理解中药、应用中药，使学生知其然，更知其所以然。

思 政 目 标

1.通过饮食文化中药食同源、药食两用、药膳食疗的文化现象，引导学生挖掘饮食文化中所蕴藏的中药元素，充分理解"食饮有节""吃出美味，吃出健康"的健康观念。

2.通过礼仪文化中的节令礼仪、人生礼仪、处世礼仪等礼仪活动，使学生了解中药在礼仪文化中的应用与体现，感悟礼仪文化背后尊礼重道的传统美德，由此主动树立知礼守礼的意识。

3. 通过解读中药与生肖文化间的关联，使学生认识到生肖文化中源于自然观察、生存生活、民族精神的生肖内涵，了解其既是古人善于观察、善于生活的表现，亦包含古人精神层面的追求，而这种文化底蕴与精神蕴含在中药药名与药性药用中。

4. 通过中药在药名字义、药谜药联、文学作品中的应用，引导学生从汉字本义理解古人对药物的认识及其所赋予的情感，发现传统语言文字的感染力，进一步加深对中药知识的理解。

第一节　饮食文化与中药

古云"民以食为天"。简单的五个字，昭示了饮食与民生间无可分割的联系。食之于民，无论是生存之道还是生活之需，都有着举足轻重的地位，成为幸福安康与否的主要指征。

中国人对于饮食的追求并非止于"色香味"的口腹之欲，同样也存在于饮食与健康的命题中。许多中药以其特殊性而具有药与食两方面的特点，形成了中国所特有的"药食同源""药食两用""食疗药膳"的文化现象，在成就饮食品质的同时，收获了健康。

因此，通过解读中药与饮食文化的联系，能够使学生感悟中华饮食文化与中药相辅相成的独特和精妙之处，充分理解"食饮有节""吃出美味，吃出健康"的理念。

一、药食同源

烹调技术的发展、耕种水平的提高、食材认识的深入，带来了饮食领域的改变，产生了汤、酒、茶等丰富多样的饮食形式。同时，古人将这些饮食形式的特点用于医药领域，促成了服药方式的革新，从煲汤发展而来的汤药，从酿酒、采茶发展而来的酒剂、茶剂，充分展现了饮食与中药相互交融的特点，以及药食同源的文化现象。

1. 汤文化与汤药

在"神农尝百草"的时代，对于采来的食材，先民多直接在嘴里咀嚼，或是切碎后食用，这样的方式不仅口感不佳，也容易出现食物中毒的现象。火的普及，以及制陶、冶炼的发展，人类学会食用熟食，也拥有了炊具和容器，食物的烹调技术也随之发生变化。

相传，饮食中的汤便是由伊尹所发明的。据《史记·殷本纪》记载，伊尹名阿衡，是有莘氏之媵臣，负鼎俎，以滋味说汤，致于王道，伊尹精于烹饪，创造性地利用火与容器将食材煮沸，烹调出"汤"。每次在给商王上菜时，常将他烹调汤饮的理念为喻向商王分析治国之道，受到了商王的赏识，最终辅佐商汤打败夏桀建立商朝，修缮典章制度，使殷商经济繁荣、政治清明、国力强盛。

受到烹调汤品的启示，伊尹又将五味调和的理念用于医药领域，通过多种药物搭配成方，加水煎煮，而所煎煮的水液，也被冠以"汤""饮"之名，如四物汤、四君子汤、五皮饮、香薷饮等，这便是中药汤剂。汤剂的发明相比于生药，其吸收更快，起效迅速，复方的搭配也扩展了药物作用面，减轻了单味药的毒副作用。从生药咬咀到煎汤饮服是中药治病的一次重要变革，为中药复方的应用、方剂学的产生奠定了重要的基础。

关于汤的烹调，《吕氏春秋》中载："夫三群之虫，水居者腥，肉玃者臊，草食者膻。臭恶犹美，皆有所以。凡味之本，水最为始。五味三材，九沸九变，火为之纪。时疾时徐，灭腥去臊除膻，必以其胜，无失其理。调和之事，必以甘酸苦辛咸，先后多少，其齐甚微，皆有自起。鼎中之变，精妙微纤，口弗能言，志弗能喻，若射御之微，阴阳之化，四时之数。故久而不弊，熟而不烂，甘而不哝，酸而不酷，咸而不减，辛而不烈，澹而不薄。"无论是治国之道，还是烹调汤膳，其中的关键在于和合，烹调汤膳当广纳天下食材，调火候，和五味，去腥膻之气，存甘美之味，所得的汤便为天下之至美。治大国如烹小鲜，伊尹从烹调"汤"中感悟到治国之道，适时提醒商王在开疆扩土、广纳贤士的同时，亦当协调百官，使之同心同德，才能使国家强盛。

因此，煲汤本身也深合了传统"和合"文化的精髓与核心。汤和汤剂，一个是众人所爱的美食，一个是治病用药的形式。虽然在用途、味道上各有所异，但有着共同的发展源头，有着类似的制作原理与应用方式，更有着和合相融的文化根基。

2. 酒文化与药酒

农耕技术的发展带来了粮食作物的丰收，为了避免粮食的短缺，会修建粮仓保存粮食，以避免不时之需。在贮藏粮食的过程中，由于保存条件的限制，粮食常会浸水受潮，出现发霉发芽的现象。这本身是不利于粮食储藏的现象，却为酒的诞生带来了机遇。

《酒诰》载："酒之所兴，乃自上皇，或云仪狄，一曰杜康，有饭不尽，委余空桑，郁积成味，久蓄气芳，本出于此，不由奇方。"在处理霉变粮食的过程中，常散发出一股独特的香气，古人意识到这种香气与发霉发芽的谷物间有着密切的关系，形成了天然的"酒曲"。于是，以仪狄、杜康为代表的古人总结出制曲经验，逐渐形成了完备的发酵酿酒工艺，两人也成为早期的酿酒人。由此可见，酒的发明体现了古代先进的农耕技术和成熟的发酵工艺。

酒在饮食中的芳香之味、兴奋之感也赋予酒相应的药用价值。从"医"的造字来看，繁体的"醫"字，其下半部为"酉"字，即指酒。《说文解字》中言"醫，治病工也……醫之性然，得酒而使"，可见以酒治病古已有之，更有着"酒为百药之长"之谓。酒在中医药领域的应用主要体现在四个方面。

（1）以酒为药：对于酒的药性，《灵枢·论勇》载："酒者，水谷之精，熟谷之液也，其气剽悍。"认为酒来源于水谷，其气剽悍，功善通行。陶弘景在《本草经集注》又载"大寒凝海，惟酒不冰"，指出了酒性质温热。这剽悍、温热的药性特点，赋予了酒畅通血脉、祛风散寒的功效，能够有效改善胸痹心痛、脘腹冷痛、寒湿痹痛等由于瘀血或寒凝引起的疼痛病证。同时，酒还具有消毒止痛的作用，可运用在一些外科跌打伤痛的治疗中，如七厘散，常以酒调的方式进行外敷。

（2）以酒为方：酒除了单独使用外，对于一些寒性疼痛或瘀血阻滞为主的疾病，常与其他药物同用以加强全方的药效。如治疗寒凝心脉、胸痹心痛的代表方瓜蒌薤白白酒汤，在以瓜蒌、薤白宽胸理气、通阳散结的基础上，又加入七升白酒，从而促进协助药物畅通血脉、振奋胸阳，使得痹阻得散、胸阳得通、血脉得畅。

（3）以酒为剂：酒是一种理想的药物剂型。相比于水，含有有机物的酒能更好地溶出中药的有效成分，同时酒的芳香之性还能祛除药材的腥味，并延长其保存时间。因此，对于一些需要长期服用的或具有腥膻之味的药物，多以药酒的形式出现，如人参酒、鹿茸酒等。

（4）以酒为引：在中药的炮制中，酒能够作为药引辅料，增强药效，扩大药用。在活血类药物的炮制中，以酒炮制能够增强药物活血的效力，如酒浸桃仁、酒制大黄等；对于苦寒性质的黄连、黄芩，常以酒炮制，不仅能够缓和其寒凉之性，又能够利用酒上扬之性引药达头面部，治疗一些头面部的火热性疾病。

正是由于酒在饮食文化中的地位及医药领域的贡献，在传统文化节日形成了一种独特的文化现象：新年饮屠苏酒温补御寒，端午节饮菖蒲酒、雄黄酒化湿辟邪，重阳节饮菊花酒、茱萸酒养生延年。酒成为节日食俗的标志，展示了饮食文化与医药文化的高度融合。

酒的发明，以及在医药中的应用，充分显示了我国古人善于观察、善于创造的智慧。

3. 茶文化与药茶

俗语有"开门七件事，柴米油盐酱醋茶"，茶在中国百姓的日常饮食生活中占据着非常重要的地位。关于茶的来历，唐代有"茶圣"之称的陆羽在《茶经》中载"茶之为饮，发乎神农氏"，并言"茶之为用，味至寒……若热渴、凝闷、脑疼、目涩、四支烦、百节不舒，聊四五啜，与醍醐、甘露抗衡也"，一语道出茶与饮食、中药间的联系，正是神农尝百草以寻觅食物的过程中，发现了一种具有苦味的嫩树叶，称其为"茶"，又或称"茗"或"荼"，并指出茶的药效作用。

由此，茶以药与食的双重身份出现在传统文化中。茶饮的制作十分便捷，相比于白水的无味，苦中带有一缕清香的茶更适合作为饮品以解渴提神。《茶经》载茶"为饮最宜精行俭德之人"，由于茶的清苦之性与一些在朝官员甘肥奢靡、张扬跋扈之风形成鲜明对比，因而清苦的茶使得饮茶有了不同的应用形式，表达出不同的意境：或冲，或煮，或一壶，或一碗，或一气饮下，或微微一抿；文人借此激发文思，道家用于修身养性，餐桌上孙皓"以茶代酒"，待人中陆纳"以茶待客"。茶体现了古人对清廉清正、含蓄内敛、淡泊宁静的精神追求，在传统饮食文化中形成了独具特色的茶文化精神。

不但如此，茶的清香与苦味也赋予茶相应的药用价值。《本草纲目》引汪机载："茶体轻浮，采摘之时，芽蘖初萌，正得春升之气，味虽苦而气则薄，乃阴中之阳，可升可降。"茶味苦性寒而善泻火下气，清香质轻而可清利升浮，通过饮茶能够清泻火热、清利头目、下气消食。

茶不单有着药用价值可以直饮治病，而且依从茶的性质又可发挥药引的效用。《太平惠民和剂局方》中载有川芎茶调散一方，方中以清茶作为基底，送服川芎、荆芥、细辛、白芷等药。《医林纂要》按语云茶叶甘苦寒，轻清上浮，能升清阳于上，而降浊阴于下，聪明耳目，开爽精神，虽非风药，而能助诸药，以散风除热、清头目，该方以茶送服，乃取茶轻清上浮之性，助诸祛风止痛之药，疏散风热、清利头目，治疗外感风邪所出现的头痛、头目不清。

茶的药用与食用功用相互渗透融合，逐渐产生了以药茶为主要形式的食疗，并勾勒出地域民族特色。如西北地区的八宝茶以茶叶为底，掺以玫瑰花、枸杞子、红枣、核桃仁、桂圆肉等当地特色药材，具有消食解腻、甘润滋养的作用，十分适合于以牛羊肉为主食的西北人氏；两广地区炎热潮湿，当地人常以夏枯草、葛根、金银花、菊花等中药材煎水以清热利湿、生津止渴，由于其口感较好，亦以茶相称，这便是凉茶，如今更是成为一种饮品，受到社会民众欢迎。

茶文化源远流长，药茶文化相伴而行。茶不仅是古今日常生活中不可或缺的饮品，而且也是十分重要的中药品种，不同品种的茶具有不同的药用价值。聪明勤劳的中国人有机地将茶饮文化与药茶相融合，在品尝茶饮的同时享受着由茶给人带来的健康红利。

二、药食两用

在周朝的医师制度中，专设有"食医"之位，主要负责"掌和王之六食、六饮、六膳、百羞、百酱、八珍之齐"（《周礼》），即根据食材的寒热、气候的冷暖，对王室贵族膳食的食材、茶饮、酱料等进行调和搭配，以达到养生保健的目的。

"食医"理念的出现所反映出的正是许多食材在传统饮食与医药文化中的双重角色。正如杨上善《黄帝内经太素》所云"五谷、五畜、五果、五菜，用之充饥则谓之食，以其疗病则谓之药"，这些既能作为食材以充饥，又能作为药品以疗疾的形式，被称为药食两用品，成为中国饮食与医药文化的特殊表现形式，传递着传统饮食文化的健康观。

1. 孔子与生姜

生姜是日常生活中常见的食材，几乎每家每户每天都少不了生姜的应用。

更令人称道的是一味普通的生姜与中国历史上有着"圣人"之称的孔子结下了不解之缘，《论语·乡党》载孔子的饮食"不撤姜食，不多食"，而孔子之所以每日食用生姜正是与其生活方式及生姜的特性有关。

孔子一生治学，周游列国，车马劳顿，常易受到外邪的侵袭而患病。生姜辛散温通，既能通过发散作用而祛除风寒湿等外邪，又能通过温通血脉、促使气血运行而激发体内的抗病能力，从而能防病保健，加之其可药食两用、获取应用方便的特性，使得孔子视生姜为每日餐桌不可或缺的品种，民谚中也有"上床萝卜下床姜"之说。诚如李时珍在《本草纲目》中所言"凡早行山行，宜含一块，不犯雾露清湿之气，及山岚不正之邪"。

虽说生姜药食两用，但并非可以多用、人人适用。在饮食中，如《丹台玉案》的神仙粥中所用为带皮老姜，其便是借生姜皮的寒性监制老姜的温热之性，以免助阳化火。作为药用中，《本草便读》言其"辛散过盛，多食耗气血，助火邪，不可不慎"，李时珍则言"食姜久，积热患目……凡病痔人多食兼酒，立发甚速。痈疮人多食，则生恶肉"，亦指出生姜多服久服会出现火热症状，尤其是患有火热目疾、痔疮及皮肤痈疮之人过量食姜，会导致疾病产生或加重。

由此可见，"是药三分毒"的理念不仅是针对临床药物，也针对膳食中的食材偏性，无论是作为食物还是作为药物，均应将"无过""适度"几字牢记心中。正因如此，孔子虽钟爱推崇生姜，但特地在"不撤姜食"之后又补充了"不多食"，以免后人过度效仿，这也是饮食文化中"食饮有节"之道。

2. 刺身料理中的中药佐剂

刺身料理的饮食方式在我国具有久远的历史，早在秦汉以前已有记载，古时称之"鱼脍"。《诗经·小雅·六月》中云"饮御诸友，炰鳖脍鲤"，其中炰鳖是蒸熟的鳖鱼，脍鲤则是指生的鲤鱼片。至隋唐时期，食鱼脍的风俗更是在社会上盛行，如王维《洛阳女儿行》中的"侍女金盘脍鲤鱼"、王昌龄的《送程六》中的"青鱼雪落鲙橙齑"，无不是对当时食脍（又通"鲙"）风靡的描绘。也是此时，食生鱼片的文化东渡流传到了邻国日本。

古人认识到水产之物多性质阴寒易伤脾胃阳气，肉质肥美而难以消化，若非新鲜又有食物中毒的可能。因而，在食用鱼脍常与一些食材佐剂相搭配。《礼记》记载"脍，春用葱，秋用芥"，指出食脍当与葱、芥所搭配。汉代枚乘《七发》中则描述了"鲜鲤之鲙、秋黄之苏"，即以鲤鱼做成鱼生配上紫苏叶的美食。南北朝时期在食用鱼脍则常蘸八和齑而食（由蒜、姜、白梅、橘、熟栗黄、粳米饭、盐、酱八种配料调制而成的），有着"金齑玉脍"之称。同样，在生鱼脍流传到日本后，这些佐剂的应用也随之传到了日本，并得到了相应的传承与发展，形成了以鱼生配苏叶、芥末（山葵末）调酱油，再以萝卜作收尾的刺身文化。

这些佐剂的搭配均是出于对鱼脍特点的考量。鱼脍所搭配的葱、芥、苏、蒜、姜等均为辛温之品能够监制鱼脍的阴寒之性，归脾胃经，能够温中行气以助消化；苏叶、芥末、生姜之品又善杀腥膻之味、解鱼蟹之毒；萝卜则能够通气消胀，具爽口解腻之效。因此，这些佐剂的搭配在最大程度保留食材原汁原味的同时，又一定程度预防了食材致病的可能，既不有损健康又满足了口腹之欲。

虽然自南宋以后，出于对"病从口入"的担心，生鱼片逐渐淡出中华饮食的行列。但时至今日，生鱼片作为日本饮食的代表再次回流到国人的餐桌，并保留了传统以紫苏、芥末、萝卜为代表的食材佐剂，也可谓是对传统中医中药与中华饮食充分的认可与肯定。

巧合的是，如果将这与刺身所搭配的佐剂食材转换为药物身份后，紫苏子、白芥子（与山葵同科）、莱菔子（萝卜子），三者组合在一起后则是一剂古代治疗咳嗽多痰、食欲不振的良方——三子养亲汤，这是对"药食两用"最完美的诠释。

3. 以食代药与豆豉

豆豉是中华饮食文化中重要的调味料之一，许多美食中都有豆豉的出现，如豆豉鲮鱼、豆豉扇贝、豆豉虾……纵观这些主料，豆豉在烹饪鱼鲜中尤为常用，而这与它的性质不无关系。豆豉味香，而能去腥，性温而可制约水产品的阴寒之性。作为药物，豆豉的特点亦与其辛香、温热的性质有关，辛香而可解表，温热而可散寒，能够解表散寒用于风寒表证之轻证。

不过，大豆本身并无温热之性，促成豆豉发散温热性质的主要与其加工有关。豆豉虽是发酵制品，但在发酵之前先要进行一定的处理。《事林广记·造咸豉法》载"每四升用盐一斤，姜半斤薄切，仍用橘皮、紫苏、花椒、莳萝、杏仁、桂皮、丁香、藿香同到作盐汤候温拌匀入瓮，上面水深一寸，以叶盖封口，晒一月方好"，在发酵中所用到的生姜、紫苏、桂皮、藿香、花椒等皆具温热之性，故在与大豆拌合后，其温热之性也赋予了大豆，而可在烹调时发挥对于阴寒的监制作用。同时，紫苏、藿香、生姜等又具有发散风寒作用，故豆豉也随之具有一定的发散之力，故药用时则可代替麻黄、紫苏等发汗峻猛的药物，用于一些风寒轻证或是年老体虚风寒表证的治疗。

此外，根据需要，豆豉的制作也会用到其他药物拌合，如拌合时使用桑叶、青蒿，不加入盐调味，所得豆豉则为目前以药用为主的淡豆豉。由于桑叶、青蒿具寒凉之性，淡豆豉其性转凉，具有解表除烦的作用，可用于热病后虚烦不寐、心中懊恼之症。

在饮食烹调中以豆豉监制食材的阴寒，在疾病治疗中以豆豉代替麻黄以发汗，不但体现了豆豉的药性、药用，更是药食两用、以食代药的生动实例。

三、药膳食疗

俗语云："人食五谷，孰能无疾。"生病服药实属无奈之举，然药物的苦味往往使人望而却步，难以坚持，而单用药食两用品有时疗效又有所欠缺。于是古人想到将药物融入饮食之中，以食材掩盖药材的苦味，改善口感，又以药材增强食材的疗效，发挥药用，由此形成了一种融合医药理念与饮食需求的形式——药膳食疗。

药膳食疗通过药物与食物的搭配，移药入食，寓药于食，形成食中有药、药中有食的关系。一些药膳食疗更成为餐桌上的常客，化身为饮食的一部分融入饮食文化中。

1. 当归生姜羊肉汤

当归生姜羊肉汤出自医圣张仲景的《金匮要略》，本用于寒疝、产后病证的治疗。从其组方特点看，该方的组成中既有作为食材的羊肉，又有药食两用的生姜，还有作为药材的当归，自古便被认为深合饮食文化中"寓药于食"的要义。

羊肉作为食材，味道鲜美，能为人体提供丰富的营养和热量，具有温补阳气、强身健体的作用，对于虚寒体质的人有良好的食补与调养作用。但羊肉的膻味及有限的药效，使得单用羊肉有时难以完全满足患者的调治需求。此时搭配一些药品便尤为必要。

生姜为药食两用品，在方中既发挥其作为食材佐剂的特性，以去除羊肉的膻味，而又有着相应的药用特性，以其辛散温通之性发散寒气、通行血脉，提高羊肉的散寒作用。当归则以药用为主，其甘温补血疗虚、辛温散寒活血，能够较大程度增强羊肉补虚散寒的作用。

如此，三者合用能够温经散寒通滞、温阳补血疗虚，其应用范围也大大拓展，不仅能够用于痛经、冻疮、虚寒腹痛等多种血虚寒凝病证的治疗，同时其寓药于食的形式，亦能够满足对于阳虚怕冷、精神不振体质人群的长期调养。

可以说，当归生姜羊肉汤真正从饮食美味中实现药物的作用，成为后人药膳制作的蓝本，"千古药膳第一方"的称号实至名归。

2. 山楂与冰糖葫芦

关于冰糖葫芦的记载始于宋朝年间。吴自牧《梦粱录》中称之为"稠糖葫芦"，将其归于"小儿戏耍家事儿，如戏剧糖果之类"，大体是孩童喜爱的糖果。不过，最初冰糖葫芦除作糖果零食之用外，本身还是一味用于治病的药膳。

据载在南宋时期，宋光宗赵惇的爱妃在一次宴会后出现脘腹胀痛、茶饭不思、日渐消瘦。在朝御医念及其身娇体贵，又有体虚表现，用了大量名贵补品均未见好转。一位民间郎中在询问病情后，提出以山楂与冰糖熬制成药膳，每顿饭前服用五六枚，最终使病情得愈。

贵妃的患病主要与宴会后饮食积滞、损伤脾胃有关，治疗时应当消化积滞，同时兼顾健脾开胃。但此时贵妃脾胃功能相对较弱，名贵补品相反会加重脾胃的负担，应选用一些药性平和、具有消食健胃作用的药物治疗。山楂是代表性的消食药，尤其善于消化宴会时高脂肪、高蛋白的肉食积滞，并且与冰糖搭配后，酸中带甜，又能健脾开胃。

从故事中也折射出许多对于疾病认识与中药应用上的误区，如喜用补药、推崇名贵，这些现象在当前社会亦真实存在。通过这则故事在传递食疗理念的同时，也告诫我们药物无好坏之分，切莫"闻补则喜""以贵为好"。

3. 天麻、杜仲与曹操鸡

在安徽亳州有着一味道地的美食，以三国时期的曹操命名，称作"曹操鸡"。

史料记载，曹操常年受到头风病困扰，每因疲劳、紧张、愤怒而头痛。建安十三年，曹操在统一北方后，率大军兴师南下伐吴，行至庐州（今安徽一带），因舟车劳顿，过度疲乏，头风病又犯。随军医官诊治后，考虑到行军打仗用药不便，反复斟酌后开出一张药方交与厨师。厨师素知曹操爱吃鸡，便选用鸡作为主料，将药方中的药配以一些香料卤煮入味，共同烹制成一道药膳鸡。曹操品尝后不仅觉得味道鲜美，困扰已久的头痛也有所减轻。连吃几顿后，头风病竟得到控制。自此，曹操每次出征，只要有条件都会命膳房烹制这道鸡。后来这道药膳鸡传至民间，取名"曹操鸡"，成为安徽地区的道地美食流传至今。

这道药膳鸡中所用的药材便是天麻与杜仲。曹操所患的头风病主要与肝肾不足，肝风内动，上行头目，以致脑络不畅，不通则痛有关，治疗须补养肝肾、祛风止痛，但单用药物难免口感较差，于是便将具有补益肝肾作用的杜仲，以及具有祛风止痛作用的天麻与鸡相搭配烹调，寓药于食，制成药膳，既达到了疗效，又隐去药味。

吃出健康，是中国饮食文化与医药文化相互碰撞、互为融合的结果。药食同源、药食两用、食疗药膳成为养生保健、疾病防治的方式。正如西方医学之父希波克拉底所言："要让食物成为你的药物，不要让药物成为你的食物。"

第二节　礼仪文化与中药

"礼"是中国传统文化核心思想之一。传统礼仪文化，是中国人行为的准则，通过礼仪礼节的外在形式，体现其中蕴含的尊重、求福、避祸的内涵，成为民族信仰的基础和联系社会关系的纽带。

中国人的"礼"是百姓生活的真实写照，是人们情感的寄托，更是民族精神的继承与延续，这些"礼"体现于日常方方面面：岁时节令中，春节饮屠苏、端午挂艾叶，是尊重自然的写照，是对于"自然"的礼；生命历程中，出生中的洗三、殡葬中的麻黄，则是尊重生命的写照，是对于"生命"的礼；为人处世中，以红花饰仪容、以槟榔表礼节，又是尊重他人的写照，是对于他人的"礼"。

中药以其生长特性、性状特点、功效应用成为礼仪文化中的独特象征和载体。这种中药应用于民俗礼仪，民俗礼仪中呈现出中药知识交相辉映的关系，使得民俗礼仪世代沿袭，中药知识生生不息。

因此，通过对传统礼仪及其背后的中药活动的解读，使学生了解中药在礼仪文化中的应用与体现，感悟礼仪文化背后尊礼重道的传统美德，由此主动树立知礼守礼的意识。

一、节令礼仪

气候的转化、四时的更替是自然界的变化规律。中华文明伊始，先民们便开始了对自然的观察。春秋时期《礼记·月令》中详细记载了自然界四时的历象与物候变化，从中总结归纳出自然界周期性的变化规律，即以月令、节气为标志的天文历法。

对于岁时节令的自然规律，古人给予了充分的尊重，意识到必须顺应这种自然规律。不仅如此，古人发现违背自然规律、违反时令活动则可能产生相应的危害，指出了鲜明具体的"时禁"内容，如孟春不行春令而行夏令则"雨水不时，草木蚤落，国时有恐"，孟秋不行秋令而行夏令"国多火灾，寒热不节，民多疟疾"，并对此予以警示。由此形成了春节、端午节、腊八节等一系列以祈祷风调雨顺、预防疾病灾祸、追求福寿安康为特征的节令活动，并逐渐成为习惯。

节令礼俗的沿袭过程中，习俗内容也不断丰富、演化，充分融合了古人对自然的尊重，体现了古人顺应自然的智慧，而这些习俗亦与人们对先贤的缅怀、对生活的向往等相交融，构成了富有特色的岁时节令文化，至今日依然有着其生命力与价值。

1. 春节

节令习俗中，春节是最为盛大且富有特色的传统节日。春节，古称"元旦""元日"。对于"元"，《说文解字》释曰"元，始也"，为初始之义。自然的变化规律以年为单位周而复始，春节的到来标志着旧的一年的结束，以及新的一年的开始，春节的习俗活动也围绕着辞旧迎新逐渐展开。

春节辞旧迎新的传统出于避邪驱祸。古人发现春节前后，一些传染性瘟疫严重而多发，最初认为这或许与岁末之时，庇护凡间的神灵要上天述职，失去神灵保佑而致外界鬼魅病祸侵扰有关。随之，在民间将有"鬼怖木"之谓的桃木制成桃符立于门户以防止鬼物妖魅进门，或在正月在庭院前燃放能够"辟山魈恶鬼"的爆竹以逐除各种鬼魅妖祟之物，拔除旧岁的不祥，迎接新年的安康。

此后随着对自然观察与认识的深入，古人意识到春节正值冬春之交，此时外界阴寒仍盛，体感仍觉寒冷，但同时阳气渐生，自然界的一些致病因素亦随之蠢蠢欲动。所以这段时节，人们常易感受外界寒毒之邪，而表现为传染性瘟疫的流行。故此时须通过服用一些具有温热之性、能够抗御外邪之品以强身健体、预防瘟疫。这也是古人创立和应用屠苏酒的目的所在。

虽然对"屠苏"得名之由尚无确切之说，谓其乃草名、茅庵之名，具名虽多，但屠苏酒的组成却并无二致，主要由大黄、白术、桂心、桔梗、蜀椒、乌头和菝葜等中药组成。其中屠苏酒中桂心、乌头、蜀椒、白术能够温运阳气以散寒，桔梗、大黄、菝葜能开宣通利以泻浊，切实降低了灾邪病祸的发生。正因如此，孙思邈在《备急千金要方》对"屠苏酒"有着很高的评价，言其"一人饮一家无疫，一家饮一里无疫，饮药酒得三朝，还滓置井中，能仍岁饮，可世无病"。

不仅如此，酒的形式更与家人团聚时的幸福氛围相契合。元末诗人叶颙在《己酉新正》中写道："天地风霜尽，乾坤气象和。历添新岁月，春满旧山河……屠苏成醉饮，欢笑白云窝。"团圆之时的屠苏酒，不仅驱散了寒气，同时也温暖着人心。推杯换盏之际，家人们的心也联结在了一起，共同分享着这幸福团圆的时刻。

千百年来，屠苏酒"治未病"的理念与仪式般的坚持，传递着先民对自然的谦卑与敬畏。虽说近些年屠苏酒的习俗逐渐化为"春风送暖入屠苏"的诗句留存于记忆中，但随着新冠疫情在全球的肆虐，"饮屠苏酒"的记忆也再次被唤醒，加入了新冠的防治之中，再一次显露其勃勃生机。

2. 端午节

端午节是最具代表性的传统节令之一，有着丰富的礼俗活动，这些礼俗更是与传统中医药文化联系密切，兰汤中的兰草、雄黄酒中的雄黄、门窗前悬挂的艾叶与菖蒲、香囊中的白芷与苍术等，无一不是中药，而这些习俗背后正是出于古人对自然的观察与认识。

端午正值仲夏时节，自然界阳气旺盛，阳极而转阴，阴气上升，阴阳相犯，形成牾逆之态，故而气候闷热，潮湿多雨。这种闷热潮湿的气候环境，使得毒虫杂菌迅速繁殖，疫病瘟疫容易爆发流行。是故古人将端午的五月五日视作为邪毒流行、令人厌恶的"恶月恶日"。同时，潮湿闷热的气候，也会影响人体的消化吸收功能，出现食欲不振、口中黏腻、肢体困倦的表现。

中医学认为这主要与端午时节潮湿气候所引起的"湿邪秽浊"，以及蛇虫带来的"生物蛊毒"有关。因而，醒脾化浊、攘毒辟秽成为端午时节医药卫生习俗的核心，沐兰汤、挂艾叶、佩香囊、饮雄黄酒正是出于此。

沐兰汤中所用的佩兰、门前悬挂的艾叶菖蒲、香囊中多用的白芷苍术，以及雄黄酒中的雄黄，其都有一个共同的特性，那就是气味芳香。先民们在实践过程中发现了一些具有香气的药物，其所散发出的淡淡清香具有祛除环境中的秽浊之气及驱避蚊虫的作用，并且其清爽宜人的香气又能够激发人体的食欲，在中医术语中称为"芳香辟秽""芳香醒脾"。

因此，以芳香之药沐浴可以攘除体表的湿浊，以芳香之药悬于门前或佩于腰间可辟除外界的蛇虫，以芳香之药服用则可祛除体内的积毒，从而预防自然界致病因素对人体的侵扰。另外，芳香之药又能够有效清除湿邪、升发阳气、恢复脾胃功能，从而改善闷热潮湿气候所出现的"疰夏"表现。

由此可见，端午节的多种节令礼俗均源于端午前后的气候特点，预防可能的瘟疫流行，充分体现了我国古人尊重自然、天人合一的哲学思想，具有十分浓郁的中国传统文化特色，完美融合了传统文化与中医药知识。

3. 腊八节

腊八节的礼俗源于古时"春祈秋报"活动。腊月衔接着秋报与春祈，每年的腊月时节，地冻天寒，万物凋敝，远古时期的先民在此时既可能面临着由于当年粮食歉收而食不果腹的威胁，又焦虑担忧来年的粮食收成。于是，《礼记》载"天子大蜡八。伊耆氏始为蜡。蜡也者，索也，岁十二月，合聚万物而索飨之也"。在岁末这段时间古人会举行腊祭的仪式，祭祀诸神，以祈求来年的人寿谷丰。祭祀所用之物便是五谷，家家户户会以五谷煮粥敬神祭祖，向神灵报告年丰物阜的年景，并期来年能够再次丰收。

之后中国腊月时煮粥祭神的仪式与印度佛祖成道日煮粥的传统相融合，在寺庙中形成了腊八煮粥的风俗，而将之称作"腊八粥"。北宋孟元老的《东京梦华录》载："诸大寺作浴佛会，并送七宝五味粥与门徒，谓之腊八粥。"

腊八之日，古代佛教寺庙常大开粥棚，扶贫济困，将腊八粥施舍给贫民，故"腊八粥"又有"佛粥"之谓，如宋代文人陆游便留下有"今朝佛粥更相馈"的诗句。这种施舍慈善行为也同样发生在民间，《宛署杂记》所记京畿民俗载"杂五谷米并诸果，煮为粥，相馈遗"，逐步形成了施粥布善的腊八节习俗文化。

值得关注的是腊八粥中也有中药的存在，应和着中药的养生之道。腊八粥以五谷为主要原料，所谓"五谷为养"，辅以红豆、枣子、栗子、花生、白果、莲子、百合、桂圆、龙眼肉等补益五脏气血的药食两用品煮成甜粥。因此，腊八粥既能补益脾胃以促进气血的生化，又能调养脾胃以缓解脾胃的负担，十分契合"冬令养生"的原则。久而久之，腊八节吃腊八粥亦成为一种养生的方式，践行着人们对长寿健康的追求。

腊八节源于古代的腊祭活动，是农耕文化中"春祈秋报"的一种期盼，包含着古代先民对上苍的感激，以及对来年丰收的期盼。至佛教传入后，佛教所提倡的仁爱精神也随之被吸纳至腊八节中，并与中医中"冬令养生"的原则相融合，形成了腊八粥的礼俗活动，在防病养生的同时，也传递着扶贫济困、乐善好施的美好含义。

二、人生礼仪

在传统礼俗文化中，人生礼仪亦是其中重要的组成部分。自古以来，在人生命成长历程中的每个关键时段，人们常通过举行相应的仪式活动完成人生角色的转换，使人们能够顺利过渡人生中每个特殊阶段。这些仪式活动逐渐渗入人们的日常生活中，形成约定俗成的传统人生礼仪。

人生礼仪贯穿于整个生命历程。从呱呱坠地到寿终正寝，从稚气未脱到承担社会责任，从两情相悦到百年好合，不同的人生阶段有相应的人生礼仪：诞生礼、冠笄礼、婚嫁礼、贺寿礼、丧葬礼等。这些礼仪关乎每个生命阶段性的成长，反映了古人对人生不同阶段成长的关爱，是古人尊重每一段生命历程的体现。

中药也以各种形式出现在人诞生、成年、婚姻、庆寿、离世等各个阶段的关键点，成为"生长壮老已"过程不可或缺的重要庇护，也是历久弥新、长期反复、逐渐规范而形成的人生礼仪活动中不可替代的重要媒介，具有鲜明的、符合中华民族特征的生命意蕴。

因此，将生命健康与人生礼仪相关联，解读人生各个历程的生命内涵，使学生能够感悟传统文化对生命的尊重。

1. 诞生礼

婴儿脱离母体后便开启了人生第一段生命历程。在生育较为困难的古时，伴随着孩子的啼哭，长辈内心掺杂着喜悦与紧张，既喜悦于新生命的诞生，又紧张于孩子能否顺利成长。为此诞生了一系列为庆祝孩子顺利出生、祈求健康成长、祈福避灾的礼仪仪式：洗三、满月、抓周等，寄托了长辈对孩子的厚望，尤以洗三最具代表。

洗三，即婴儿出生的第三日举行的沐浴仪式，是新生命诞生后所接受的第一次人生仪式。这一天，亲朋好友欢聚，通过为婴儿沐浴的方式，共贺新生命的诞生，其既是为了洗涤脱离母体所带来的污秽，消灾免难，也是为了向新生儿表达祝福，祈祥求福，以图吉利。

洗三礼源于唐朝，至今仍有流传。洗三的做法虽然在历朝历代、各地各民族间不尽相同，但其基本过程和洗三时所用物品基本一致：用艾叶、花椒、槐枝、大黄、石菖蒲等中药熬水，名为"香汤"。在婴儿出生后进行中药沐浴的这种方法，有着重要的防病意义：一是借浴汤之温热，洗去附着在身体表面的污秽，清洁皮肤，使毛孔疏通、通行气血、濡养全身，从而加强皮肤的屏障作用；二是防治新生儿黄疸、奶癣、鹅口疮等常见的新生儿疾病。虽然这些疾病表现形式不同，但在中医学中将其归因于"胎毒"范畴。浴汤所用的白芷、艾叶为芳香之品，能够辟秽解毒；大黄则能够利湿退黄、清热通经，避免外邪侵袭肌肤，对新生儿携带的胎毒能够起到预防和治疗作用。从心理层面而言，洗涤污秽与消灾避祸有着对等的联系。与此同时，洗三时还会喂婴儿黄连水，其既是取清解胎毒之义，亦是借黄连至苦之味，寓意小辈能够"吃得苦中苦，方为人上人"。

可见，由中药组成的洗三礼仪，是诞生礼中最为重要和突出的核心仪式，承载着长辈对晚辈的责任与爱护。

2. 贺寿礼

当经验和知识在生活生产中的地位逐渐重要时，尊老和敬老的思想随之在社会中形成。为了向长寿之人表达庆贺和崇敬，养老贺寿之礼便应运而生，成为人生礼仪的重要一环。

据《礼记》载"凡养老，有虞氏以燕礼，夏后氏以飨礼，殷人以食礼，周人修而兼用之"。其中燕礼、飨礼、食礼均为古时对"宴席"的称谓，宴席为古时表达养老敬老的主要形式。在做寿宴庆生之时，家庭成员或亲戚朋友都会准备一些象征吉祥的寿礼前来贺寿，其中寿桃是祝寿文化中最富特色的传统礼俗。

桃，自古以来就是长寿圣物的象征。《西游记》中三月初三西王母主持蟠桃盛会，宴请诸仙为自己祝寿的传说深入人心，在民间亦衍生出祝寿时常以桃形面食表达对长寿祝福的礼仪传统，表达着对长者的尊重与爱戴。

桃一身皆可入药，食桃肉能够"作脯食，益颜色"（《本草纲目》），服桃花能够"面色如桃花"（《本草经集注》），皆具有养颜益寿的作用。同时面色的红润、肌肤的润泽，或是精神状态的饱满，都有赖于血液的滋养。人们进入老年期后，血液流动减缓，血脉经络不通畅，则肌肤得不到滋养，而面目焦枯、面色晦滞。桃胶、桃毛等都具有活血化瘀、畅通血行的功效，可改善瘀血症状，而桃仁不仅能够活血化瘀而改善人体的血液循环，还能够润肠通便排出体内代谢产物与毒素，三者均能在一定程度上起到"以内养外、延年益寿"的功效。

桃仁作为药用也可体现尊老敬老的情感。对于老年人用药，古人有着特殊的要求。《医学入门》云老人"任有外邪，忌大汗吐下，宜平和药调之"，指出老年性疾病用药，药性宜平和，祛邪应慎攻伐。其中老年性便秘多与肠道干涩排便不畅、气虚血瘀排便无力有关，治疗时当以扶正缓泻为法，不可滥用峻泻之剂。桃仁性用平和，富含油脂，能够润滑肠道，达到缓泻的目的；同时桃仁还可活血化瘀、促进气血的流动、增强排便的动力，在深合老年人疾病用药要义的同时，彰显了中医用药对老者的仁爱之心。

虽然西王母的仙桃凡人无法企及，但桃能长寿的理念与尊老敬老的情感借此深深植入国人内心，成为祝寿贺寿礼仪的重要一环。

3. 墓葬礼

丧葬礼是人生礼仪的终结，标志着一个人走完了人生旅程。中国人历来认为"生死事大""孝莫重于丧"，丧葬礼仪是生者与死者的对话，体现出浓厚的孝道观念、亲情意识：既希望能满足逝者的心愿，尸身不腐、永垂不朽，灵魂永生、吉祥嘉瑞；又让活着的人有所寄托，祭拜亡灵、展示孝道，告慰在天之灵。在众多的丧葬礼制用品中，中药发挥着防腐避邪祛秽的重要作用。

20世纪初，在对新疆罗布泊古楼兰地区的考古发掘中，曾多次发现了距今约3800年的墓葬麻黄。这些墓葬中的麻黄，或分布于墓主人身体两侧；或被扎成捆，贴附于墓主人脸颊和四肢；或铺满墓穴作麻黄草垫；还有些被藏于墓主人腹部。可见麻黄在当时是一种十分重要的墓葬用品。

麻黄之所以作为楼兰地区主要的墓葬用品，与其药用与生长特性不无关系。《本草乘雅半偈》中载麻黄"所在之处，冬不积雪"，指出麻黄生长于天寒地冻的地区，但其生长四周多不积雪或少积雪，可见麻黄不但其体内温热，而且还善于将温热之气向四周发散。因此，古楼兰人将麻黄应用于墓葬礼仪仪式中，放置于死者身边，可能是借麻黄辛温发散、祛风散寒的特性除湿防腐，保持墓葬干燥、防止尸体腐烂。

丧葬礼是为逝者服务的，利用辛香祛湿防腐之品，缓解逝者的身体腐朽；更是为生者服务的，运用纳吉避灾的祝愿，保佑生存的后人远离灾疫、吉祥嘉瑞。中药麻黄在古楼兰墓葬礼仪中的应用寓意也正在于此。

三、处世礼仪

《论语》云"不学礼，无以立"，礼俗文化还体现于个人言行举止。人际交往的处世礼仪，反映了人对自己立身处世的道德规范要求，也是对他人的尊重。

非礼勿视，非礼勿听，非礼勿言，非礼勿动，是处理人与人之间的社会关系的基本准则。这就要求人们有外形整洁的仪容、配饰得体的仪表、礼尚往来的礼节，方能得以立身处世。

处世礼仪在几千年历史中创造和延续，体现于自省与自律、自尊与敬人、约束与规范中。整洁美好的仪容，得体规范的仪表，谦卑诚敬的礼节，渲染出了丰富多彩，有着"礼仪之邦"美誉的中华文明，而这一切均有中药身影的参与和体现。

因此，借助处世礼仪的中药应用，在传授中药知识同时，能够传递中华民族千百年来优良的礼仪传统，提升学生的文化素质和礼仪素养。

1. 仪容

仪容与礼自古便相伴而生。《礼记》云："礼义之始，在于正容体，齐颜色，顺辞令。"对自身容貌的要求，是个人立身处世的前提，是礼仪文化的重要组成部分。

虽然天生的容貌不能改变，但是古人运用有相应性能的植物、矿物起到修饰美容护肤的作用。早在原始社会时期，人类已用动物脂肪来防冻护肤。《博物志》记载，夏商周时期女性已用铅粉、朱砂来涂面作妆。燕地所产的红蓝花叶捣碎成汁，做成美容品，当时命名"燕支"，后世逐渐演化成"燕脂""胭脂"，从而有"涂脂擦粉"一说，即用红花做成的胭脂涂抹口唇，能收到"桃花妆"的美容装饰效果。

红蓝花，即中药红花。在古代，红花是用于制作胭脂的主要染料。《齐民要术》和《本草纲目》中皆有用红花汁制取胭脂的记载。以红花入药内服，则为活血祛瘀的常用药，有"破血""行血""和血"之功，对于妇科、产科的月经不调、闭经、痛经、产后恶露不尽均有疗效。因其善于活血通经、通利经脉，对于皮肤瘀斑、黄褐斑等，少少服用或煮水外搽，能使气血调和、面色、唇色自然红润，起到"以内养外"的美容效果。

2. 仪表

传统社交礼仪中，在礼节仪式中所展现出来的仪表风范，是个人立身处世的重要表现形式。"既服，习容，观玉声，乃出，揖私朝，辉如也，登车则有光矣"，得体的服饰仪表，不仅仅能塑造自我形象，体现自我的要求，也是尊重他人的体现。

服饰礼仪中，服饰颜色是表达礼仪的重要方式。儒家将青、赤、黄、白、黑五色，定为"正色"和"上色"，"正色贵"，把五色与"仁""德""善"相结合，同时，"衣服有制，宫室有度"，不同场合、不同社会等级，所着衣服颜色有相应的区别。如婚丧嫁娶中，喜事时用红色，而吊丧则用白色；古代官服中三品以上为紫色，三品以下五品以上为绯色，六品以下则为绿色。

中药因其丰富的色泽，是服饰浸染的常用原料，如主要的植物染料有红色的茜草、红花、苏木；黄色的栀子、姜黄、黄柏；蓝色的菘蓝（靛蓝）；黑色类的皂斗和乌柏等，经由媒染、拼色和套染等技术，变化出无穷的色彩。

自隋唐伊始，黄色便为帝王所专用，服饰、用印、纸张都离不开黄色。中药黄柏便是古代皇家御用的黄色染料，尤其用于诏书的印染。《齐民要术》引宋祁在《宋景文公笔记》中载"古人何须用黄纸？曰：蘗染之可用辟蟫。今台家诏勒用黄，故私家避不敢用"。可见，以黄柏作染料除因其色泽之外，还与其燥湿驱虫的特殊作用有关。

由此可见，在古代礼制中，服装仪表外在的体现在内涵上十分深刻，潜藏着社会规则与文化规范。

3. 赠礼

礼仪文化表现于礼尚往来的社交中。"礼者，敬人也"，以礼敬人，把内心的诚敬用恰当的礼仪表达出来。社交礼仪的核心是为了增进彼此的情谊，而礼物则是交际的媒介。古代中国人送礼物，不是追求贵重，而是以物寄情，用富含隐喻的物品表情达意。

《南史·刘穆之传》记载有这样一段关于槟榔的故事：刘穆之少时家境贫

穷，但又好酒食，因而常去妻兄家里乞食。有次，妻兄家里办喜事，饭后刘穆之向妻兄要槟榔来消食。谁料其妻兄嫌弃他贫穷，讽刺他说，既然你经常挨饿，哪里需要槟榔来消食呀？之后，刘穆之做了丹阳尹，设宴款待妻兄。等到妻兄酒足饭饱之后，刘穆之让人用金盘装满槟榔给他，妻兄顿时感觉羞愧难当。

槟榔有消积行气之功，饭后食槟榔，帮助消化；嚼食槟榔，有"醒能使之醉，盖每食之，则熏然颊赤，若饮酒焉"的特殊体验，尤在岭南、台湾地区流行。明代《游岭南记》记载：潮广地区，口红齿赤为富贵子，槟榔不离口。其他地区的人腰束槟榔金袋，口嚼槟榔，是当时炫耀身份的象征。同时，槟榔还作为"礼果"，用于婚嫁、祭祀和人际来往等社交活动中，有特殊的社会意义。

赠食槟榔的习俗文化形成于岭南地区，这与该地区的气候环境有关。罗大经《鹤林玉露》云"岭南地湿，人以槟榔代茶御瘴"，岭南地区炎热潮湿，容易导致食物腐败，引起一些消化道疾病，如肠道寄生虫病、腹痛腹泻，同时也易使人感受湿浊之邪，出现水肿、脚气肿痛等症状。槟榔既能够消化饮食积滞，又具有很好的驱虫作用，尤其适用于食用不洁净猪牛肉而引起的寄生虫病。另外，槟榔还具有行气利尿之效，能够给湿浊以去路，对于水肿、脚气肿痛也能起到预防治疗的功效。于是，在岭南地区逐渐形成了嚼食槟榔的社会风俗。

因此，赠人以槟榔不但寓意着精神、情感的寄托，而且也成为一种寓意"健康"的赠礼风俗，形成了"赠药作礼"的生活习俗和社会现象。

第三节　生肖文化与中药

生肖不仅是古代用以纪录年份的符号，同时也被赋予了丰富的传统文化内涵。岁时节庆、生辰八字、衣食住行、文学艺术都与生肖有着密切的关系。

这种影响同样体现在中药领域。鼠尾草、牛膝、虎杖、菟丝子、龙眼肉、蛇胆、马钱子、羊蹄、猴姜、鸡骨草、狗脊、猪苓，或许这些药名无法让人直接从动物联想到生肖，不过，正如一个人姓名中寓意了父母对其子女性格特点、事业发展的美好祝愿一样，这些以生肖为名的药物不仅直接或间接地反映其特征与属性，同时也融合了古人在生肖中所寄寓的情感和生肖本身所传递的精神。

一、自然之灵

在风餐露宿、拓荒狩猎的生活中，人们为虎的凶猛所威慑、为蛇的险毒所恐惧、为猴的灵动敏捷所惊叹，而喜爱兔的洁白无瑕、厌恶鼠的窃食狡黠。自然界所赋予的这种爱恨交加的情感同样体现在一些药名上。如以虎的孔武突出虎杖祛邪之功、以猴的灵动突显猴姜接骨之效、以兔的洁白无瑕寓意望月砂明目之性、以蛇的阴冷险毒衬托蛇床子温阳之力。无论是这些动物，还是药物本身，无疑都是自然界赋予人类的宝贵礼物。

1. 生肖兔与望月砂

兔入选十二生肖，来源于古人对日升月落的思考，基于"日鸡月兔"之说。明代周婴在《卮林》中写道："天有十二辰，列于方者，有神司其位。日出在东，其对在西，酉为鸡，日光含景，则鸡在日中……卯为兔，月光含景，则兔在月中。"

十二生肖中，兔有一个响亮的名号——月精，乃是月亮的象征，而其粪便则更是一味别具特色的中药，取名"望月砂"。

兔的粪便能得"望月砂"之名也体现了兔与月亮间的联系。"兔望月而生"，故"望月"是对兔的别称。古时将月亮最圆的一天称为"望月"，而野兔的粪便，多呈圆球形，其形与"望月"相似；"砂"义同"沙"，野兔的干燥粪便，形呈砂粒状，故而兔粪被称为"望月砂"。月亮皎洁无瑕，望月砂既能清肝明目用于肝火上炎引起的目赤肿痛，又能散结退翳用于热结毒积引起的目中浮翳，而使眼目清澈明亮。不仅如此，汉乐府《董逃行》中载："白兔长跪捣药虾蟆丸。奉上陛下一玉柈，服此药可得神仙。"月亮上"玉兔捣药"的传说更是拉近了兔与中医药文化的距离，成为灵丹妙药的象征。

如今看来，古人对于"月中兔影"的描述与现实有所差异，但这并不意味着需要去否定这些文化，在这兔文化与月亮背后所体现的正是古人为认识自然、探索真理而大胆猜测、独立思考的精神，或许也正是基于此，才促成了望月砂药用价值的发现。

2. 生肖虎与虎狼之药

在生活于丛林中的远古先民内心中对虎的情感是复杂的，既崇虎为图腾渴望获得虎的力量，得到虎的庇护，又惧怕于虎的凶猛残暴。于是出于对虎的崇敬与畏惧，古人将其列入十二生肖之中，并与十二地支中具有"敬畏"之义的"寅"时相对应。

在中药应用中同样有着"虎狼药""虎狼之剂"的称谓。曹雪芹《红楼梦》的第五十一回与第六十九回，曾两次提及虎狼药，分别是庸医胡君荣乱用虎狼药治疗晴雯的体虚感冒而被贾宝玉阻止，以及怀有身孕的尤二姐服用了胡君荣所处的虎狼之剂，而致胎儿流产、出血不止。其中的"虎狼药""虎狼之剂"并非是特指某一味药或是一个方，而是对药性峻猛如虎的方药的统称与概括。

它们或具有大毒之性，如马钱子与雄黄；或药性极偏，如性大热的川乌、性大寒的石膏；或药效强大，如发汗解表第一药的麻黄、回阳救逆第一品药的附子、气极香的麝香、味极苦的黄连、峻下通便的巴豆与大黄、破血逐瘀的水蛭与三棱。如此药物普通人已然不能随意使用，而对于体弱的晴雯或是怀孕期间的尤二姐更是如若虎狼，与杀人无异了。

"明知山有虎，偏向虎山行"。峻猛的虎狼之品用之不当固然伤人甚则夺命，但用之得当则是疗疾救人的良药。中药"虎杖"不但以其茎散生的红色或紫红色斑点与虎之斑纹相近而名，而且因其功善通行，作用峻猛，善于祛除病邪，与虎性迅猛相似而名。附子、麝香等药物虽然有使孕妇流产的可能，但附子却因其辛甘大热、走而不守、通行十二经脉之性和回阳救逆之功而能用于亡阳证，挽救生命；麝香以其"气极香"之性和开窍醒神、通络止痛之功而用于"厥心痛"，救人于顷刻之间。

就如同是古代先民对生肖虎文化中复杂而又矛盾的情感一样，对于中药中虎狼之药，历代医家既未因噎废食，但又如履薄冰，胆大心细，不畏艰险，以化害为利，护佑生命。

3. 生肖猴与猴姜

猴在十二生肖中与地支中的"申"相对应。"申"，《说文解字》解释曰："申……七月，阴气成，体自申束。"在十二地支中，"申"代表七月，此时不但骄阳似火，是一年中阳热最为亢盛之时，而且也是阴气逐渐形成并日益上升之际。这种阴阳交汇和合的状态，赋予其伸展和收束的双重性。因而，"申"又可引申为"伸展"之义。猴的特性恰是善伸屈攀援，具备"伸展"之性，故生肖文化中将"申"与"猴"对应，亦是古人对"猴"身姿羡慕的另一种体现。

"猴姜"之名包含了古人对于猴的认识。猴姜生茸茸之毛，形似猴毛，故得名。从猴的特性来看，猴筋骨灵活，伸展自如，而猴姜功可续筋接骨，而以

"猴"为名，亦隐喻其具有良好的活血通络之功，并在实际的医疗活动中得以验证而终获"骨碎补"之名。"骨碎补"之名，形象而生动，一望而知其主要功用。《本草拾遗》中记载唐玄宗因猴姜接骨疗伤、治疗筋伤骨折甚至骨头碎裂的疗效显著，故下诏赐其"骨碎补"之名。值得指出的是猴姜目前在老年骨质疏松症中的应用中疗效良好。因老年骨质疏松症的核心病机在于肾亏精少，骨髓乏源，不能有效滋养骨质，主要表现为局部或全身疼痛及肌肉萎缩。虽然治愈的可能性不大，但通过活血止痛、补肾健骨，能在一定程度上减轻症状、延缓进程。

作为药名，骨碎补无疑是成功的。通过其名，猴姜的功效特点了然于目，既加深了历代医家对猴姜的印象，也拓展了猴姜的临床应用。猴姜之名，看似并不起眼，但细细挖掘，这"猴"字背后同样蕴含着古人渴望如猴般身姿矫健的期望。

4. 生肖蛇与蕲蛇

在生肖文化中，蛇所对应的地支——巳，与蛇的活动密切相关。对于"巳"，《说文解字》解释："巳，它也。四月，阳气已出，阴气已藏，万物见，成文章，故巳为蛇，象形。"可见"巳"即代表四月。四月阳气升发，草木生长，蛇虫出没于其间，故将"巳"与"蛇"相配。清代刘献廷在《广阳杂记》言："巳时蛇不上道，故巳属蛇。"蛇为夜行动物，不喜强光。"巳"对应上午9时至11时，为阳气渐强的阶段，因而蛇多不在路上游动，这时人们可以安心行走赶路。可见蛇位列十二生肖，既说明古人对蛇的恐惧，又是借此提醒大众提防蛇的出没。

虽然蛇使人畏惧，但其药用价值则一直被历代医家所重视，尤其是蕲蛇（或乌梢蛇）。一些常年居住在阴冷潮湿环境的人，常会出现关节痹痛、拘挛不伸的病证。蕲蛇善于走窜，能"透骨搜风"，具有显著的祛风通络止痛的作用，对于风湿顽痹、关节筋脉畸形疗效卓著。

唐代柳宗元在《捕蛇者说》云其"可以已大风、挛踠、瘘、疠，去死肌，杀三虫"。正是因此，蛇被朝廷作为抵扣税赋的货物。十分有意思的是古人在捕蛇过程中，发现了另一味与蛇有关的中药——蛇床子。蛇为冷血动物，多在夜间活动，藏于阴冷潮湿的环境，为纯阴之物；故蛇须借助外力抵御周围湿冷的环境，其所借之物便是蛇床子。蛇床子性苦温，能够温阳燥湿散寒。古人正是借助这一发现来寻觅蛇的踪迹。

《捕蛇者说》一文在通过毒蛇之毒来衬托苛捐杂税对民众毒害的同时，也折射出中药与生肖文化在人们生存生活中密不可分的联系。

二、生存之道

生存始终是人类所面临的首要难题。十二生肖中，马的负重远行、牛的耕田犁地、鸡的报时守信、犬的守夜护舍、羊的供奉祭祀、猪的宴飨宾客，成为人类生存的基本保障。因而，古人在维系生命活动过程中对六畜的认识极为深入，并将之引用到中药的命名中。如以牛的精壮强健说明牛膝有强筋健骨之功，以猪的肥嫩鲜美说明豨莶草有治病果腹之用，以羊的祥瑞育阳说明淫羊藿有壮阳起痿之效，以鸡的报晓司晨说明凤凰衣的养肝明目之能，都生动揭示了生肖与中药的不解之缘。

1. 生肖牛与牛膝

牛在农耕文化中有着极高的地位，自古民间就有"饿死亲爹娘，不吃种子粮，不杀老黄牛"之说。对于牛的特性，清代刘献廷在《广阳杂记》中言："地辟于丑，而牛则辟地之物也，故丑属牛。"明确表明牛与丑时相对应，主要与其开荒辟土的特性有关。因此，自古以来牛就是力量、勤劳、耕种的代表，凡是与之相关的寓意往往会以牛表示，包括给人或物起名，如孔子弟子冉耕字伯牛，以德行著称，晋国大力士姓牛名子耕等。这种命名方式同样应用在中药的命名中。

牛是"大力"的象征。牛膝可强筋健骨，因而以"牛"为名，相较以"马""羊"命名，更突出了其在强壮补益中的作用。同时，牛下盘稳健，耕种时能够充分将力量通行下达于膝腿。牛膝作用于膝部，具有通补下行的特点，主要用于下部病证。因而以"膝"命名，也是其功效特性的体现。另外，农作时的播种和收割都对人体下盘的负重能力有要求，下盘的有力稳健是长期劳作的根本，故以牛命名"牛膝"亦是希冀双膝能够像牛一样强健，更好地完成田间劳作，为来年的丰收打下基础。

在播种的过程中，古人意识到自身力量的有限，便学会假借牛的力量。《荀子·劝学》中载"君子生非异也，善假于物也"。相比于自然而言，人的速度不及飞马，力量不及虎豹，但人类文明得以延续发展正是由于人类善于借助利用外物的力量，而耕牛的出现、牛膝的命名正是古人"善假于物"的体现。

2. 生肖羊与淫羊藿

在远古时期，人口的多少决定着部落氏族的强弱与盛衰。为了繁衍的需求，氏族中通常存在着生殖崇拜，产生了相应的生殖图腾，羊图腾便是其中之一。古人认为羊可系生死、通阴阳，故被用于祭祀祖先与神明，以祈求平安。同时，"羊"与"阳"的同音，古人便将"阳"的含义赋予了"羊"。与人的生与死、祥与凶关系最为密切的便是人体的阳气。羊，在五畜中属于火畜，其肉性质温热，能够温阳补虚，与"阳"相合。

清代刘献廷在《广阳杂记》中言："羊啮未时之草而苗，故未属羊。"六月正当夏令，是阳气旺盛的时节之一，此时草木繁茂最富滋味，食草之羊温补性质也尤佳，更能有助于祛逐体内寒邪，保护人体阳气。可见，将羊归于十二生肖未时之列，不仅是羊的精神力量，同样也包含对其药用价值的认识。

淫羊藿以"羊"为名，可归纳为三层含义：其一，如弘景所言，其发现与羊相关，"西川北部有淫羊，一日百遍合，盖食此藿所致"。其二，羊可育新生，淫羊藿可助生殖，其功效与羊相通，昭示生殖图腾。其三，羊肉性温暖中，淫羊藿性热壮阳，其特性与羊相近。也正是因为淫羊藿温阳、壮阳功效显著，故而又名"仙灵脾"。

无论是含蓄的仙灵脾，或是通俗的淫羊藿，它们并非简单的称谓，其中也蕴含着诸多的文化内涵。"淫羊藿"或"仙灵脾"，都展现了古人对于自然生物的细心观察，而其从羊食后的表现来推演其在疾病治疗中的应用，亦是一种实验研究思维方式的体现，充分体现了古人善思精察的智慧。

3. 生肖猪与豨莶草

猪在十二生肖之中，与十二地支中的"亥"相对应的。"亥"与"豕"相似，《论衡·物势》曰："亥，豕也。"地支"亥"所对应的时为晚间 9 时至 11 时，又称人定。刘献廷在《广阳杂记》中曰："亥时，猪则饮食之外无一所知，故亥属猪。"此时夜色已深，人们都已停止活动，万物寂静。猪作为最早驯化的家畜，其生活习性非食即睡，故而将熟睡的时辰赋予了猪。同时，从五行角度来看，《说文解字》曰"亥，荄也，十月，微阳起，接盛阴"，"亥时"属阴水，为微弱的阳气兴起，接替全盛阴气的时节。五畜中猪主水，亦属阴中之阴，其重阴转阳之趋，故与"亥"对应。

猪的特点也体现在豨莶草的药用功效中。豨莶草嗅如猪味，但言其如他兽之味也未尝不可，以"豨莶"为名其实还有着其他三层寓意。从其归经角度来看，豨莶草主归肾经，五行中肾对应的五臭为腐，五畜为猪，而"豨"为猪之别称，"莶"为腐臭之味，皆与肾相关，故《本草乘雅半偈》言其为"肾藏之体药"。从药性分析，豨莶草性苦寒，可泄热解毒，以阴为主；又味腐臭刺鼻，兼具辛阳通达之力，能祛筋骨间风湿，为阴中存阳之性，与亥的特点相近，故以与"亥"所对应的猪为名。此外，猪圆润而丰满，是健康福厚的象征，同时也是古代主要的肉食来源。豨莶草又可作救荒之用，故以猪为名亦可突出豨莶草在治病、果腹时的作用。

每种动物都有特点和长处，生肖文化本身并无褒贬之分。也许憨态的家猪所散发的气味令人不适，但不可否认猪作为古代农耕社会的重要家畜，象征着家庭的安稳和富足。就如同豨莶草，虽然其气辛臭，却亦可化作药香以救荒果腹、祛湿疗疾。

4. 生肖鸡与凤凰衣

对于古代社会而言，时辰的判断主要通过太阳。鸡日出啼鸣，日落归巢，与太阳活动相应。因而，鸡的习性成为古代民间作息的参考，有着"鸡鸣而起""鸡栖而息"的说法。酉时为下午5点至7点，正是鸡日落归巢的时间，故古人将之与鸡相对应。

不仅如此，鸡在古代也与太阳相联系，进而其形象被进一步丰富，化身为凤凰的形象，成为象征光明的瑞鸟，承载着追求光明的寄托。在对光明的追寻中，古人还赋予了"鸡子白皮"以"凤凰衣"之名，勾勒出生肖文化与中药之间的联系。凤凰衣是雏鸡孵出后留下的卵壳内膜，如同"雄鸡一唱天下白""丹凤朝阳"给人类带来光明那般，凤凰衣作为药用可以明目，能够明目消翳，治疗翳膜遮睛所出现的目糊、视物不清，为眼障所苦之人的生活带来光明。

鸡喜暖向阳，司晨而鸣，其向阳、司晨的特性被古人与光明相联系，而鸡卵中的内膜也化身为凤凰之衣，在为人体的光明保驾护航，同时也承载着中华民族不惧黑暗、追求光明的精神理想。

三、民族之魂

生肖文化体现的不仅是物质上的满足，而且彰显了精神上的追求。龙腾虎跃、快马加鞭，使人自强不息；甘为孺子牛、雄鸡一唱天下白，使人勤劳奋进。这份精神追求在一些中药药名上同样得以体现。如以龙的神通突显龙胆清泻肝火之力，以马的自强彰显马鞭草祛邪逐瘀之效，以狗的忠贞体现狗脊强脊健骨之能。将这些精神相融合则形成了优秀的中华民族精神。

1. 生肖鼠与鼠黏子

鼠与牛位列十二生肖前两位。清代刘献廷《广阳杂记》引李长卿《松霞馆赘言》："天开于子，不耗则其气不开。鼠，耗虫也。于是夜尚未央，正鼠得令之候，故子属鼠。地辟于丑，而牛则辟地之物也，故丑属于牛。"大意是天开于子时，没有缝隙则气不得出，万物不得生化，而鼠善半夜咬缝，子时便属鼠。地辟于丑时，牛负责耕地，丑时便属牛。因此，鼠与牛也被作为开天辟地的功臣而位列生肖的前两位。鼠被作为智慧的象征，而牛则是奉献的楷模。

然而，鼠虽聪明却总是趁夜深人静钻箱啃柜、窃粮毁物、成群结队、扰人清梦；牛虽木讷，却拉犁耕田、驾辕拉车，吃的青草、挤的牛乳、不求回报。因而鼠总是被人所厌恶，牛往往为人所尊敬。鼠与牛分别代表了自私自利的贪欲与舍己奉献的精神。

正因于此，古人观察到同样一株植物，其草为牛所喜食，果实却多刺为鼠所愁苦，便也将这份感情融入对其命名中，使得鼠黏子、牛蒡子同为一味中药的别称。虽然鼠与牛称呼不同，但能将两者合在一起并称，定有其共性，那就是多劳。鼠的多劳在于自利的觅食，牛的多劳在于奉献的耕种。鼠黏子功能的多样性与应用特性也充分体现出其多劳的特点：升降浮沉皆备，既能升浮以发散风热、清利咽喉、祛痰止咳，又能沉降以润肠通便；在应用上药食两用皆可，其子多入药而可疗疾，其叶和根则多作日常食用而可养生。

"鼠黏子""牛蒡子"的不同称谓不仅是古人对于药物形态的描述，也是体现古人对药物特性认识的灵感来源。然而"天道酬勤"，相较于智慧，勤奋总是被古人摆在更重要的位置。因此，相对于多劳却自私的鼠，人们更钟爱勤奋而坚韧的牛。"鼠黏子"这个名字也逐步被"牛蒡子""大力子"所代替，只是成为这味中药的别称之一，存在于药名文化中。

2. 生肖狗与狗脊

上古时代，狗是古人在狩猎过程中不可缺少的伙伴。狗嗅觉灵敏，四肢强健，身手矫捷。先民在狩猎时，狗追踪、哄赶、捕捉猎物，协助猎人进行捕猎。进入农耕社会，守夜护家逐渐成为狗的首要职责。《玉篇》对于"犬"的解释中写道："狗，家畜，以吠守。"夜晚时分，狗卧于门前，一有动静，便汪汪吠叫。正是狗在夜深人静时的守护，才使家中财产得到保护，人也能够更安心地入睡。狗与地支中的"戌"相对应。戌时对应十二时辰中的黄昏，相当于晚上 7 点至 9 点的时间，这时古人准备入睡休息，而狗则将开始一晚的守夜工作。

无论是在狩猎还是守夜过程中，忠诚都是狗最重要的特点。它不分主人的贫富、贵贱、长幼，终生不移，忠心不二，所谓"子不嫌母丑，狗不嫌家贫"。因而，在君臣礼节中，臣子常以"犬马"之词表示谦称，以示对君王忠贞不渝的态度。在家庭生活中，人们也喜欢以"犬子"来称呼自己的儿子，同样可见古人对狗品性的认可。

"狗脊"以狗为名包含着对狗特性的认识。狗生性敏捷而矫健，《本经疏证》中曰："兽之脊，负重者，坳贴而不挠；行远者，平挺而矢发绝；有力者，穿突而倾前，狗则便偄狡捷之尤也。"意指兽的脊骨可以随着不同情形而呈现出不同的状态，其中尤以狗的脊骨最为灵巧而敏捷。狗脊功善补肝肾、强筋骨，尤善强腰膝，故以"狗"为名突出了其强健筋骨的功效。狗寓意着忠诚，而脊梁则是骨气、尊严的象征。故取"狗脊"为名，在描写其外观、突出其疗效的同时，也表达了传统文化中对心忠脊正的追求。

中药除了救人治病以外，亦能传递思想。狗脊不但发挥强筋健骨的功效，也传达了人需要的不仅是筋骨的强健，更重要的是精神上对忠贞与不屈的坚守。

3. 生肖马与马鞭草

生肖文化中，"马"与地支中的"午"相对应。清刘献廷在《广阳杂记》中曰："午者，阳极而一阴甫生；马者，至健儿不离地，阴类也，故午属马。"午时是阳气至极、阴气始生的阶段。与之对应的马，虽刚健而勇武，却兼备沉静与忠贞，生性不以肉为食而以草为生，亦是阳中有阴的体现。将马列入生肖之列，既体现了马在传统文化中的重要地位，也包含了古人对于马精神品质的理解。

马的勇武与忠诚使得其在中国传统文化中成为人才的象征。《战国策·燕策》中"千金买骨"的故事，意指对人才的渴望与重视。韩愈《马说》中则以"伯乐与千里马"为喻，表达了当政者对人才的埋没与轻视。马的人文精神中更是表现出中华民族自强不息的民族精神。《周易·乾卦》曰"天行健，君子以自强不息"，乾为马而应天，这也是马的品德。

马平素温顺而沉静，但危急时刻却能力鼎千钧、驰骋千里。马鞭草生长之时"默默不语"，发挥药用时却能荡涤病邪、活血利水、逐瘀而出。因而，以"马"为名，乃是借助马"奋勇忠诚"的精神力量突出其在祛邪时的作用。马善奔跑，鞭可驱马，战场中策马扬鞭，能够激励战马勇武向前、击退敌寇。以"马鞭"命名药物，除了取其形似之外，更多的是揭示药物通过"鞭"的督促勉励，使其肃邪涤瘀之功加强。

简单药名的背后，蕴藏的是传统文化的博大精深。只有充分领悟药名背后文化的人，才能真正读懂药、用好药。马鞭草，三个简单的汉字，看似只是对植物形态的描绘，但其背后实则是古人对于自强不息精神的追求。

4. 生肖龙与龙胆草

长久以来，龙被视为兴云布雨之神，位列于十二生肖之中，并与十二地支的"辰"相对应。清代刘献廷《广阳杂记》载："辰者，三月之卦，正群龙行雨之时，故辰属龙。"三月春将至而多雨，为群龙兴云布雨的时节，因而将"龙"与"辰"时相对应。同时，"辰"喻示东南偏东之地，青龙是传统四象之一，为东方之神，两者亦相对应。

不仅如此，龙的内涵也不断被古代民众延伸和拓展。人们常常将卓尔不群、不同凡俗的人称为"龙"。古代帝王为了区别于凡人，以真龙天子自居；龙虎榜是古时登载社会知名人士的名单；成语"望子成龙"则希冀孩子能出人头地。

"龙胆"之名也包含了古人对于生肖文化中龙的认识：龙拔萃于天地万物，是万物之首，而龙胆清泻肝胆火热之力强，故借"龙"之名是突显其强大的功效；龙能兴云布雨，可保天地之阴，龙胆泄肝胆邪热，可坚肝肾之阴，是龙布雨间接的体现；龙又是东方之神，而龙胆秉东方木气，专泄肝木火热，两者相为呼应。龙胆的功用、性能特点再次证实了药如其名、名副其实。

龙在传统文化中虽寓意丰富，但其核心则是和合团结的精神，故而每一个中华民族都将自己视为龙的传人，中华龙的精神也流淌在每个龙的传人的血液中。

生肖文化源于古人对自然现象和自然规律的总结，它背后有着许多优秀文化内涵值得挖掘。虽然中药之中无法涵盖所有的生肖文化内涵，但对于中医药专业学生而言，通过对中药与生肖文化关系的解读，能够给予学生一条了解生肖文化、认同生肖文化的途径，从而为守护这份珍贵的传统文化资源作出贡献。

第四节　汉字文化与中药

汉字既是文化的载体，又是文化的表现形式。在中华民族绵延至今未曾中断的灿烂文明进程中，汉字发挥着重要作用，承载着中华五千年的文明，经历多次演变，其孕育了如诗词歌赋、戏剧小说、书法篆刻等诸多汉语文化的代表，为世界文明作出了重大贡献，成为中华文明标志性的名片。

中药与汉字之间的关系密不可分。中药中独具匠心的药名字义、富有诗意的药谜药联、传达哲思的药品文学，在传述治病理念、健康观念的同时，也充分显示出传统汉字之美的感染力，以及中国传统文化的博大精深。

因此，通过解读中药与汉字文化的关联，引导学生从汉字本身解读中药，感念古人的造字智慧，感受汉字之美，感悟汉字中蕴含的丰富传统文化信息。

一、字缘中药

自汉字诞生伊始，便有了关于疾病与用药的记载。甲骨文作为我国迄今发现最早的文字，其中与疾病医药相关的甲骨文残片便达 300 余片，将中医药历史追溯至夏商时期，为了解先秦医学药学成就提供了重要渠道和佐证。不仅如此，许多药名的汉字也蕴藏着丰富的内涵，通过对这些汉字的字形、字义、字音的观察也为理解药物功效特性提供了一条重要途径。

1. 字源中药

甲骨文在成就中医药的同时，中医药也成就了甲骨文。

1931 年 7 月出版的《华北日报》中，记载了一个署名"汐翁"的人发表了一篇《龟甲文》，描述了甲骨文的来历。清光绪二十五年（1899），时任清朝国子监祭酒的王懿荣（1845—1900）患了疟疾。于是便派人到中药店配中药。在煎药的时候，王懿荣无意中看到一味叫作"龙骨"的药上隐隐约约刻画着一些符号，身为金石学家的他敏锐地意识到其中一定有玄奥。经过一番初步探究，王懿荣认为龙骨上面的刻痕绝非一般随意划刻所致，很像古代的文字。于是，他立即派人赶到药店，以每片二两银子的高价，把药店中所有刻有符号的龙骨全部买了下来。后来，他又通过古董商范维卿等人进行收购，累计共收集了1500多片龙骨。通过对这批龙骨进行了仔细研究分析，王懿荣终于从《周礼·春官》和《史记·龟策列传》中找到了线索，他断定这些符号可能是先秦以前的上古文字。与此同时，不仅是龙骨，又有许多文字在另一味中药龟甲上被发现，因而这些中国最古老的文字被称为"甲骨文"，而王懿荣也被认为是"甲骨文"之父。

龙骨是古代大型哺乳动物骨骼的化石。其深埋于地底深处，能够长期保存而不易腐败，因此被古人选作篆刻文字的媒介。龟甲是龟的腹甲与背甲，坚硬而牢固，保护其免受外界因素的侵袭，古人将其用于刻写文字也是源于此。龙骨与龟甲作为药用亦是与其重镇、坚硬、牢固的特性有关，龙骨重镇而能平肝安神，龟甲质重而能滋阴潜阳。

甲骨文的发现或许有着机缘巧合的成分，但不可否认的是，王懿荣作为金石学家所具备的扎实根底及潜心治学的精神值得我们去学习与传承。埋藏于黄土深处的龟甲与龙骨不仅是两味治病的良药，更承载了中华民族的历史，成为打开中华文明的钥匙，折射出中药与汉字文化的交融与互通。

2. 字形药意

在文字出现前，结绳是古人记录事件的主要方式，《周易注》载"结绳为记，事大，大结其绳；事小，小结其绳"，但这样的方式表达烦琐，容易混乱，难以长久。于是黄帝的史官仓颉，为了解决祖传的"结绳记事"所带来的不便，通过偶然观察到的鸟兽之迹而受到启发，灵光闪现，"仰观象于天，俯观法于地"，将日月山川、草木鱼虫等都依照象形之法造出字来，创造的汉字流传于天下，这也包含着部分中药药名，如茴香的"茴（蘹）"，槐花的"槐"，人参的"参"等，从其字形可以解其药意。

"茴香"原名"蘹香"，从草从怀，《本草纲目》载"俚俗多怀之衿衽咀嚼，恐蘹香之名，或以此也"，衿衽衣领衣襟、茴香气味芳香，古人常将其怀于衿衽之处或予以咀嚼，使药香怡人以表达对他人的尊重，故称作蘹香。由于"蘹"与"茴"音相近，故又写作茴香。对于"茴"，孙思邈曰"煮臭肉，下少许，即无臭气，臭酱入末亦香，故曰茴香"，指出小茴香能够去除臭气，增加香气。也是由于小茴香芳香之性，药用能够温里散寒止痛。可见，无论是"茴"还是"蘹"，其造字本义都反映了茴香芳香的特性。

"槐"字，从木从鬼。槐高大而蓊郁，浓荫之下，阴气而旺，古人常在中元节以槐寄托先祖的魂灵，故从"鬼"而造。正因为槐树的这一特性，历代本草学界认为槐禀天地阴凝之气，其入药所用的槐花、槐果亦为纯阴之品，尤其善于清热凉血、清肝泻火，可用于治疗肝胆火热与痔疮出血。可见，槐在祭祀文化中的应用，或是槐在医药领域的价值都源于古人对"槐"字的领会与解读。

"参"，原写作"蓡"。《本草纲目·草部》对此解释曰："人蓡年深，浸渐长成者，根如人形，有神，故谓之人蓡、神草。"人参生长于东北深山丛林之中，数十年甚至上百年、上千年根植于地下，汲取山地之精华，日久浸渐参体，功效甚益，可见"人蓡（参）"之名充分体现了人参汲取天地间精华的过程，而"蓡（参）"字也被赋予了具有显著功效药草的内涵，并由此衍生出如丹参、沙参、苦参、太子参、党参、火参等诸参文化。

每个汉字，皆如独立的灵魂，蕴藏着深邃而丰富的意韵。有时甚至一个汉字便能如镜映物，尽显药物的精髓，将千百年的医道智慧，凝聚于方寸之间。因此，对汉字的解读不仅能够帮助理解药物的功效特点，从中也能够感受汉字文化的博大精深。

3. 字音喻药

汉字之美，不仅体现在它一横一竖、一撇一捺的风骨中，体现在它言此意彼、含蓄隽永的圆融中，还体现在它声律和谐、音韵悠长的咏叹与表达中。"风声雨声读书声，声声入耳"，汉字不断追求着字音与字形字义的完美统一。多音字、谐音词、平仄声、押韵脚……这些古典诗词中常用的技巧和讲究，不仅彰显了汉字本身的变化与发展，更昭示了汉字所代表的中华文化的多元与包容。

古代汉语认为"同声相应"，相类似的声音能产生共鸣，相互感应。基于这样的联系，古人在寻找两个事物之间的相互联系的时候，认定通过发出与事物名称相同或相似的"声音"，能够产生互谐的关联，从而将一种意义从不相干的事物转到另一事物或现象上，这便是汉字中的"谐音"文化。

谐音文化在中药的应用中十分普遍。如葫芦是一味利水消肿的中药，是古代医家盛放药丸、药酒的容器，象征着康健与长寿。在古汉语中，"壶"和"葫"音同而义通，可相互假借，"悬壶济世"典故当中的"壶"即"葫芦"。为了纪念壶公，历朝历代的民间医生开业出诊时，都会在自家的药铺门口挂一个葫芦作为行医的标志，如今葫芦也理所当然成为中医药的象征。"竹"谐音

"祝"，在新春佳节，点燃爆竹既有避鬼驱邪之意，又有美好祝福的寓意，而竹一身是药的特性也寓意着护佑健康，健康是福。

虽说在汉语的字音文化中，中药更多只是以药名的形式出现，并不具备任何作为药物的治疗作用，但不可否认，这些药名的谐音本身亦是中医药文化的一部分，是中医药文化与汉语言文化的聚焦与缩影。

二、字解中药

古往今来，名之于人，名之于物，都蕴含着人们对人对物的理解与认识，以及所要表达的某种意境、寓意、寄托、向往，药名亦是如此。

冯梦龙在《广笑府》记载有一则《愚子售药》的典故：人有初开药肆者。一日他出，令其子守铺。遇客买牛膝并鸡爪黄连，子愚不识药，遍索笥中无所有，乃割己耕牛一足，斫二鸡脚售之。父归问卖何药，询知前事，大笑发叹曰："客若要知母贝母时，岂不连汝母亲抬去了！"文中的牛膝、鸡爪黄连并非真正的牛膝与鸡爪，知母、贝母亦非母亲之谓，而都为草药之名。可见，对于药名的理解既不能"望文生义"，更不能"望字生义"，需要我们从传统文化内涵、药物特性等角度出发，才能真正理解药名的内涵，理解古人对这味药物的认识。

1. 药中"国老"

《论语·学而》曰："礼之用，和为贵。先王之道，斯为美。"儒家思想推崇、崇拜和谐与和睦，讲究中和之道。"中"体现的是事物所处的最佳状态，以及人处理事物的最佳方式，正所谓恰如其分；"和"标志着事物间和谐、稳定的动态平衡。在中药众多药名之中最能体现儒家中和之道的便是甘草的别名"国老"。

对于甘草之"国老"，陶弘景释曰："此草最为众药之主，经方少有不用者……国老即帝师之称，虽非君而为君所宗，是以能安和草石而解诸毒也。"国老乃是国之重臣，是在朝堂政治中枢进行协调处理的管理者。虽非君主之位，却为君主所尊崇，而甘草无论是从应用、功效等都符合国老的特点。

正如国老"虽非君而为君所宗"，甘草在处方中多不做君药，但其在方剂中有着很高的使用频率，素有"无草不成方""十方九草"之说。在《伤寒论》所记载的113首方中，含有甘草的方剂便达到70首，冠经方诸药之首。如此广泛的应用，正是由于甘草有着如同国老一样的特性。

《论语·子罕》中说"毋意、毋必、毋固、毋我"，也就是说，一切都要根据特殊的情境随时而动。国老便是秉持着这样的"中和之道"来处理朝中政治人事问题，不用强硬的手段，使能臣各归其位且双方都满意而达"和"。因此中和之道是重要的政治原则和化解矛盾的方式。甘草被称为国老，便是由于其调和之能。

在治疗亡阳证的四逆汤中，甘草能缓和附子、干姜的温燥之性且能使药力更为持久；在治疗阳明气分实热证的白虎汤中，甘草能缓和生石膏、知母的寒凉之性以免对脾胃的损伤；在治疗实积便秘的调胃承气汤中，甘草可缓和芒硝、大黄的泻下之力并能延长其在肠道中的停留时间，使之能更为彻底地通过通便以祛除病邪；在治疗寒热错杂、脘腹痞闷的半夏泻心汤中，甘草能起到调和寒热补泻之效。可见，甘草如同朝中国老，能够减低或缓解其他药物的偏性、毒性，具有辅助、协调作用，使各种不同特性的药物能得到和谐统一，综合为一个整体，从而在治疗中发挥出更好的功效。

因此，"国老"一词有着中国古代社会独特的烙印，将甘草赋以国老之名不仅是为了体现甘草在众多中药中的作用与地位，更是体现了传统儒家文化与中药的交融，体现了儒家致中和的精髓所在。

2. 药中"精义"

"精、气、神"为人之三宝，"精"居首位。精既是构成人体又是维持生命活动的基本物质，是生命之源、生命之根。精充才能气血丰沛，精足才能气壮神旺，精盛才能神清气爽。人如此，药亦如此。

自然界万物的生长过程便需要不断汲取自然环境的精微。一些植物如人参、何首乌等，生长周期漫长，短则数年，长则数十年甚至数百年乃至上千年，这些植物能够充分汲取自然环境中天、地、土、山之精华，是自然界精华的浓缩。于是这些植物入药后，能够将自身汲取的精微之气转化补益人体的精微，故而被赋予了极高的药用和养生价值。在中药药名中亦形成了一种"精"名药物的文化现象：将人参称之为"土精""山精"，何首乌名之"地精"，枸杞子名之"天精"，苍术为"山精"等，即借"精"之名以突出药材的珍贵、彰显药物显著的效用。

在汉语中有许多带有"精"字的词语用于表达珍贵、珍惜、稀有、难得之意，如精神饱满、精耕细作、精益求精、聚精会神、殚精竭虑，可见中医药养精、护精的健康观，也成为古人对品格气质的要求，即成为一名富有"精气神"的人。

3. 药中"干戈"

古语云"兵者，不祥之器也；医者，活人之术也"，一为不祥，一为仁术，两者看似毫无关联，甚至有着天壤之别，实则两者渊源颇深。医家常寓兵学之道于医学之中，谓之"用药如用兵"，同时兵家中的许多器械名称也融入了中药的命名之中。

卫矛、白茅、大戟之名源自古代的一些兵器。矛为古代军队中装备和使用时间最长的兵器之一。戟则是矛与戈的结合，由于其拓宽和提高了矛的攻击方式与杀伤能力，后取代矛成为军队中的常备兵器。正是矛与戟在古代兵家文化中的应用，使得矛的形象、戟的攻击方式受到普遍的关注，如卫矛"如箭羽、矛刃自卫之状"、白茅"茅叶如矛"、大戟"其根辛苦，戟人咽喉"都渗透着古代兵械在中药中的融合。

除兵器以外，在兵家所用的兵具中，马是最主要的行军与作战工具。马因其行动力与冲击力，成为作战时不可或缺的战力。为了更好地驾驭战马，古人发明了马具，如用于骑行支撑所用的马镫、马鞍，策马奔腾所用的马鞭，将军坐骑上所佩戴的马铃或连钱，其中的一些马具名称被用于部分中药的命名中，如马鞭草"其节生紫花如马鞭节"、马钱子"其状如马之连钱"、马兜铃"叶脱时其实尚垂，状如马项之铃"等。

这些"兵械药名"不仅表现在形态相似，也暗喻这些药物的功效：或善清热，或善利湿，或善化痰，或善逐瘀，虽功效各异，但性质多偏寒凉，体现了兵具杀伐冰冷的特点，就如同兵者驱除敌寇般，消灭体内邪气，彰显兵家勇往直前的战斗精神。

徐大椿《医学源流论·用药如用兵论》载："是故兵之设也以除暴，不得已而后兴；药之设也以攻疾，亦不得已而后用，其道同也。"在以药攻疾时，当秉持需则用之、中病即止的原则，尤其是这些对于长于杀伐攻坚之药，如大戟、马钱子、马兜铃都有着相当的毒性，在用药时更当慎重。这亦与兵家虽常论战争，但不穷兵黩武，更不轻言战事，主张以和平方式解决争端的慎战态度不谋而合。

三、宇述中药

自古以来，中药与文学就结下了不解之缘。所谓"不为良相便为良医"，精于医者必明于文，精于文者亦通于医。古往今来，不少文人骚客用中药药名赋诗、作文、填词、撰联，创造出了别具趣味的中药文学作品。在这之中，中药不仅仅是冰冷的治病工具，同样也成为古人的情感寄托。

1. 以药寄情

诚然，中药的形态色泽、四气五味、补泻归经赋予了药物相应的功效特点，能够以药物的形式，以偏纠偏，纠正机体的偏差，改善人体的健康。同时，中药的形态、药名、药性又作为一种文化渗透进日常的生活，贯穿于人文交往、人情往来间，发挥了重要的"以药寄情"的媒介作用。

（1）以药代言：在人际交往中，中药成为古人代替语言表达情感的方式，既委婉含蓄，却又情真意切。《古今注》记载："古人相赠以芍药，相招以文无。文无一名当归，芍药一名将离故也。"分别以芍药、当归代替语言表达离别、相招的意愿。《三国志》载："初，姜维诣亮，与母相失，复得母书，令求当归。维曰：'良田百顷，不在一亩，但有远志，不在当归也。'"当时姜维归顺诸葛亮后，魏国深知姜维之才，以软禁其母的方式，诱逼她写信给姜维，在信里附上当归，借"应当归来"之义表达让姜维回归魏国。姜维面对忠孝两难的抉择时，则附上远志，传达"志向远大"之义，来表明自己的心迹。

（2）以药入诗：北宋诗人陈亚好以药名入诗，他曾写道"药名用于诗，无所不可，而斡运曲折，使各中理，在人之智思耳"，古人常将中药名称隐于诗词之中，借中药名丰富的文化内涵而达到一语双关、言此意彼之效。如清代褚人获《坚瓠集》中记载了两封中药情书："吴妓詹爱云，寄所欢周心恒书云：'槟榔一去。已过半夏。更不当归耶。盼望天南星。大腹皮。忍冬藤矣。谁使君子。效寄生草缠绕他枝。使故园芍药花无主耶。姜盼不见白芷书。茹不尽黄连苦。古诗云：豆蔻不消心上恨。丁香空结雨中愁。奈何奈何。'心恒答曰：'红娘子一别。桂枝香已凋谢矣。几思菊花茂盛。欲归紫菀。奈常山路远。滑石难行。况今木贼窃发。巴戟森森。岂不远志乎。姑待从容耳。卿勿使急性子。骂我曰：苍耳子，狠心哉。不至白头翁而亡。则不佞回乡时。自有金银花相赠也。'"两封情书巧妙地将二十八味中药名串在一起，毫不牵强，不仅妙趣天成，意味深长，亦能够感受到詹爱云与周心恒相濡以沫的爱情。

（3）以药制谜：谜语是汉字在应用过程中产生的一种独特的语言文化现象。其中古代一些精通医药的文人更是创造出很多谜底为药名的谜语，这便是"药谜"。药谜巧隐巧藏，猜谜的人不仅需要充分熟悉汉字的音、形、义，还要精通中药的名称与功效，才能猜出谜底。相传三国时期曹操在请华佗治头风病时，为试其才，便写出一首药谜诗考验华佗，诗云："胸中荷花兮，西湖秋英。晴空夜明兮，初入其境。长生不老兮，永世康宁。老娘获利兮，警惕家人。三十除五兮，函悉母病。芒种降雪兮，军营难混。接骨妙医兮，老实忠诚。黑发未白兮，大鹏凌空。"华佗看后提笔写下十六味药物：穿心莲、杭白菊、满天星、生地黄、万年青、千年健、益母草、防己、商陆、当归、麦冬、苦参、续断、厚朴、何首乌、远志。作为政治家的曹操能够写出这样的药谜令人刮目相看，同时也不禁感叹华佗的博学多才。

由此可见，中药在医百病的同时亦可传情。古人以文学中的谐音、对举、用典、类比等表现手法，将中药转化为语言，在字里行间氤氲药香，在传达着真挚情意的同时，也承载着浓厚的汉语文化底蕴。

2. 以药针砭

传统中医手中，中药通常是治病起疴的工具，而在文人笔下，中药却有着另外一番的功用，成为古人痛砭时弊的重要媒介，其中最具文化色彩的便是唐代张说的《钱本草》。

《钱本草》为张说仿《神农本草经》体例所作。《神农本草经》是现存最早的本草学著作，其所提出的四气、五味、毒性、配伍等原则法度奠定了传统中药理论的基础。唐朝名臣张说效仿《神农本草经》的体式与语言，将钱比喻本草，撰写《钱本草》一文，言"钱，味甘，大热，有毒。偏能驻颜，采泽流润，善疗饥，解困厄之患立验。能利邦国，污贤达，畏清廉"。

中药用药必先知药之性，辨病之证而对证用药，寒者热之，虚则补之。贫困之时物质匮乏，短吃少穿，饥寒交迫，而钱能够充物质而温饥寒。药性理论中善疗寒者其性属热，善疗虚者其味多甘，故而将钱的药性以"味甘，大热"以概之。然是药三分毒，水能载舟亦能覆舟。当对金钱财富的过度追逐，钱的大热之偏性又使人失于理智，爱财如命而成守财之奴，挥金如土而成败家之犬，唯利是图而成贪婪之辈，最终都将饮鸩止渴，为钱所惩戒，这便是钱的毒性。

钱之毒性并非无从化解。中药中有相畏相杀的配伍。钱之毒害能够侵蚀人的内心，但其所最畏惧便是清廉。东汉太守杨震以"天知、地知、你知、我知"之"四知"夜拒王密赠予的十金是廉政自律的千古美谈。清朝年间，杨震后人杨其贤创立"四知堂"，把"四知"的廉政与医药结合起来，手书"修合无人见，存心有天知"，成为医药界廉洁的标杆。当廉洁与生财并行之时，钱财之毒便将被化解于无形，从而真正成为金钱的主人。

全文短短百八十字，却将钱的特性与中药的药性，将对求财的思考与药物的功效相融合，寓教于药，可谓是讽刺社会上拜金现象的一篇旷古奇文，又可谓是对于社会世俗中那些金钱崇拜者的一剂灵丹妙药。

3. 以药传文

受到"不为良相便为良医"思想的熏陶，古时文人通医研药的现象十分普遍。他们双栖于文学与医药之间，接触劳苦大众，通晓民间医药技术，写下不少与中医药有关的著作，不仅具有很高的文学价值，而且成为古代传播中药知识的科普作品。尤其在明清时期小说、戏曲等俗文学兴盛之时，许多医药题材的文学作品面世，而郭延选所编撰的《草木传》便是其中的代表。

《草木传》主要受到当时章回体小说《草木春秋演义》影响而创作。郭延选认为《草木春秋演义》仅为"集众药之名，演成一义"，只是借用了中药的名称，并未涉及药性、药味等医药知识，故不足以起到科普中药之用。而郭延选不仅以药命人名，并且有意识地将其药性、药味与人物性格巧妙结合，巧妙安排在生、旦、净、末、丑各个行当中，并且以道白、说唱、赋诗等形式，介绍了500余味中药的性味、功用。以栀子为引线，串联出抢亲、求医、降妖、成婚、赶考等情节。剧中人物常借题发挥，或谐其音，或用药譬喻，在对话中巧妙地镶嵌药名，宣传科普药性与药用。

如第一回《栀子斗嘴》中描写了甘草与大戟、芫花、甘遂、海藻性格不合的情节，这正是借中药"藻戟芫遂俱战草"的十八反来推动剧情发展。第二回《陀僧戏姑》则讲述了栀子遇到密陀僧和山慈菇，而密陀僧和山慈菇皆有小毒，从而拟人化为人性之毒，为之后僧姑狼狈为奸埋下伏笔。再如第九回《番鳖造反》中讲述了"番木鳖作为西番御驸马，成为反进中原的马前卒，以毒计攻击使军队中毒受困，而后栀子请甘草出面，大败番木鳖，最后班师回朝"的故事。在这之中更是融合了药物的别名、产地、功效等多种中药素材，番木鳖产自云南、两广等地故出自西番，其又名马钱子，故称其为"御驸马""马前卒"，其又具有剧毒故善以毒攻击，然甘草能解百毒，故能打败番木鳖。

《草木传》寓中医药知识于娱乐，通过戏曲文学的形式科普中医药知识，将药性与情节相融合，语言情节通俗质朴，但中药知识详实严谨，既达到了科普的目的，又有着文学的趣味性。对如今的中医药科普有着很好的启示作用，同时郭延选在科普创作时通俗而不失严谨的态度亦是我辈医学生在今后开展科普工作时的楷模。

根植于中华大地的中药，凝聚着中国优秀传统文化的精髓，伴随着中国传统文化的起源而起源、形成而形成、发展而发展，是屹立于世界文明之林的优秀中国传统文化的名片。中医药学凝聚着深邃的哲学智慧和中华民族几千年的健康养生理念及其实践经验，是中国古代科学的瑰宝，也是打开中华文明宝库的钥匙。深入研究和科学总结中医药学对丰富世界医学事业、推进生命科学研究具有积极意义。只有站在文化的高度聚焦、解读中药，才能真正传承中医药学的精髓，并将之创新、发展、弘扬。

参考文献

1. 司马迁. 史记 [M]. 上海：上海古籍出版社，1997.

2. 许慎. 说文解字 [M]. 上海：上海古籍出版社，2007.

3. 周礼注疏 [M]. 郑玄注，贾公彦疏. 上海：上海古籍出版社，1990.

4. 陶弘景. 本草古籍辑注丛书第 1 辑《本草经集注》辑校 [M]. 尚志钧，尚元胜辑校. 北京：北京科学技术出版社，2019.

5. 论语 [M]. 朱熹集注. 上海：世纪出版集团，2007.

6. 礼记 [M]. 陈澔注. 上海：上海古籍出版社，2016.

7. 孙思邈. 备急千金要方 [M]. 太原：山西科学技术出版社，2020.

8. 李时珍. 金陵本《本草纲目》新校正 上下册 [M]. 钱超尘等校. 上海：上海科学技术出版社，2008.

9. 董诰. 全唐文 [M]. 上海：上海古籍出版社，1990.

10. 刘献廷. 广阳杂记 [M]. 汪北平、夏志和校. 北京：中华书局，1957.

11. 徐大椿. 医学源流论 [M]. 北京：人民卫生出版社，2007.

12.蒲松龄.蒲松龄集［M］.上海：上海中华书局，1962.

13.张秉成.本草便读［M］.上海：上海卫生出版社，1957.

14.汐翁.龟甲文［N］.华北日报，1931（89）.

15.杨柏灿.药缘文化——中药与文化的交融［M］.北京：中国中医药出版社，2014.

16.杨柏灿.药名文化——中药与文化的交融［M］.北京：人民卫生出版社，2017.

17.杨柏灿.药仪文化——中药与文化的交融［M］.北京：中国中医药出版社，2023.

第五章

中药学科学属性中的思政元素

科学性是判断事物是否符合在时间和空间中存在的事物、现象和过程中的标准，是富有科学依据而不是凭空想象的。长期以来，中药的科学性一直是一个引人关注、存在争议的话题。如不能正确认识科学、深入理解中药，对中药科学性的错误理解就会成为诋毁中药、批判中药的不实依据，同时也会困扰学生的学习、动摇学生的信念。中药是否科学？这是一个必须回答的问题，正本清源，才能解决师生乃至社会上对此问题的困惑，才有可能让我们的学生真正学好中药。

通过对中药科学性的分析，将中药学充满哲理的理论体系、古人认识自然并在药物应用中的智慧，以及中医药工作者用现代科学技术研究、创新、发展中药的成果展示出来，使学生能够深切感受到中药学与时俱进的科学发展历程和科学成果，从科学唯物论、古今药学实验、中药学的现代研究成果等方面构建中药学科学体系。

思 政 目 标

1. 通过对源于科学唯物论的中药研究的解读，深刻认识到中药知识、中药理论、中药应用始终伴随着时代的步伐不断前行、升华，经得起数百年、上千年的实践检验，展示中药学守正创新的科学态度，感悟"实践是检验真理的唯一标准和科学依据"的真谛。

2. 中药学的发展史是社会科学与自然科学完美结合的结果，中药理论和应用发展蕴含着极为丰富的中国古代哲学思想的精髓。通过了解、解析古代丰富的药学实验，认识到中药实验古已有之，几乎涉及药学研究的各个领域，其研究内容和古代先进的科学思维方式是中药知识的重要来源与组成，从而领悟中药学的科学性。

3.通过介绍运用现代科学技术开展中药现代化研究的成果，以现代科学的语言解读传统中药的功用，以创新中药研制的成果和名贵中药人工替代品的研发、中药相关标准的制定与执行等内容，引导学生体悟到中药科技现代化的丰硕成果，进一步加深对传统中药科学性的认识，以及中药现代化研究与发展的必要性。

第一节　源于科学唯物论的中药研究

从中药知识的起源到中药理论的形成、发展、完善、创新，中药学迄今已有 5000 年左右的历史。在这漫长的历史进程中，时代在发展，社会在变化，科学技术日新月异，中药同样得到了升华。令人称颂的是，经过长时间的实践，许多中药知识及应用一脉相承，得以常青。经得起千百年时间验证的知识是正确的、是科学的。

中药知识蕴含着极为丰富的中国古代哲学思想，从理论到应用充满了唯物辩证法，展现了社会科学与自然科学的完美结合。

中药虽然历史悠久，但并非故步自封，而始终是创新发展的，这种创新发展包括理论体系、药物品种与数量、药物分类与功用，特别是紧密结合现代科学技术，以现代科学的语言诠释传统的中药理论，并在创新中发展。

一、中药发展中的实践观

马克思主义认为实践是检验真理的唯一标准。从中药知识的萌芽、起源到中药学的形成与发展，经历了漫长的过程，直至系统总结东汉以前本草成就的《神农本草经》的诞生，中药理论与应用体系才基本形成。许多药物功用的记载，沿用近 2000 年，一脉相承，历久弥新，临床验之疗效确切，现代实验也证明这些药物功用的有效性。如此长时间的实践都证明这些药物的有效性，以及功用的高度一致性。列举如下。

1.防风

防风，顾名思义就是善于祛风、治疗风邪引起的病证。对此，《本草纲目》

解释道："防者，御也。其功疗风最要，故名。"防风善祛外风的功效，从最早记载防风的《神农本草经》至今，从未改变。

在《神农本草经》中，防风被列为上品，明确指出防风"主大风，头眩痛，恶风，风邪目盲无所见，风行周身，骨节疼痛，烦满"，突出了防风祛风特别是祛风止痛的功效。防风的祛风作用在《本草经集注》中被列入"诸风通用"诸药之首，可见其祛风作用之显著和应用之广泛。虽然后世对防风的应用不断充实、发展，但始终不离祛风，如祛风解表之荆防败毒散，祛风除湿止痛之九味羌活汤、防风汤、羌活胜湿汤，祛风止痉之玉真散，祛风止泻之痛泻要方，祛风止痒之消风散等，皆有防风。目前的《中药学》教材认为防风具有祛风解表、祛风胜湿止痛、祛风止痒、祛风止痉、祛风止泻的作用。现代的实验研究也证实防风具有解热、抗炎、镇痛、抗惊厥、抗过敏等作用。历朝历代防风的应用与现代研究都证实了其核心功效就是祛风，充分证明了《神农本草经》对防风功用记载的正确性。

2. 黄芩

黄芩是一味常用的清热泻火、清热解毒、清热燥湿药，其显著的清热作用使之在古今临床上应用十分广泛，而这一功效早在《神农本草经》中就有明确的记载。

在《神农本草经》中，黄芩被列为中品，对其功用认为"主诸热黄疸，肠澼，泄利，逐水，下血闭，恶创恒蚀，火疡"。突出了黄芩能清热燥湿退黄以治疗湿热黄疸，清热燥湿止泻以治疗大肠泻痢腹痛，清热泻火、清热解毒以治疗疮疡火毒。自此以后，虽然黄芩的功用得到发展，但其应用始终不离清热。如治疗三焦火热病证的黄连解毒汤，治疗肺热咳嗽的清肺汤，治疗少阳发热病证的小柴胡汤，治疗外感热病、邪郁上焦的凉膈散，治疗湿热泻痢的黄芩汤，治疗湿热黄疸的龙胆泻肝汤，治疗身热下利的葛根芩连汤等，均含有黄芩。黄芩的清热作用，在现代也得到了创新、发展，如双黄连制剂中的"黄"即为黄芩。现代实验研究也证实黄芩具有广谱抗菌作用，能抑制感染流感病毒的病情进展，并有抗变态反应与抗炎作用。古今对黄芩的应用十分广泛，但总以《神农本草经》中对黄芩清热作用的认识为核心，实验研究也充分验证了这一功用。

3. 远志

远志药名体现了其具有强志不忘的功用，《本草纲目》释名道"此草服之能益智强志，故有远志之称"，主要应用于健忘等病证。最早记载远志的《神农本草经》就明确了"强志不忘"为其主要功用："主咳逆伤中，补不足，除邪气，利九窍，益智慧，耳目聪明，不忘，强志倍力。"突出了远志的止咳、开窍、增强记忆的功效。后世对远志的认识与应用基本上围绕这三个方面，尤其是治疗以记忆力减退为主要表现的病证。如治疗心神不宁、失眠健忘的远志丸，治疗健忘症的开心散、孔圣枕中丹等，皆单用或配伍远志以治疗健忘。在《中药学》教材中，远志归类于安神药，认为其具有安神益智、交通心肾、祛痰开窍的功效。实验研究也证实远志有明显的祛痰、镇静、安眠、抗惊厥等作用。这些古今应用与实验研究都证明了《神农本草经》对远志"强志不忘"功效认识的正确性。

类似的例子还有很多，举不胜举，但可以明确历经近 2000 年，许多药物的功用认识沿用至今仍贴近临床，现代实验研究也证明了这些药物功用的有效性，且这一结果将在今后的实践中继续得以验证。实践是检验真理的唯一标准，经过长期实践所获得的真理无疑是科学的。

二、守正创新的科学态度是中药学生生不息的源泉

中药理论体系与具体的药物应用在漫长的发展过程中并非一成不变，而是在不断的创新中全方位发展，体现出与时俱进的特征，这也是中药学之所以能延绵不绝、生生不息的根本所在。

守正之"正"，具有合乎道理的、标准的、规范的等含义。中药学在悠远的历史发展过程中，形成了系统的理论体系，如反映药物基本性质和作用规律的四气五味理论，药物作用定位的归经理论，药物作用趋向性的升降浮沉理论及补泻、润燥、守走等药性理论，体现药物主要应用形式的七情和合配伍规律，强调用药有效、安全性的药物产地、采药时令、药物炮制，以及"十八反""十九畏"等。正是这一系统全面的中药理论体系，才确保了中药的蓬勃生命力。因此，中药的"守正"便是在中药理论指导下认识和应用中药。

中药理论体系从起源到形成、发展始终处于不断的革新、创造、完善之中，涉及中药的药性理论、药物分类、品种来源、药物数量，以及药物应用方法等各个领域，并诞生了一部部具有鲜明时代特征的本草学专著和一位位为中药学发展作出不朽功绩的医学、药学大家。创新始终是推动中药发展的根本动

力，且随着人类疾病谱的变化和科学技术的发展，源源不断地为中药注入创新的"源头活水"，势必将在更多的领域取得突破和进展。

因此，根植于中华大地、蕴含中国传统文化精髓的中药理论体系是中药之"正"，守正才是中药创新的根基；伴随着社会生产力、科学技术发展的中药理论与应用的发展、完善是中药之"新"，创新才是中药发展的动力。传承精华，守正创新，是让中药学延绵不绝、生生不息的根本所在。

三、中药的理论体系凝聚着博大深邃的中国古代哲学思想

海德格尔认为"科学的基础是哲学"，科学与哲学密不可分。哲学孕育了科学，科学推动了哲学的发展。马克思主义哲学就是一种科学的世界观和方法论，优秀的哲学思想可以培养出科学的思维方法。中药理论体系蕴含着极为丰富的中国古代哲学思想，尤其是辩证逻辑思维，如阴阳五行、天人相应、对立统一、知常达变、量变到质变、致中和等各种哲学思想，无一不体现在药物的治疗法则、性能、配伍、功用、主治等各个方面。

1. 中药药性理论体现了对立统一、以和为贵的哲学思想

阴阳五行学说是中国古代用以解释自然的哲学，核心是中和平衡，而人生存于自然界，必然与自然界的变化息息相关，即所谓的天人相应。同时，人体本身也必须保持平衡才会健康。如果体内的平衡受外界的致病因素作用或人体不能适应自然界的变化，则会导致疾病的发生。如风寒侵袭人体，损伤人体的卫阳而导致营卫不和，出现风寒感冒；若风寒袭肺导致肺气上逆而出现咳喘；或暴怒导致气机逆乱而肝阳上亢出现眩晕等。由此，对疾病的治疗必须扶正祛邪，并根据病邪的性质以"热者寒之""寒者热之"，以及根据病证的性质"实则泻之""虚则补之"，治疗的目的就是纠正偏差，达到平衡。从本质上讲，这也是哲学辩证法和中和思想的体现。

在中药理论中的四气五味、升降浮沉，以及补泻理论，都体现了对立统一、以和为贵的哲学思想。如以石膏的大寒之性清热泻火治疗高热不退，以附子的大热之性温里散寒治疗里寒病证。以祛邪治疗实证，以补虚治疗虚证，以毒药治沉疴，都充满了辩证用药、调和阴阳、平衡为要的哲理。应用药物应根据药物的自然属性对应人体的病证变化而有针对性地使用。如利用半夏、夏枯草夏天倒苗、枯蒌及合欢、莲花、百合、夜交藤昼开夜合等特性，结合中医对

失眠阳不入阴的认识，应用这些药物引阳入阴治疗失眠，取得良好的疗效，体现了天人相应、效法自然、应用自然的理念。

2. 七情配伍体现了致中和、和而不同的哲理

"中和"是儒家哲学中重要的思想。"喜怒哀乐之未发，谓之中；发而皆中节，谓之和。中也者，天下之大本；和也者，天下之达道也。致中和，天地位焉，万物育焉。""和"便是协调分歧，达成和睦一致，承认不同，把不同联合起来达到和谐一致。但这种和谐需要必要的条件：各种不同成分之间，要有适当的比例，这就是"中和"的本质。"中和""和而不同"的哲学思想在中药的七情配伍中体现得淋漓尽致。

配伍的目的是为了增效、稳效、兼治、监制以确保药物的有效与安全。不同的药物同处一方，和而不同，不同而和，目的就是为了中和，为了平衡。如麻黄配伍桂枝，同为辛温解表药，起到增强发散风寒的协同作用；麻黄配伍生石膏，一为辛温解表药，一为辛寒清热泻火药，两者相反相成，起到清肺平喘的作用；附子与干姜配伍，同为辛味热性的温里药，既增强回阳救逆的协同作用，又起到干姜监制附子毒性的作用。

3. 药量体现了量变到质变、知常达变的哲学思想

积少成多、量变到质变是事物发展、变化规律的哲学范畴，也是从哲学的角度要求对事物的处理必须遵循循序渐进的原则，但这种循序渐进也并非一成不变，而是需要根据具体情况灵活应对。对于疾病的治疗用药同样如此，特别是在药物的用量上。

用量在中医治病中的重要性不言而喻，有"剂量是中医不传之秘"之说。用量过小则无法起效或达不到起码的疗效；用量过大则有可能导致不良反应的发生且浪费药材，并有可能无效甚至起到相反的作用。如利尿中药猪苓的常用剂量为 5～12g，如用到 8g，6 小时内尿量可以增加 62%，但如用到 30g 则无明显的利尿作用。再如，一次性使用艾叶 20～30g，会出现剧烈腹痛、呕吐等副作用；羌活用量在 3～9g，作用随剂量的增加而增强，但当超过 12g 时作用反而下降。因此，既不能"不求无功但求无过"而用量小，又不能多多益善而随意大剂量使用，必须针对具体的病情，根据有关药物的特性和用量范围确定相应的用量。有些患者的病证确实需要较大的药量治疗，但并非一次性就可以达到，必须逐步加大用量，有一个逐渐适应而获效的过程，最终获得理想的疗效。

4. 生姜治喉痈所蕴含的丰富哲学思想

在洪迈编著的《夷坚志》上记载了生姜治疗喉痈的故事，十分生动形象地勾勒出哲学思想在药物应用中的体现。

杨立之自广府通判归楚州。喉间生痈。既肿溃而脓血流注。日夕不止。寝食俱废。医生束手。适杨吉老赴郡。二子邀之至。熟视良久曰：不须看脉。已知之。然此疾甚异。须先啖生姜片一斤。乃可投药。否则无法也。语毕即出。其子有难色曰：喉中溃脓痛楚，岂能食生姜。立之曰：吉老医术通神。其言不妄。试取一二片啖我。如不能进。屏去无害。遂食之。初时殊为甘香。稍复加至半斤许。痛处已宽。满一斤。始觉味辛辣。脓血顿尽。粥食入口。了无滞碍。明日，招吉老谢而问之曰：君官南方。多食鹧鸪。此禽好啖半夏。久而毒发。故以姜制之。今病源已清。无服他药。

仔细品味这个故事，会发现许多哲学思想体现在故事的细节之中，包括天人相应观、辩证法、中庸之道、量变到质变等，其核心就是人与自然的和谐统一，自然界的任何变化都会直接或间接地作用于人体、影响人体。中医诊治疾病的思辨过程讲究因时、因地、因人制宜，要透过现象看本质。一般治疗喉痈都以清热解毒之药为主，但本案的治疗则完全不同。患者的咽疾并非是热毒壅积所致，而是患者杨立之身处南方，喜食鹧鸪，而鹧鸪常食有毒的生半夏，体内必附生半夏的毒性，偶尔食之并无大碍，但杨立之久食鹧鸪而致使生半夏的毒性堆积，蓄积日久爆发引起咽痛溃烂。杨吉老知常达变，透过现象看本质，抓住病因，大胆投以辛热解毒的生姜而一举奏效，但也并非一蹴而就，而是要求患者每天食用几片，直至一周，最终奏效。其高明之处就在于把握住了"三因"的治疗原则，顺天应时，因人而异，自然能够药到病除。

中药中所蕴藏的中国古代哲学思想还有很多，可以这样说，中药学是集人文科学、社会科学、思维科学与自然科学于一体的学科。

第二节　古代的药学实验是中药科学性的有力证据

我国古代典籍记载了丰富的药学实验。对《本草纲目》中收录的古代药学实验进行罗列梳理发现，其中共记载有实验571项，包含药物321味，涉猎超过200本古代文献典籍，实验内容包括药物品种、品质、药效、药用、炮制、用药安全性等各个环节，实验方法囊括人体、动物，以及多种理化实验等，是古代先进的科学思维方式在药学实验中的综合体现。

一、古代药学实验内容

1. 反映药物品质

地黄"生者以水浸验之。浮者名天黄；半浮半沉者名人黄；沉者名地黄。入药沉者为佳，半沉者次之，浮者不堪"。以地黄在水中的沉浮程度判断地黄的质量好坏，虽然与现今以某一个主要成分含量的高低判断药物品质的实验相比显得原始落后，但一定程度上却更为直观而全面，毕竟某个单一成分难以涵盖整个药物的功效特点。

2. 鉴别药物真伪

如鉴别牛黄真伪，"一子如鸡子黄大，重叠可揭折，轻虚而气香者佳。然人多伪之，试法但揩摩手甲上，透甲黄者为真"。

再如鉴别三七真伪，"试法，以末掺猪血中，血化为水者乃真"。三七具有活血化瘀的功能，能促使血液流动。将其放入猪血之中，若是真三七，则血液不但不会凝固，而且会使瘀血化散，反之则为假三七。

3. 判断药物效用

以白果的祛痰作用为例。"生捣能浣油腻，则其去痰浊之功，可类推矣"。白果为祛痰定喘的要药，具有显著的祛除痰浊之功，通过白果对污垢的祛除作用来验证祛痰化浊的功效。

如枳实的解酒作用，"能败酒味，若以其木为柱，则屋中之酒皆薄也。诜曰：昔有南人修舍用此木，误落一片入酒瓮中，酒化为水也"。以生活实例验证了枳实的醒酒、解酒作用。

4. 验证用药安全性

有效安全是用药的基本要素，古代的药学实验同样体现在用药安全性上，包括药物的毒性、副作用，以及成瘾性等。

如《本草纲目》记载了曼陀罗的不良反应，"相传此花笑采酿酒饮，令人笑；舞采酿酒饮，令人舞。予尝试之，饮须半酣，更令一人或笑或舞引之，乃验也"。李时珍通过亲自尝试以曼陀罗花酿制的酒饮，验证其花具有麻痹作用，能够使人产生幻觉，具有毒性，不能随意服用。

5. 新药制备实验

虽然中药绝大多数来源于自然界，但也有少量的药物是通过提炼、合成的，其中的代表性药物便是从人尿中获取的秋石。英国学者李约瑟认为，10～16 世纪中国的医药化学家以中国传统理论为指导，从人尿中成功制备了较为纯净的雄性激素和雌性激素混合制剂，用它们治疗性功能衰弱的患者，并将中药秋石列为中国古代科技的 26 项发明之一。

秋石的出现，最早可以追溯到东汉末年，炼丹家魏伯阳的《周易参同契》上有"淮南炼秋石"的记载。沈括著《苏沈良方》，载有阴阳二炼之秋石制法，是现存最早记载有关秋石提炼方法的一本医书。《本草纲目》也记载了秋石提取的实验方法："秋石法：用童男、童女洁净无体气、疾病者，沐浴更衣，各聚一石。用洁净饮食及盐汤与之，忌葱、蒜、韭、姜、辛辣、膻腥之物。待尿满缸，以水搅澄，取人中白，各用阳城瓦罐，盐泥固济，铁线扎定，打火一炷香。连换铁线，打七火。然后以男、女者秤匀，和作一处，研开，以河水化之，隔纸七层滤过，仍熬成秋石，其色雪白。用洁净香浓乳汁和成，日晒夜露。"

尽管对于秋石是否含性激素这一争论至今尚未结束，但古人的提取精制技术无疑是经过大量实验试错，去粗存精从而形成的。可以说《本草纲目》对古代药效实验的记载几乎涵盖了现代药学研究药源、药效、安全性等各个环节，基本体现了现代药学实验的研究领域。

二、古代药学实验方法

实验方法的选择与药学实验的目的密切相关。与现在的体外实验、体内实验等相比，古代没有如此细分，但也有不同的方法，包括理化实验、动物实验、人体试验等。

1. 理化实验

理化实验主要通过观察法、测量法，或有目的地引入其他物质，借助火烧、水溶、混合等方式，鉴别药物的颜色、状态、气味、味道、质地，以此评价药物。

以琥珀为例。《本草纲目》载"惟以手心摩热拾芥为真……琥珀如血色，以布拭热，吸得芥子者，真也"。古人常通过琥珀与手心或布匹摩擦后的拾芥现象来判定琥珀的真伪。在古代传抄过程中，"拾芥"中的"芥"被认为是芥子，对此李时珍又通过实验明确，此芥非芥子，而是指草芥、禾草，并记录下"琥珀拾芥，乃草芥，即禾草也。雷氏言拾芥子，误矣"。以避免误导后人。李时珍严谨的治学态度可见一斑。

2. 动物实验

通过对动物自然状态的观察，或是以药物人为作用于动物后的表现为依据，对药物的药性功用进行评价。

如砒石"以和饭毒鼠，死鼠，猫犬食之亦死，毒过于射罔远矣"。砒石为剧毒药，利用老鼠偷食的习性，将剧毒的砒石混合在米饭中，老鼠食之则死。不仅如此，猫、狗食用这死鼠，也因之而亡，以此证明砒石具有毒性，且毒性远大于乌头（古称射罔）。

3. 人体试验

人体试验主要通过对药物作用人体的直接反应为依据，对药物的药性功用进行验证，也是古代最主要的实验方式。

以生姜为例。对于生姜，历代本草强调不可多食。为验证这种观点的正确与否，李时珍便设计了一个实验，以自己为实验对象，在一段时间内大剂量服用生姜，最终导致眼疾的发生。同时为验证这一结果的可靠性和重现性，在停药一段时间后，李时珍又反复实验了多次，结果均证实了历代对生姜观点的正确性，于是在《本草纲目》中写下"食姜久，积热患目，珍屡试有准"。从中可见，无论是实验设计、方法，还是结果均充分体现了古人思维的客观性与严谨性。

三、古代药学实验的思维方式

实验的目的在于为临床用药的有效性、安全性提供客观的依据。古代医药学家意识到药学实验的重要性，但限于当时的科技水平、实验条件、意识、认知等，只能因陋就简、就地取材，尽可能地开展相关的实验研究。从这些朴素的实验研究中，仍可发现一些规律性的端倪。

1. 活体建模

由于无法直接对人体开展实验研究，因此常以一些动物建模来模拟人体的病理状态，从而对药物的药效进行研究与验证，而这样的方式在古代早已有之。

如对于自然铜接骨疗伤的作用，《本草纲目》中载"赤铜屑主伤寒，能焊人骨，及六畜有损者，细研酒服，直入骨损处，六畜死后，取骨视之，犹有焊痕可验"，可见古人虽未直接建立病理模型，但已有目的地将动物的自然骨折损伤作为病理模型进行观察，并通过死后解剖的方式对药物的疗效进行验证与评价，与现代实验药理的思维方式十分接近。

2. 离体实验

对于不易直接观察的指标，采用离体实验，将观察的对象从整体对象分离能够更为直观地观测药物的作用，对此我国古代文献有着相应的记载与描述。

如蓝汁的解毒杀虫实验，"取大蓝汁一瓷碗，取蜘蛛投之蓝汁，良久，方出得汁中，甚困不能动。又别捣蓝汁，加麝香末，更取蜘蛛投之，至汁而死。又取蓝汁、麝香，复加雄黄和之，更取蜘蛛之，至汁而死"。将蜘蛛浸入蓝汁，观察其反应，同时还有加入麝香、雄黄等的对照，可以称为体外实验的先驱。

虽然这些药理研究方法简陋，实验设计不严密，观测指标也并不标准，但在当时的条件下，这种科学态度已属难能可贵。

3. 对照比较

药学研究中，对照思维的形成能够对药效指标形成参照，并有效避免实验过程中的安慰剂效应。这样的对照思维在古代便已形成，被古人用于对药效的评价。

如对山楂的研究，以老鸡、硬肉等不容易煮烂的食材的原料，在烹调时对加山楂与不加山楂进行前后对照，观察肉是否被煮烂，以此说明山楂消肉积的作用。

对人参、蛤蚧真伪验证中，除自身前后对照外，古人还在以口含人参、蛤蚧与不口含人参、蛤蚧形成组间对照，通过对受试者耐力的观察以评判人参补气与蛤蚧纳气平喘的作用，以鉴别药材的真伪。

或许这些简易实验中所获得的结果以如今实验的眼光看并不完善，但从历史唯物观来看却是十分可贵，表明了中药并非只是源于经验的传承，同样注重实践和实验，具备了扎实的药学实验根基，折射出古人以科学的眼光对待问题、思考问题、解决问题的能力。正如李时珍在《本草纲目》所言"医者贵在格物也"，不能"以先入为主"，正是一代代医家科学严谨的态度，使得这些从实验获知的结果仍然有效地指导着我们对相关药物的认识与应用，这正是中药科学性的有力佐证。

第三节　源于现代科学技术的中药现代突破性研究进展

随着现代科学技术的发展，中药现代研究无论在广度和深度上都取得了举世瞩目的成就，包括传统中药的创新、创新中药的研发利用、名贵中药人工替代品的研究与应用、中药标准的制定与执行等。

一、传统中药的创新

中药有着丰富的临床应用历史，其功效经过实践的检验和证实。但由于历史阶段不同、科技发展程度不同及认识水平的限制，某些中药的应用并未达到最好的效果。随着现代科学技术的进步，越来越多的中药在古代本草文献和临床应用的启发下，结合当代的研究成果，焕发绚丽的光彩。

1. 大黄传统功用的现代诠释

大黄药用历史悠久，始载于《神农本草经》，具泻下攻积、泻火解毒、凉血止血、活血化瘀、清利湿热等功效，是在中药组方中应用范围最大、使用频率最高的几种重要中药之一，为"中药四维"之一。

（1）大黄泻下通便、清热活血等功效的现代研究与应用：根据大黄通里攻下、清热泻火、活血祛瘀的功效，应用大黄治疗诸如急性阑尾炎、肠梗阻、胆囊炎、胆结石等急腹症，获得了良好的效果。不但对大黄的泻下作用有了进一步的认识，而且证实了大黄的抗菌、消炎、促进血液循环、使炎症加速吸收的作用。

（2）大黄凉血止血功效的现代研究与应用：根据大黄凉血止血的功效，现代研究发现其能有效治疗上消化道出血，实验研究也发现大黄能缩短凝血时间，促进骨髓制造血小板能力，并能改善毛细血管脆性，而具有较好的止血作用。

（3）大黄利湿退黄功效的现代研究与应用：大黄具有清利湿热、利胆退黄的功效，可用于湿热黄疸，以及其他胆道疾患的治疗，著名的茵陈蒿汤中就有大黄。现代实验研究发现，茵陈与大黄同用，降低黄疸指数的效果较单用茵陈为捷。大黄又能利胆，可促进胆汁分泌，并使胆红素和胆汁酸的含量增加，显著降低奥狄括约肌的紧张性，并加强胆囊收缩。因此，现代常用大黄治疗急性胆囊炎、胆石症等胆道疾病。

（4）大黄活血祛瘀功效的现代研究与应用：大黄不但能止血，且有显著的活血祛瘀功效。现代临床常用大黄治疗代谢性疾病，如高脂血症、肥胖等。研究发现大黄能调节血脂、降低血清总胆固醇、改善血液黏度等。

古云大黄能"荡涤肠胃，推陈致新"。大黄的现代研究取得了喜人的进展，众多研究成果与前人对大黄的药性理解运用相互印证，正是在现代科学技术的层面上诠释了大黄的"推陈致新，调中化食，安和五脏"。

2. 黄连治疗糖尿病

黄连始载于《神农本草经》，为泻火解毒、清热燥湿的代表药。现代研究发现其具有多种药理作用，尤其是近年来黄连及其有效成分治疗糖尿病的研究取得较大的突破。

现代科学家根据《新修本草》关于黄连"味极浓苦，疗渴为最"的记载，结合《素问·奇病论》中对于脾瘅的论述："脾瘅……此肥美之所发也，此人必数食甘美而多肥也。肥者令人内热，甘者令人中满，故其气上溢，转为消渴。"认为消渴是由脾瘅转化而来，肥胖–脾瘅–消渴是 2 型糖尿病发展过程中的三个阶段，其中脾瘅的核心病机是中满内热，并依据张子和提出的"三消当从火断"的观点，根据糖尿病不同阶段、不同表现使用不同剂量的黄连治疗，并取得了显著的疗效，并在实验研究中得到证实。

3. 白果与银杏叶

中药白果为银杏的成熟种子，最早记载于《日用本草》。银杏叶为银杏的干燥叶，其入药主要源于现代研究的结果，成为当前治疗心脑血管疾病的主力军。

在我国公布执行的 2000 年版《中华人民共和国药典》（一部）中，银杏叶已作为法定药物被载入，谓其性味甘、苦、涩、平，归心肺经，有活血化瘀和养心的作用。现代研究发现银杏叶能扩张冠状动脉、改善心肌供血、防治心绞痛及心肌梗死；可以抑制血小板聚集、预防血栓形成、降低血脂。因此，临床上常用于冠心病、心肌缺血、心绞痛、高血压、高脂血症等病的预防和治疗。此外，银杏叶可有效清除有害的氧化自由基，提高免疫能力，具有防癌、抗衰老功能。目前国内上市的口服银杏叶制剂很多，包括片剂、胶囊、软胶囊、滴丸、口服液、滴剂、酊剂、分散片、颗粒等。在心血管疾病发病率较高的美州、欧洲等范围内至少有 130 多个国家在销售银杏叶提取物制剂。目前中国已成为全球第一大银杏叶提取物生产国，我国银杏叶创新药物的研发也已超越德国和法国。

从银杏（白果）的古代应用到银杏叶制剂的现代研发、广泛使用，是中药不同药用部位新药研究的代表，也是传统中药创新的代表。传统中药的新用，以及以现代科学手段诠释传统中药的成果还有很多，有着光明的前景和未来，可以真正做到守正创新，让古老的中药焕发新生。

二、创新中药的研发应用

疾病谱的不断变化、对中药需求的增长、现代科学技术的运用为中药的创新带来了新的机遇。新药用部位的发现、组分中药的诞生、新的中药提取物的涌现、新的制药技术的发明应用等，带来了创新中药研发应用的热潮，并催生出一批具有原创性的中药新药。

1. 薏苡仁提取物抗肿瘤

薏苡仁为禾本科多年生草本植物薏苡的成熟种仁，具有利水渗湿、清热、除痹、排脓的功效，也是我国传统的药食两用品种。这样一味古老的药物，在当代科学家的全力研究下，成功从中提取出抗肿瘤的有效成分，研制出抗癌新药——康莱特。

康莱特的主要抗癌活性成分是薏苡仁甘油酯，是运用超临界二氧化碳萃取等技术，从薏苡仁中提取分离而成的。研究发现，康莱特为双相广谱抗癌药，既能高效抑杀癌细胞，对多种移植性肿瘤及人体肿瘤细胞移植于裸鼠的瘤株均有较明显的抑制作用，又具有一定增强免疫功能的作用和镇痛效应，可缓解癌痛；对放疗、化疗有增效、减毒作用，适用于非小细胞肺癌和原发性肝癌的辅助治疗，联合放、化疗对结直肠癌、胃癌、胰腺癌、乳腺癌均有一定的疗效。

药物研制成功以后，科研团队为了推广康莱特的应用开展了艰苦卓绝的工作，克服了包括资金、沟通、病例选择、临床用药等各项工作。终于在 2015 获批美国食品药品监督管理局认可，成为首个在美国进入三期临床的中药注射剂产品，极大地扩大了中医药的国际影响力，向世界展示中医药学的科学价值，对引领中药国际发展方向及带动中药产业发展具有重大意义。

2. 红曲与血脂康

红曲古称丹曲，为曲霉科真菌紫色红曲霉菌丝体及孢子，经人工培养使菌丝在粳米内部生长，最终整个米粒变为红色所得的制品。在我国红曲很早就被广泛应用于食品着色、酿酒、发酵等，同时其也是一味具有较好药效的中药。朱丹溪《本草衍义补遗》中记载以红曲酿酒而有"破血行药势"之功；李时珍在《本草纲目》认为红曲"消食活血，健脾燥胃，治赤白痢下水谷"。目前认为红曲味甘、性温，具有活血化瘀、健脾消食、化痰祛湿、温中止痢功效，主治产后恶露不尽、瘀滞腹痛、食积饱胀、跌打损伤等症。

随着现代人生活水平的提高，人们的饮食结构发生了极大变化，从而导致疾病谱发生变化，其中代谢类疾病呈现高发态势，特别是糖尿病、高脂血症成为常见病、高发病。目前用于治疗高脂血症的一线药物是他汀类药物，而红曲霉素则是天然他汀类药物的代表。

随着他汀类药物的上市，我国科学家对红曲米也进行了深入研究，从中药红曲中提炼精制而成的血脂康胶囊等药物，是我国具有自主知识产权的国产天然调脂药物，被誉为"血管清道夫"。其具有调脂、降糖、保护心肌、调节免疫功能、降低血压、抗炎、抗氧化、保护内皮细胞和解毒等作用。研究显示，长期服用血脂康除可有效减少冠心病死亡和非致死性心肌梗死发生外，还可减少脑卒中的发生，并使肿瘤死亡危险及发生率降低。血脂康对此类疾病具有综合调理和治疗干预作用。

血脂康保留了传统中药本质，治疗冠心病等心血管疾病安全有效，并以其主要有效成分洛伐他汀的含量为质控指标，保留了明确的有效成分，作用机制清楚、质控指标严格、疗效稳定，运用了先进生产工艺，采用了卫生、安全、方便的剂型。

古代文献的记载与现代药理药化、疾病机制的研究相结合，血脂康胶囊的研发成功，也为中药制剂的开发拓展了新的应用前景。

3. 砒石与三氧化二砷

砒霜为砒石经升华而成的三氧化二砷精制品。因砒石毒性剧烈，被列为国家管控药品。砒霜是一味可以用于治疗顽疾、挽救生命的药，历代文献对此都有记载。目前认为，砒霜外用具有蚀疮去腐、攻毒杀虫、止痒的作用，用于治疗疥疮、顽癣、银屑病等顽固性、难治性皮肤病；内服具有劫痰平喘、涌吐、杀虫、截疟的作用。但因毒性而被管控，临床上少有应用。

令人可喜的是剧毒药物砒霜在现代获得了新生。我国医药科学家对其开展了化学成分、药理作用，以及炮制、临床应用的全方位研究，特别是其被应用于治疗癌症的研究，取得了举世瞩目的成就。

20世纪70年，张亭栋教授从民间治疗癌症的有效验方中得到启示，研制出以亚砷酸为主要成分的癌灵注射液，将其应用于白血病患者的治疗，尤其对急性早幼粒细胞白血病患者效果最好。使剧毒的砒霜化毒为宝，成为治疗白血病的新型药物。随后，我国科学家王振义、陈竺等就其机制进行深入研究，首次发现砷剂能诱导、分化急性早幼粒细胞，并使癌细胞凋亡，从细胞和分子生物学角度阐明了其作用机制。随着系列研究的进行和相关论文在国际权威杂志上的公开发表，中国科学家应用砒霜治疗白血病的研究成果在国际上引起轰动。如同青蒿素一样，三氧化二砷也是从中药中提取出来的，在研究中均采用现代科学方法，使古老的中药焕发新生，表明了中药的巨大潜力。

传统中药侧重于药物的自然属性对临床用药的指导，现代药学研究侧重于有效成分的标准化。传统的单味中药成分复杂，难以明确有效成分，更难以建立质控标准，致使其未能得到广泛认可，发展也进入瓶颈期。诸如从薏苡仁提取物中研制的康莱特，从红曲中制备的血脂康，从砒石、雄黄中提取出三氧化二砷，以及银杏叶制剂、雷公藤多苷、虫草制剂等，均属于运用现代科技手段与传统中医药理论和实践相结合而开发出的新型中药。这些药物有效成分相对明确，作用机制清楚，有一定的临床证据证实其有效性和安全性，从而被中西医临床医师接受。因此，创新中药的研制是中药现代化的发展方向，也是中药科学性在现代的体现。

三、名贵中药人工替代品的研究与应用

中药的来源为天然动物、植物、矿物。但由于不可抗拒的自然因素，以及过度使用，致使生态系统改变，许多可以药用的物种已变成濒危物种和渐危物种，从而影响临床用药，部分药物已经退出中药领域。因此，保护濒危药用动植物资源是大势所趋，也是中药本身发展、用药的需要。通过改变依赖于直接利用资源换取低成本的生产方式，既保护中药资源又确保临床用药的需求，是中药发展的方向。名贵中药的人工替代品研究已经取得一定成效，也是中药现代化的成果之一，是中药科学性的另一种体现。

1. 牛黄与人工牛黄

牛黄始载于《神农本草经》，用于治疗热病神昏、谵语、惊厥抽搐、中风痰迷、癫痫发狂等疾病。作为一味十分珍稀的名贵药材，虽然作用显著，用途广泛，且是安宫牛黄丸、至宝丹中的主药，但因天然牛黄来自个别病牛体内的胆囊结石，靠宰杀黄牛获取牛黄的概率只有1‰～2‰，产量甚微，故有"千金易得，牛黄难求"之说。国家明文禁止使用进口牛源性材料（包括天然牛黄）制备中成药，使天然牛黄供需缺口进一步扩大，难以满足临床用药的需要，人工牛黄随之应运而生。自1972年国家药品监督管理部门陆续批准了3个牛黄代用品，即人工牛黄、人工培植牛黄或体外培育牛黄。

人工培植牛黄：人工培植牛黄是利用活牛体，以外科手术的方法在牛的胆囊内插入致黄因子，使之生成牛黄。由于人工培植牛黄是在与天然牛黄相同的特定生态因素条件下形成的，经测定其理化特性、性味、色泽、药效成分含量等与天然牛黄无明显差异。但体内培植牛黄不易规模化生产，仍不能满足牛黄的需求。

体外培育牛黄：体外培育牛黄是根据胆红素钙结石体内形成的原理和生物化学过程，应用现代生物工程技术，在体外牛胆囊胆汁内模拟体内胆结石形成的生物化学过程，培育牛胆红素钙结石。采用电镜扫描、红外光谱法、紫外分光光度法等检测体外培育牛黄的性状、结构、成分和主要成分含量，结果显示均与天然牛黄相似。

人工牛黄：由牛胆粉、胆酸、猪脱氧胆酸、牛磺酸、胆红素、胆固醇、微量元素等参照天然牛黄的已知成分配制而成。因价格产量等因素，国内大部分厂家在生产含有牛黄的中药制剂中，多采用人工牛黄代替天然牛黄入药。

天然牛黄、人工培植牛黄与人工牛黄三者在化学成分、药理作用上有较大的相似性，但仍有一定的差异。其中，体内培植牛黄和体外培育牛黄因为在化学成分、药理作用、临床疗效方面接近于天然牛黄，因此可以作为天然牛黄的替代品；而人工牛黄虽然在成分上与天然牛黄相比有较大的差异，但由于合成工艺相对简单，产量大，价格便宜，虽然不能完全替代天然牛黄，但可以在某些中成药中替代天然牛黄使用。因此，对于人工牛黄的不同品种可以根据病证治疗和制剂需要灵活选用。

牛黄替代品的研究还在进行中，应聚焦于疗效、成本、生产等方面，使之真正能满足临床应用的需要并发挥与天然牛黄相似的功用。

2. 麝香与人工麝香

麝香为鹿科动物林麝、马麝或原麝成熟雄体香囊中的干燥分泌物。《本草纲目》云"麝之香气远射，故谓之麝"。

我国是麝香应用大国，由于长期猎麝取香，资源严重不足。近年来我国麝类动物数量急剧减少、现存野生麝类已濒危，2003 年被列为国家一级保护野生动物。因长期不能满足供给，曾造成部分经典中成药品种减产或停产。由此开辟了增加麝香供应的研究，一方面通过麝的人工养殖，用手术取香法，直接从香囊中取出麝香仁，制备麝香；另一方面是开展人工麝香的研究。

从 20 世纪 70 年代起，国家组织全国科研力量开展人工麝香的研制。科研团队在阐明天然麝香的化学组成、结构及相对含量的基础上，遵循中医药理论，通过建立药理学模型，确定药理学指标以评价天然麝香功效。合成了重要原料麝香酮，研制出天然麝香中关键药效物质的替代品——芳活素、海可素等，设计出独特的人工麝香配制处方，成功研制出人工麝香。通过多家医院的临床研究表明人工麝香与天然麝香的功能近似，疗效相似，且未发现明显的不良反应，终于在 1993 年获得中药一类新药证书。

人工麝香的研制前后历时 20 年，跨部门、多行业联合协同攻关，实现从实验室到市场、从小规模到大规模的发展之路。人工麝香问世后，产生了巨大的社会效益、经济效益和生态效益。统计显示，目前我国总计有 760 家企业生产销售含麝香的中成药 433 种，其中 431 种完全用人工麝香替代了天然麝香，人工麝香的替代率达到 99% 以上。自成果推广以来，已提供人工麝香约 90 吨，据测算，相当于少杀 2600 万头麝，有效地保护了野生麝资源，为我国生态环境可持续发展作出巨大贡献。同时，从根本上解决了天然麝香长期供不应求的矛盾。

人工麝香作为濒危动物药材麝香的替代品，是珍稀动物药材代用品研究的重大突破，为其他珍稀动物药材的应用开辟了一条重要的新途径，为其他科研成果推广创立了可借鉴的模式，促进中医药事业可持续健康发展。一些类似于牛黄、麝香等人工替代品的药物研究如人工羚羊角、人工熊胆粉等目前正在进行。这种在遵循传统中药功用认识的基础上，运用现代科学技术开展中药现代化的研究，既是中药科学性的有力体现，又为一些名贵药材、紧缺药材的研发提供了思路和途径，显现出广阔的前景。

综上所述，中药学是科学的，这种科学性体现在其独立完整的理论体系、悠久而从未断流的应用历史、丰富深邃的哲学思想、古代朴素的药学实验和中药的现代化研究。

四、中药标准的制定与实行

中药的应用从中药材到中药饮片再到中成药，涉及中药的种植、采集、鉴定、炮制、制剂等各个环节。1963 年版《中华人民共和国药典》收载中药，标志着中药标准化的开始。2010 年，全国中药标准化技术委员会成立，负责相应中药标准制定。

中药标准化包括中药材标准化、中药饮片标准化和中成药标准化。

1. 中药材标准化

药材质量的关键首先是源头监管。2017 年国家制定的《中华人民共和国中医药法》明确要求加强对中药材生产流通全过程的质量监管以保障中药材的质量安全。早在 2002 年，国家有关部门就制定了《中药材生产质量管理规范（试行）》（GAP），2022 年国家药品监督管理局、农业农村部、国家林业和草原局、国家中医药管理局共同发布了《中药材生产质量管理规范》。根据 GAP 建立中药材生产基地，必须按照《中药材生产质量管理规范》要求，做到生产基地化、品种标准化、栽培组合措施最优化、采收加工科学化、名优药材商标化、生产流通全过程无害化、产供销一条龙等，提供优质和绿色的药材。在检测方法上，建立中药材指纹图谱这一国际公认的药物质量控制的有效手段，以全面反映中药所含化学成分的种类与数量，识别真伪，辨认优劣，确定其质量和疗效。

2. 中药饮片标准化

中药饮片质量的好坏直接影响其具体应用，涉及相关成分含量、药物炮制工艺，以及药物流通等多个环节。

对于中药饮片的质控，学者运用多种现代分析方法，从来源、产地、性状、显微特征和化学成分，以及药理学、毒理学等方面开展多学科的综合研究。其中，对药物相关主要成分进行检测，运用中药指纹图谱技术，把化学成分与药效作用联系起来，以有效成分（或限量成分）为指标，建立能真实反映饮片优劣的质量标准。

炮制是中药应用前的必要环节。在炮制中，应规范中药饮片名称，明确中药饮片的来源、药用部位及具体的炮制工艺，在质量标准中增加对炮制前后饮片鉴别的标准，从有效成分、毒性成分或指标成分的含量测定、浸出物、杂质、水分、灰分、重金属的测定及卫生学检查等方面加以控制。

中药饮片必须由符合 GMP 的企业生产，确保饮片的质量，减少流通环节，从符合 GMP 条件的生产企业进货，同时流通企业实施《药品经营质量管理规范》（GSP）管理，对中药饮片实行分级管理。

3. 中成药标准化

我国于 1985 年正式实施《中华人民共和国药品管理法》和《药品生产质量管理规范》，而同年颁布的《新药审批办法》第一次将注册类别区分为中药类和西药类，并对中药注册分类进行了规定，建立了一套中药注册要求。2020年发布了《中药注册分类及申报资料要求》，中药注册按照中药创新药、中药改良型新药、古代经典名方中药复方制剂、同名同方药等进行分类，其中前三类均属于中药新药。这些法规的出台，为中成药的发展提供了强有力的制度保证，促进了中成药的研发、生产。

中成药的研发有一套系统的标准，包括临床前的原药材来源、加工及炮制、提取方法、剂型选择、处方筛选、制备工艺、检验方法、质量标准、稳定性、药理、毒理、动物药代动力学研究等。在完成这些研究以后，获得国家相关职能部门的审批后可进入临床研究，并根据临床研究结果进行评判，获批后方能进行生产、销售，并持续开展上市后研究。为保证中药的安全有效、质量稳定，采用现代生产工艺及先进的分析手段，在中药研制、生产、经营、使用等环节实施严格控制。

运用现代科学技术和传统中药研究方法开展中药科学技术研究和药物开发，建立和完善符合中药特点的技术评价体系，体现中医药理论，突显中医药特色，实施真正利于我国中药发展的标准化，促进中药传承创新。

参 考 文 献

1. 刘双利，姜程曦，赵岩，等 . 防风化学成分及其药理作用研究进展[J] . 中草药，2017，48（10）：2146-2152.

2. 王雅芳，李婷，唐正海，等 . 中药黄芩的化学成分及药理研究进展[J] . 中华中医药学刊，2015，33（1）：206-211.

3. 刘露，冯伟红，刘晓谦，等.中药远志的研究进展［J］.中国中药杂志，2021，46（22）：5744-5759.

4. 李孝全，莫静欣.中药大黄对重症急性胰腺炎肺损伤大鼠肺泡巨噬细胞凋亡的影响［J］.中国免疫学杂志，2020，36（15）：1839-1843.

5. 朱有光.中药大黄止血作用的研究进展［J］.临床和实验医学杂志，2008（1）：138-139.

6. 邱颂平.大黄的药学和临床研究［M］.北京：中国中医药出版社，2007.

7. 唐春丽，陆梅元，农必华，等.大黄不同炮制品对高血脂症大鼠的实验研究［J］.中华中医药学刊，2021，39（3）：17-21.

8. 王松，赵林华，周源.仝小林教授谈黄连的量效毒［J］.世界中医药，2014，9（10）：1325-1327.

9. 张鹏飞，廖丽君，邓祯，等.银杏叶提取物的药理作用及其临床应用研究进展［J］.辽宁中医杂志，2017，44（2）：426-429.

10. 李晓凯，顾坤，梁慕文，等.薏苡仁化学成分及药理作用研究进展［J］.中草药，2020，51（21）：5645-5657.

11. 夏玲红，孙黎，王玉洪，等.血脂康临床应用研究进展［J］.医药导报，2018，37（S1）：56-58.

第六章
中药学自然属性中的思政元素

自然是孕育中药材的温床，自然界中的风火雷电、山川江河、四季更替，推动了药用动植物的生、长、化、收、藏。土壤中的养分、水分、温度、湿度，以及环境的气温、光照等因素直接影响了药物的生长规律、药材性状，也对药物的药性与功用有着显著影响。我国幅员辽阔，自然条件不一，包括药材在内的农作物具有鲜明的地域和环境生长特征，由此形成了特有的、能体现药物质量、疗效的"道地药材"概念和"一方水土养一方人"的生活习性。由此要求人类必须尊重自然、敬畏自然。

但人类藐视自然，甚至破坏自然、危害环境和生态文明的现象古今皆有，并因此损害了人类自身的健康。这种现象同样发生在中药材的种植、生长、采挖、应用中，严重影响了药材的质量、临床用药的疗效与安全，破坏了中药的声誉。

其实，远在先秦时期，我们的先人就已经发现，无论自然、社会还是人生，都有时有位，这就是所谓的"尊时守位"思想，是中华民族优秀传统思想文化的一个重要部分，也是中国人民自古以来敬畏自然、应用自然、保护自然的一种体现。其包含着道法自然、天人合一的哲学思想，同时也是提高药材质量和保护药材资源的重要保障。

思 政 目 标

1. 通过了解自然环境、气候、植物生长习性和中药功效之间的密切关系，感受自然的力量，感恩自然的馈赠，感悟人与自然是生命共同体，形成敬畏自然的理性态度。

2. 通过学习道地药材产区的不断发展、中药品种的新发现、科学合理的中药种植模式等案例，树立效法自然、合理开发自然的意识。

3.通过学习药用动植物的生态修复功能、中药生态种植的方式等案例，从源头上重视药材的生态保护，响应国家保护生态、振兴乡村的发展战略。

第一节　观察自然，顺应自然

通过观察，人们发现自然界的动植物在生长时间上具有季节昼夜节律，在地域上具有分布规律，质地形态各异而又彼此联系，既有共性又有个性。药物的生长同样如此，医药学家们借此推导出药物的药性、功用规律，并进一步明确采摘中药与应用中药的相关性。从观察自然到顺应自然，这是善思、勤劳、实干等美德结出的硕果，也是尊重自然的体现。自然对于这份尊重的回馈就是将那些天地间的药物用于疾病的防治，庇护人类的健康。

一、四季更替与昼夜晨昏

远在先秦时期的古人发现，无论自然、社会还是人生，都有时间节律，要尊时而行。《周易》云："时止则止，时行则行，动静不失其时，其道光明。"动植物不同时节的生长规律赋予了其独特的药性功用，医家对于药物的采摘与应用也应尊时而行，做到生长有时、采摘有时和用药有时，使本草诸药发挥最佳效用。

1. 生长有时

春生、夏长、秋收、冬藏，是自然界各类植物普遍的生长规律，昼出夜伏也是大部分动物所具有的昼夜节律。正是阴与阳的对立和统一、消长和转化造就了自然规律，同时也赋予了各类药用动植物不同的阴阳之气和寒热禀性，入药后就拥有了以偏纠偏、平衡机体的作用，这即人与自然是生命共同体的一种生动体现。

（1）早春而生助升发：春季温度回升，日照延长，大部分植物开始萌发生长，还有部分植物则"早春而生"甚至是"先春而生"，它们较其他植物更早地进入萌芽、开花的早春状态，具有明显的"升发之性"。

药食两用的韭菜是早春药用植物的代表。其为宿根类植物，根须粗壮发达，蕴藏阳气，地上部分被剪后，仍具有旺盛的生长力。春季的韭菜一般可以收割3茬，许慎在《说文解字》中也提道："一种而久者，故谓之韭。"韭菜得早春阳气，先春而发，其叶、子、根均可食用入药。韭根性温味辛，韭子性温味甘，可温肾助阳，又可行气散瘀。韭菜得初春的升发之性，禀香辛之气，被赋予了行气解郁醒神的作用，可用于疲倦困乏的春困之症。同样，薄荷也是一种宿根类植物，根茎宿存越冬，早春时节即生苗、萌芽。如李时珍所言："二月宿根生苗，清明前后分之。"薄荷性凉，但其味辛而散，质轻而浮，亦得早春之阳，具有升发之性。李时珍援张元素之言："薄荷辛凉，气味俱薄，浮而升，阳也。故能去高巅及皮肤风热。"因此，薄荷具有向外发散风热，向上利咽、清利头目的功效，同时还可疏肝解郁。

辛夷较之前两者更为特别。其在早春时节开花，先开花后长叶，故又有"望春花"的别名。辛夷花蕾挺立于树枝之顶，质轻升浮，得早春清阳，故李时珍言："辛夷之辛温走气而入肺，其体轻浮，能助胃中清阳上行通于天。所以能温中，治头面目鼻九窍之病。"辛夷性温而辛，可疏散风寒，又善通鼻窍，是一味治疗鼻渊头痛的要药，尤善治疗风寒外感所致的鼻塞、流涕、头痛。

（2）凌冬不凋禀寒凉：到了冬天，多数植物因日照稀少、气温低下而完全进入休眠状态，但也有少数植物不畏严寒，顽强生长，中药中的忍冬、麦冬、款冬花就具此特性。麦冬与忍冬、款冬花之名的由来，皆与其"凌冬不死"的生长习性有关，三者均禀秋冬寒凉之性。

忍冬性寒味甘，以干燥枝茎入药的忍冬藤具有清热解毒、疏风通络的功效，可用于温病发热、热毒血痢、痈肿疮疡、风湿热痹、关节红肿热痛；其花入药，即为金银花，是解热毒、清暑热的要药。

麦冬须根前端或中部常有膨大的纺锤形块根，其块根圆润饱满呈梭状，如同成熟的麦子，故曰"麦"。膨大的块根富含营养，可助麦冬越冬而生，其味甘而具有补益作用，性微寒而味甘美，故麦冬入药可养阴生津，治疗阴液不足的病证。

款冬花不仅是凌冬不凋，其还可在数九寒冬之际凌冬绽放。款冬花发于冬令，虽雪积冰坚，其花独艳，表明其体内蕴藏温热之性。其药用部位为地下未开放的花蕾，多在寒冬季节采挖，而禀地下清润之性。因此，款冬花是一味既能辛宣温散又能清润降逆的药物，且单归肺经，功善止咳，可应用于一切咳嗽，被誉为"古今方用治嗽之最"。凡咳嗽无论新病、久病、内伤、外感、寒性、热性皆可选用。

（3）冬夏夜昼阴阳观：夏季温度与日照进一步升高和延长，水分较为充足，植物进入生长旺盛期，如石菖蒲、艾叶等。但也有例外的植物，到了盛夏反而出现休眠的现象，人们将其称为"夏眠"，即植物到春夏交替时开始缓慢生长，到夏季完全停止生长，甚至地上部分枯死，待秋冬之季，夏眠植物又重新恢复生长。这些夏眠植物中夏枯草最为特别，全株完全枯萎，故独享夏枯其名，其别名"六月干"也由此而来。另有半夏一药，其植物亦为夏眠植物。

这两味药中，半夏属温化寒痰药，夏枯草为清热泻火药，但二者均有引阳入阴的特性，在临床上常配伍使用治疗失眠。失眠的核心病机为"阳不入阴"，夜间阳气应渐归于里，与阴相合，此时人的兴奋降低，即进入休息睡眠状态；若阳不入阴，就会使人处于兴奋状态，不易入睡。治疗上除了针对病因选药以外，必须针对其病机而引阳入阴。夏枯草、半夏，冬至禀一阳而生，夏至逢一阴而枯，但是枯萎并不是它真正的死亡，其只是由生长状态进入休眠状态，由阳入阴，将象征蓬勃生长的纯阳之气由地上引入地下，韬光养晦，至冬则涅槃重生，故可"引阳入阴"，治疗"阳不入阴"所致的失眠不寐。

除夏枯草与半夏之外，中药中还有许多具有"引阳入阴"功用的药用植物，其花、叶、藤随着昼夜变化可以表现出昼开夕合、朝挺暮垂、日密夜疏的节律性。古人也发现了这样的规律特点，如《本草崇原》载百合"昼开夜合，故名夜合花"，《本草图经·木部》载合欢"其叶至暮有关，故一名合昏"，而夜交藤之名亦与其"藤蔓夜交"有关。这样的生长特性反映在其功效上也具有一定的共性，都能够安神用于不寐的治疗。这与前文提及的"夏枯冬生"的半夏、夏枯草一样，百合、合欢、夜交藤等也均具有引阳入阴的功效。当代有医家根据花生叶"昼开夜合"的生长特性，通过实验研究，证实其确有引阳入阴安神之效，在临床上用于不寐的治疗。

动植物的四季生长习性和昼夜生活规律与中药的药性功用之间存在密切的联系，这既是古时医药学家认识中药功效的一个重要途径，又验证了"人与自然是一个整体"这一重要理论，其中蕴藏着生灵顺应自然、法于自然的生存之道。因此，对药物的认识必须根据四季气候和昼夜节律的变化，以顺应自然规律。

2. 采药有时

"三月茵陈四月蒿，五月砍来当柴烧。春秋挖根夏采草，浆果初熟花含苞。"中药的采摘需要把握好最佳时节，方能发挥最佳药效。所以中药的采收也有"尊时"之说。如孙思邈在《备急千金要方》中论述："早则药势未成，晚则盛势已歇。"李东垣则言"根叶花实，采之有时……失其时，则气味不全"。民间素有"当季是药，过季是草"之说。这些宝贵经验，已经被长期实践所验证，其本质也符合"尊时"之理。

（1）霜后采桑清润佳：大部分叶类中药的采收多在植物光合作用旺盛期进行，即在开花前或果实未成熟时采摘。此时正当植物生长茂盛阶段，性味齐全，药力雄厚，适于采收。《本草备用》中记载桑叶"以五月五日，六月六日……采者佳"，其中"五月五日""六月六日"皆为重日，即月份与日期相同。古人认为这样的日子乃是天地交感之日，同时这两个日子也恰逢夏季植物生长旺盛之期，此时桑叶生长最为茂盛，适合采收。但作为药用，其在后文中又写道："立冬日，采者佳。"《本草图经》中也记载桑叶"又十月霜后，三分二分已落时，一分在者，名神仙叶"。可见桑叶确可在茂盛时采摘，但霜降与立冬之间采摘的桑叶药效最佳。

霜降是秋季中最后一个节气，此时已是晚秋之际，天气渐冷，开始降霜，我国大部分地区进入寒冷、干燥的气候环境。正是因桑叶自身的柔润之性，使之能抵抗干冷的气候而不凋不落，故而"桑叶经霜者佳"，清润之效更好。立冬则表示冬季的开始，在农业生活中，此时大部分农作物都已收割完毕，需要存储起来。桑树并不似麦冬、忍冬能够四季不凋，在秋末之时桑叶仍会落叶归根，立冬之后桑树之叶大多凋零，故药用桑叶的最佳采收时间应当在霜降至立冬之间。

农谚云"霜打的蔬菜格外甜"。由于深秋降温，导致植物光合作用减弱，有机酸的合成得到抑制，从而使植物体内有机酸逐渐被消耗，另一部分则转变成芳香酯，使蔬果涩去甜来。这使得桑叶等作物经霜打后更添一份清润甘养之性。霜桑叶清降柔润而具润肺止咳之功，善治燥咳、干咳，既可配伍应用又可单味使用，如将桑叶与冰糖一起煎膏服用。

此外，古人养蚕多以春蚕、夏蚕为主，蚕食桑叶方能吐丝结茧。春夏之季，桑叶生长茂盛，为养蚕提供了丰富的物质保障。此时若大量采收桑叶作为药用，又势必影响养蚕，故药用桑叶多取用霜桑叶、冬桑叶，而少用新桑叶或嫩桑叶，体现出我国古代注重物候节气、趋利避害的自然观。

（2）冬麻春麻质不同：根茎类药物一般在秋冬季节植物地上部分将枯萎时

及春初发芽前或刚露苗时采收，此时根或根茎中贮藏的营养物质最为丰富，通常有效成分含量也比较高。如以干燥块茎入药的天麻，《中华人民共和国药典》（2020 年版）明确其采摘时间为"立冬后至次年清明前采挖"。

天麻在我国虽然有 2000 多年的应用历史，但因对天麻植物学特征和生长发育习性不清楚，古代和近代一直未实现天麻人工栽培，仅靠采挖野生资源供药用，只有天麻长出地上茎苗后才易被发现，这也导致历代本草记载的天麻采集时间跨度大，且主要集中在春、夏、秋三季，唯独不见冬季，皆因此时地上苗已枯萎，较难发现。如南北朝《名医别录》"三月、四月、八月采根"。宋代《本草图经》"二月、三月、五月、八月内采"。宋代《证类本草》"五月采根"。明代《本草蒙筌》"秋月采取，乘润刮皮"。李时珍亦指出历代本草所载的天麻采摘时间与当时不符，"但本经云三月、四月、八月采根，不言用苗。而今方家乃三月、四月采苗，七月、八月、九月采根，与本经参差不同，难以兼著，故但从今法"。李时珍认为这种差异与采摘部位不同有关，遵从七月、八月、九月采根之说。1911 年，日本学者草野俊助发现了天麻和蜜环菌的相互共生关系。之后，我国在 20 世纪 50 年代开始研究天麻的栽培方法，至70 年代则开始大量栽培种植天麻，此时对于天麻的最佳采摘时间转变为冬季。如《药材资料汇编》载："采掘季节，分春冬两季。在二、三月间雪融苗抽……称为春麻……立冬前挖掘，肉结体重……称为冬麻。"并认为"因冬麻在起土时间，苗叶已枯，精力集中于地下根部，认是佳品"。《中华人民共和国药典》（1963 年版）："天麻，冬、春两季采挖，冬季采者质量优良。"人们根据天麻不同的采收期分为春天麻和冬天麻两种商品规格。但普遍认为冬天麻比春天麻质量优，目前市场也以冬麻为多，春麻已较为难寻。

北宋科学家沈括在《梦溪笔谈·药议》中曾对根茎类中药的采摘有过一段精彩描述，"古法采草药多用二月、八月，此殊未当。但二月草已芽，八月苗未枯，采掇者易辨识耳，在药则未为良时。大率用根者，若有宿根，须取无茎叶时采，则津泽皆归其根。欲验之，但取芦菔、地黄辈观，无苗时采，则实而沉；有苗时采，则虚而浮。其无宿根者，即候苗成而未有花时采，则根生已足而又未衰"。可见，当时之人已通过实践了解到根茎类药物的最佳采摘时间是地上部位枯萎之时，但受限于对寄生植物天麻生长习性的不了解，无法将理论应用到实践中去。不过，随着时代的发展、科技的进步，中药材的采摘规律也在不断地更新完善。

（3）晨摘花蕾花香远：大多数花类药物不宜在花完全盛开后采收，开放过久几近衰败的花朵，不仅影响药材的颜色、气味，而且有效成分的含量也会显著减少。因而多数花类药物往往在含苞待放时采收，如金银花、辛夷、丁香、槐米等；又或在花初开时采收，如红花、洋金花等。恰如沈括所言"取花初敷时"，清代医家冯楚瞻则说"摘将开花蕊，气尚包藏"。花在含苞之时和将开欲开时，香气被包裹于花瓣之中，其中有大部分花类药物的有效成分——挥发油。

当日间太阳升起，气温上升，已经成熟的花蕾会开始竞相开放，香气也随之飘散远去。因此，花类药物的采摘不仅仅与季节、花期有关，还涉及一日之中的昼夜晨昏。大部分花类药物，在一日之中的最佳采摘时间为清晨乘露采摘。此时太阳尚未升起，采收的花蕾不易开放，养分足、气味浓、颜色好。采摘后应需尽快干燥，此时又体现出了清晨采摘的一个好处——有充足的日间时间对花进行干燥处理。

沈括《梦溪笔谈·药议》中强调，由于地势不同、栽培方式不同、种植时节不同，采收药物的时节也应当随之变化。其言"皆不可限以时月。缘土气有早晚，天时有愆伏。如平地三月花者，深山中则四月花……如笙竹笋，有二月生者，有三四月生者，有五月方生者谓之晚笙；稻有七月熟者，有八九月熟者，有十月熟者谓之晚稻。一物同一畦之间，自有早晚。此物性之不同也"。由此说明，古人对药材的采收既突出"采收有时"，又结合具体的药材灵活机动，为后世留下了十分宝贵的财富。中药的采摘或根据时节月令，或似乎收取无时，但其中均有深意，皆是在遵循自然时间规律的前提下进行的，宜当认真遵循。

3. 用药有时

一年四季不同的气候变化与昼夜节律同样影响着疾病的发生、发展与治疗，客观存在的季节性疾病规律体现了季节性用药的重要性。李时珍就对季节性用药有如下论述："春月宜加辛温之药，薄荷、荆芥之类，以顺春升之气；夏月宜加辛热之药，香薷、生姜之类，以顺夏浮之气；长夏宜加甘苦辛温之药，人参、白术、苍术、黄檗之类，以顺化成之气；秋月宜加酸温之药，芍药、乌梅之类，以顺秋降之气；冬月宜加苦寒之药，黄芩、知母之类，以顺冬沉之气。"这就是所谓的顺时气、养天地、护自身的用药有时规律，也充分体现了中医治病中三因制宜的因时制宜。

（1）夏季养阳三伏灸：夏季是一年阳气最盛的季节，气候炎热而生机旺盛。对人体来说，此时阳气旺盛外浮，阴气内伏；气血畅通流行，溢于体表。正如《素问·四气调神大论》所说"夏三月，此谓蕃秀。天地气交，万物华实"。人在气交之中，应与自然保持一致。所以，夏季的养生、预防与治疗，要顺应夏季阳盛于外的特点，注意养护阳气。从小暑到立秋，人称"伏夏"，即"三伏天"，是全年气温最高、阳气最盛的时节。对于一些每逢冬季发作的慢性病，如慢性支气管炎、肺气肿、支气管哮喘、腹泻、痹证等与阳虚有关的病证，是最佳的防治时机，习称"冬病夏治"。包括内服中药、穴位敷贴、三伏灸等，艾叶是其中最常用的中药之一。

艾叶别名"灸草"，点明了艾叶入药的常见使用方法。"灸"上部为一"久"字，下部为"火"，清代训诂家段玉裁注曰"今以艾灼体曰灸"。其造字的本义便是用点燃的艾草慢慢熏烤人体。李时珍在《本草纲目》中解释为"医家用灸百病，故曰灸草"。以艾叶为原材料进行三伏天的灸灼治疗，这主要与艾叶的易燃性和温热性有关。艾叶干燥后易燃，点燃的艾制品是非常有代表性的"火疗"方式，相当于一种加热的物理疗法，可用于治疗各种沉寒痼冷的疾病。艾叶性温，加之其气味清香而辛苦，故既有散寒之功，又有启肾中真阳的功效，用于各种寒性病证，尤其是虚寒性的病证，如虚寒性咳喘、虚寒所致的出血证、宫冷不孕，亦可治疗寒性痛证等。

（2）冬令进补用膏方：进入冬季，气候干冷，大部分植物的地上部分凋零枯萎，养分聚集到地下根茎，以此保全自身，待来年春回。另有部分动物如蛇、龟、熊等，在冬季到来之时，会饱食一顿，然后钻入地下或洞穴中冬眠。

人们观察到这一自然现象，由物及人。冬季草木凋零、冰冻虫伏，是自然界万物闭藏的季节，此时人体生长缓慢、代谢下降，脉象也会出现相应变化。如《素问·脉要精微论》总结道"秋日下肤，蛰虫将去；冬日在骨，蛰虫周密"。自然与人体此时都以"封藏"为主，植物选择在地下蓄积养分，部分动物选择在大量进食后冬眠，人体则可通过调补，使精气更好地储存于体内。所以，在民间一直流传着这么一句俗语，"冬令进补，春季打虎"。在我国江南地区，冬令进补吃膏方成为不少人调理、养生的重要手段。

冬令进补是我国人民历经千年观察自然、顺应自然的一种养生保健的方式，其精髓在于掌握"冬主封藏"的自然规律，进补的方法可以是多样的，药补、食补均可。进补的内容，根据人体"所虚"决定"所需"，或补气，或补血，或温阳，或滋阴……这些都是在为机体储藏精气，为来年的春生、夏长、秋收做充分的准备，是应时而为在人体养生中的体现。

（3）四季昼夜食生姜：服用生姜的时间规律，在以下几句民俗谚语中便能窥得一二，如"冬吃萝卜夏吃姜""上床萝卜下床姜""睡前吃生姜，犹如吃砒霜""过午不食姜"等。可见，生姜的服用有着极强的"尊时"特点。"夏吃姜"所体现的是"春夏养阳"的季节养生。夏季阳气旺盛外浮，阴气内伏；气血畅通流行，溢于体表。生姜辛温发散而助阳，可帮助人体顺应夏季阳盛于外的特点；另有一说则认为夏季人体"阳气在表，胃中虚冷"，阳气外浮在表，脾胃之阳反而不足，加之夏季贪食寒凉，易生腹泻之疾，生姜性温入于脾、胃经，也可起到温胃健脾的作用。

人体阳气随昼夜间自然界阳气的变化而波动，表现出朝始生、午最盛、夕始弱、夜半衰的特点。所以，早起出门前适量服用生姜，能顺应自然规律而升发阳气、温通气血，促使气血流动，激发人体热能，又能预防外界的病邪对人体的损伤，从而起到一定的防病作用。夜间临睡前，自然界阳气已衰，人体阳气也内伏于里，此时服用生姜，违反了昼夜阴阳节律，使气血运行加速，人处于一种兴奋状态而难以入睡，长期睡眠不好会降低人的抵抗力而容易生病。因此，睡前不宜用生姜。

人们总结出的季节性疾病和季节性用药、昼夜节律性用药经验，实质是通过观察自然、效法自然、顺应自然而得出的，体现了"天人相应""因时制宜"的养生、预防和治疗法则。对于药物的认识与应用必须本着敬畏自然、尊重自然的态度，顺应季节气候及昼夜节律的变化，来认识药物、采集药物，再将之应用于人体。在"尊时"的原则上，方能全方位地解读中药，正确且灵活变通地应用中药，最大限度发挥药物效用。

二、方域境界与道地药材

俗话说"一方水土养一方人"，环境不同，人们的生活习惯、思想观念和文化特征也会随之不同。这句话同样适用于中药，中医药素来对药物的生长环境和地域十分重视。《神农本草经》全书虽对每种药物的描述极为简略，但每种药物必说明其生长地域和环境，并标明味（酸苦甘辛咸）和性（寒热温凉）。

我国疆域辽阔，地貌复杂，形成了复杂的自然地理环境，为许多药用动植物提供了不同的生长条件，赋予了药物独特的药性功用。同时各种药材的生长与分布具有一定的地域性，逐渐形成了"道地药材"的概念，并成为优质纯正药材的代名词，将中药的产地产区与功效紧密地联系在了一起。

1. 河南的四大怀药

河南是黄河文明的核心区，自古便有中州、中原之称。富饶的水脉、肥沃的土壤、舒适的气候，让中原黄土成为宜于人居的美土，也是诸多中药生长种植的沃土。其中以产于河南怀庆地区（今河南焦作地区）的"四大怀药"颇负盛名，分别是怀地黄、怀牛膝、怀山药、怀菊花。

前734年，卫桓公将怀山药视为珍贵的物品进贡给周王室，前718年以后，怀山药成为历代王（皇）室贡品，岁岁征收。前608年，鲁宣公开始向周定王进贡怀地黄，此后怀地黄也被列入贡品。隋唐以降，宋、元、明、清各代又将怀牛膝、怀菊花列入贡品。在1914年，美国旧金山和南洋马尼拉举办的万国商品博览会上，"四大怀药"作为国药展出，受到各国医药学家和药商的赞誉与称道。外国医药学家和药商，出于对"怀药"药效的钦敬，誉之为"华药"。

四大怀药中的地黄、牛膝、山药都是蓄根、用根的药材，对土壤的肥力提出了较高的要求；菊花也是需要肥沃土壤的多年生植物。现代研究发现，焦作土壤pH值呈中性或微碱性且土壤肥沃，有机质含量高于周边地区，特别适宜山药、地黄、牛膝、菊花等高耐肥植物的生长。清代《本草问答》中详细分析了河南成为地黄、山药道地药材产地的原因，指出"中央备东南西北之四气，而亦有独得中央之气者，如河南居天下之中，则产地黄……河南平原土厚水深，故地黄得中央湿土之气而生，内含润泽土之湿也……山药亦以河南产者为佳，味甘有液，是得土湿之气，功能补脾，亦补脾之阴也"。这段文字既描述了河南地区的土壤肥沃、保水性强，又结合五行学说，阐述五方之中央、五色之黄、五气之湿、五脏之脾均属土，故河南黄土盛产"补脾阴"的地黄与山药。

《本草问答》在描述土壤肥力的同时，还强调了土壤的湿度。怀庆地区气候本非多雨之域，却又多河流灌溉，处于既不过湿，又不过旱的环境。这四味药均喜湿润，却又不喜积水，该地正符合"四大怀药"生长的水源条件，也赋予了山药补脾阴、地黄滋肾阴、菊花养肝阴的药性功用。

怀庆地区不仅在湿度上维持着"中正平和""不过度"的状态，气温上同样如此。怀庆地区的北方和西方有太行山作屏障，沁河、丹河、卫河横贯域中，向南则枕着黄河。在冬季，北方的寒流不能长驱直入；在夏季，热浪又有诸河调剂。形成了冬不过冷、夏不过热，适应四大怀药的环境，成就了"四大怀药"药性平和的特点。

河南肥沃的黄土、富饶的水脉、宜人的气候温度不仅让其成为中华民族和华夏文明的重要发祥地，孕育了中国人温润大气、中正平和的文化基因，也同样造就了"四大怀药"独特的效用。

2. 西北地区的补药

整个"大西北"山原辽阔，地形复杂，兼有山川、草原、绿洲、戈壁、沙漠、雪山各类环境。其中，戈壁和沙漠环境不适宜人类居住，却成为大西北一道独特的景观，吸引着众人的目光，同时也孕育了大量的珍贵药材，其药材产量之多、品质之佳，冠绝全国，如甘草、黄芪、枸杞子等名贵药材，是我国道地药材"西药"和"北药"的产区。

西北戈壁与沙漠地区干旱少雨，多数植物在此练就了发达的地下根系。其地下根的深度、根幅都比地上的株高、株幅大许多倍，水平根则可向四面八方均匀地扩散生长。如以根入药的黄芪，"根长二三尺"，又名"百本"，形象地展示出豆科植物黄芪发达的地下根系形态；又如枸杞子一药，其根名"地骨""地筋"，上好的枸杞根盘交错，采大地精华，补益肝肾，进而强筋健骨，《本草便读》更是以"深入黄泉""入土最深"之言强调其根系的发达。

常年的干旱少雨加上冷热剧变的日夜温差，赋予这些药材甜美的药味。如枸杞子一药，《本草述钩元》描述为"陕之兰灵九原以西，枸杞并是大树，其叶厚，其根粗；河西及甘州者，其子圆如樱桃，曝干，紧小少核，干亦红润甘美，异于他处"。上好的枸杞子圆如小樱桃，其干品肉质紧实而少籽，颜色鲜润如血，味道甘美，可以作为水果食用。甘甜可口的药味也赋予这些药物极佳的补益功效，如枸杞子别名"却老"可补虚强体抗衰老。

这些药物生长于戈壁、荒漠的边缘地带，虽饱受沙漠之干旱，却又能得到附近水源的润养；地处西北，生长在夏季高温、冬季寒冷、昼夜温差大的环境之中。如此极端对立的环境还赋予了可阴可阳、可补可泻的双重性。如枸杞以果入药性平，可补益精血，以根皮入药则性寒凉，可清泄虚热；黄芪性微温，在补气同时又可利水消肿；甘草性用平和，功用多样而善调和，生甘草平而微凉，炙后平而微温，无明显的寒热偏性，故得调和之效。

如果说河南的肥沃黄土孕育了中国人温润平和的文化基因，那么西北严酷的自然环境则磨炼出华夏民族在逆境中顽强拼搏和坚韧不拔的精神，同时有坚守平和处世之道的优良品质，也造就了枸杞子、黄芪、甘草等西北地区药材味甘能补、和而能调的药性特点。

3. 华南地区的香药

华南地区位于我国南端，属于亚热带、热带，积温高且全年几乎无霜。同时，海洋气候与内陆气候在这里交汇，带来了充沛的雨水，年降水量均居全国最高水平。丰富的水热资源适合多种动植物生长繁育，因而中药资源品种多、分布广、产量大。一些质量上乘的道地药材，素有"广药"之称，如阳春的砂仁，石牌的藿香，高要、德庆的巴戟天，玉林的肉桂，新会的广陈皮，海南的槟榔，徐闻的高良姜等，这些植物除了有类似的生长习性，其药用也存在诸多相似之处。

广药中有不少药物具有温散寒邪或温阳化气的功效。如桂枝具有温散解表、温通经脉、温阳化气、温降逆气等功效，是治疗各种表寒证、虚寒证的要药；而以树皮入药的肉桂，则有补火助阳、引火归原、散寒止痛、温通经脉的功效，是温里药中的代表性药物。再如砂仁性温而散，有温中止泻之功；高良姜亦可温胃止呕、散寒止痛；巴戟天则可补肾阳……正如清代医学家唐容川所言"原其所由生而成此性也，秉阳之气而生者，其性阳"。华南地区温暖的气候环境孕养了一系列温散、温补之品。

华南地区的夏季天气炎热，且湿度高，体感闷热而黏湿，森林植被繁茂，亦是多山岚瘴毒之地。宋代《证类本草》曾载"今岭南多毒，足解毒之物，即金蛇、白药之属是也；江湖多气，足破气之物，即姜、橘、吴茱萸之属是也"。意即岭南多瘴毒，八闽及江南地区多水湿，然而各地也多产相应的治病之物。

华南地区的药用植物得地之芳烈，孕育出了辛散温燥之性，散发着浓郁的芳香之气，能促进脾胃运化、消除湿浊，前人谓之"醒脾化湿"。同时，其辛能行气，香能通气，能行中焦之气机，以解除因湿浊引起的脾胃气滞之症状，部分药还兼有解暑、辟秽、开窍、截疟等作用。《本草正义》在描述木香的性用时，特别强调了其芳香之性与药物功效的密切联系，"（木香）以气用事，故专治气滞诸痛，于寒冷结痛，尤其所宜"。又如藿香一物，《本草正义》言"藿香芳香而不嫌其猛烈，温煦而不偏于燥热，能祛除阴霾湿邪，而助脾胃正气，为湿困脾阳，倦怠无力，饮食不甘，舌苔浊垢者最捷之药"，是芳香化湿浊的要药，也是治疗暑湿、湿温之药，可治暑月外感风寒。其他如砂仁、豆蔻、陈皮等广药，也均具有化湿行气的功效。

自然界万物生灵皆具有两面性。华南地区在享受到了"暖冬"的同时，也感受着夏季的闷热高温。在这方面，药用植物给了人们很好的启发，顺应环境、同气相求得其阳，再以其香烈之性燥其湿。享受自然的馈赠时，也要穷究事物的原理法则，总结为知识与经验以对抗自然给予的磨砺。

三、药用类别与入药部位

中药材来源广泛，草木、虫鱼、鸟兽、玉石、果菜等皆可入药。其入药各有特点，如禽兽血肉，与人之血肉相近，效多滋补；虫兽相较于植物，攻邪更强；金石类药多镇静，可定精神、安魂魄；植物药扎实的地下根茎、枝头轻盈的花朵和沉甸甸的果实、舒展的茎叶，所感天地阴阳之气各异，因此不同的药用部位对药效有重要影响。古人根据诸多自然现象来推导本草的药性功用，以自然之道指导养生用药，再一次验证了人与自然是生命的共同体。

1. 草木有情，形质治病

中药中，植物类药占大多数，其入药又有不同的药用部位。这些药用部位具有不同的外观形态与质地结构和特定的药用规律。这看似是一种简单朴素的思维方式，但仔细归纳后却能验证其有效性。

（1）藤类中药：包括木本植物的茎藤，如鸡血藤、海风藤、络石藤、川木通等；草本植物茎藤，如首乌藤；茎枝，如桂枝、桑枝等。《本草便读·蔓草类》言"凡藤蔓之属皆可通经入络"。所以多数藤类药物其功用上都有一个共性，即具有通络作用，常用于治疗经络不通、肢体疼痛甚至偏瘫等病证。藤类药也包括仅用茎之髓部的药物，如通草、灯心草等，这些药材质轻而中空，直上直下，往往具有利尿而清心火作用。另有以果皮部分维管束入药的橘络、丝瓜络等药，以其"筋络"入药，呈束状、网络状，亦与藤蔓类中药一样具有通络功效。

（2）种子类中药：种子既是果实的精华又是来年生长的源泉。在命名时，有些以"仁"命名，如麻子仁、郁李仁、桃仁、杏仁、瓜蒌仁、柏子仁、松子仁等。这些种子具有特别肥厚的子叶，贮藏着大量的营养物质，大多富含油脂，质地沉重，药性趋下，具有润肠通便的功能，可用于肠燥便秘，促使体内糟粕的排出。部分种子类中药则以"核"来命名，核的造字本义是指橘、李等果子中心喉结状的、包藏果仁的坚硬部分，种子类中药中有荔枝核、橘核等，以其开破之性，多具有散结消肿止痛之用，可用于治疗各类坚硬的结节、包块等有形之邪。

（3）花叶类中药：这类药质地轻清升浮，具有宣散、发散、向上、向外的特性，如花类药物中的辛夷花、金银花等，叶类药物中的桑叶、紫苏叶、薄荷叶、藿香、荆芥、浮萍等。

（4）皮类中药：常用于肌表浮肿及水肿疾病的治疗，如由生姜皮、桑白皮、陈皮、大腹皮、茯苓皮组成的五皮散，主要用于水肿性疾病的治疗，有利水消肿、益气健脾的作用。对此，《成药便读》解释道"皆用皮者，因病在皮，以皮行皮之意"。

值得关注的是，古人在运用取象比类思维方式来推演、概括药物性用时，也并未拘泥这一种思维方式，而是实事求是地进行探索。如蔓荆子作为种子类中药，其轻浮上行，具有清利头目、疏散头面之邪的功效，故有"诸子皆沉，惟蔓荆子独外"之说；而旋覆花则是花类中药的例外，质地轻浮的旋覆花不但无升浮之性，反而善于沉降：既能降肺气消痰治疗咳嗽多痰，又能降胃气止呕以治疗呕吐呃逆，故有"诸花皆浮，惟旋覆花独降"一说。

2. 虫兽有灵，习性疗疾

草木入药有其形态质地，虫兽动物类药的药性除了与质地结构有关外，亦与其生活习性有着密切关系。

（1）蛇虫之物：善于走窜，具有活血通络的作用，如地鳖虫、虻虫、壁虎、蕲蛇、乌梢蛇、蜈蚣、全蝎、水蛭等。蛇虫类药中，蝉的若虫羽化时脱落下的皮壳，入药为蝉蜕；蛇在春季则会蜕下的干燥表皮膜，入药为蛇蜕。二者均有祛风之功，常用于治疗"风胜则痒"的皮肤疾患，亦有明目退翳的作用，可治疗目生翳障。

（2）动物骨角、甲壳类药：如鹿角、龟甲、鳖甲，其质地坚硬有力，具有补肾强骨的作用，用于治疗肾虚所致的腰膝酸软、筋骨无力等病证。部分贝壳类药来源于海洋，如牡蛎、珍珠母、石决明等，其味咸，具有软坚散结之功，因其主要成分为碳酸钙类物质，还可治疗胃酸过多所致的胃脘疼痛。

（3）血肉有情之品：在中药中，将具有滋补强壮、填精益血功能，可改善人体虚劳状态，增强机体功能，用于治疗多种虚证的动物类药物定义为"血肉有情之品"，如叶天士所云："夫精血皆有形，以草木无情之物为补益，声气必不相应，桂附刚愎，气质雄烈……血肉有情，栽培身内之精血，但王道无近功，多用自有益。"根据同气相求的理论，人畜皆为血肉之躯，与草木相比，其药性补而不峻、强而不烈，更有益于人体的吸收转化，如阿胶、黄明胶、鹿茸等均为血肉有情之物，具有润补之性，可养血补虚、充养肌肉。

对于动物药的使用，尤其是保护类动物，历来有较多的争议，涉及如何平衡动物药使用和动物生态保护的问题。早在唐代，药王孙思邈就有过自己的思考和结论，认为尽可能不用动物药，动物与人一样都是有生命的，不能随意杀生。他的这种理论对合理使用动物类药有重要的参考价值和指导意义。

3. 玉石精粹，至纯济世

矿石类药物大多质地重镇，以向下沉降者为主，如朱砂的镇心安神、磁石的平肝潜阳、代赭石的降逆止呕等作用，正如《本草问答》所言"动植之物，性皆不镇静也，惟金石性本镇静，故凡安魂魄、定精神、填塞镇降，又以金石为要"。

除此之外，矿物药的形成更需时间的积累与沉淀，短则百年以上，长则千年甚则万年，其药性功用受周围环境的影响较动植物更为显著。所以部分药物药性至纯，药效霸道，有些矿物药毒性甚烈。其中大寒如石膏，被称为"白虎"；温热如硫黄，被称为"火中精""将军"；有毒者如朱砂、雄黄等。

（1）寒水之石生阴寒：大多数的矿石类药物生于地下石穴之中，禀地下阴寒之性，其性为寒，如朱砂、磁石、滑石、芒硝等。石膏为寒性矿物药的代表药。唐代《新修本草》云："石膏……或在土中，或生溪水。"表明石膏生于地下或水中，两种环境均属阴寒之地，这赋予了石膏大寒之性。石膏之性大寒，故其又名"冰石"。"冰"的本义是水因冷凝结成的固体，"冰石"之名，既反映了石膏形成的原因——因寒而成，又能体现石膏的药性之寒。石膏另有"白虎"一名，源于张仲景《伤寒论》中重用石膏的著名方剂"白虎汤"。仲景命名"白虎"，有两层意思，一则是根据五行学说，石膏色白入肺经，属金，白虎又为西方金神；二则是强调石膏大寒之性显著，用之不当，则会如同白虎一般夺人性命，故冠以"白虎"之名，石膏为白虎汤中之君药，故得此名。

（2）火中硫黄浴火生：在矿石类药物中亦有一些具有温热属性的药物，如硫黄。人们发现"产石硫黄之处，必有温泉作硫黄气"，即只有拥有温泉、地热、火山、熔岩的火山地热区才出产硫黄。《本草述钩元》载"夫水火二气相反。而乃以相合。硫黄为至阳之精。实乃阴中之阳……为水中之阳"。水属阴，火属阳，硫黄经水火淬炼而生，为水中之阳。故其入肾经，性温热，具有补肾阳的功效，可治疗肾阳不足所致的腰膝冷痛、腹泻肠鸣。

硫黄之"硫"通"流"。其名由来与其来源和药性功效均有关系。前文提及硫黄多产于温泉水流处或岩浆流动的火山地热区，其色黄，故称硫黄。所以李时珍认为硫黄"秉纯阳火石之精气而结成，性质通流"，硫黄性热而势善通流，又入大肠经，具有补火助阳通便的功效，可以治疗阳虚便秘。《本草从新》亦载"热药多秘，唯硫黄暖而能通"，其与药性苦寒善治热结便秘的大黄，均享有"将军"之名，如《本草备要》所载"硫黄阳精极热，与大黄极寒，并号将军"。

（3）霸道有毒金石药：矿石之物集天地精华之气而成，《神农本草经》所载金石类药，主要归为上、中品，大多有"轻身延年""服之不饥"的记载，影响深远。其中记载的 46 味矿物药中有近半数的药物被列为上品，认为其具有养生延年之效。葛洪《抱朴子内篇》更有如下描述："服金者，寿如金；服玉者，寿如玉。"宋代之前，受道家炼丹术的影响，服石风气盛行，服石以求长生不老成为时尚。唐代多位帝王服食金石药以期延年益寿、长生不死，其结局却与他们所期待的截然相反。至隋唐以后，金石药的毒性也被医家所正视，服石之风逐渐消歇下来。

人们通过长期的观察，开始正视部分金石药所具有的毒性，同时也发现了它们"以毒攻毒"的功用。如雄黄驱蛇虫而解毒，是以在端午节时，用雄黄水在小孩子额头上画字，或佩戴雄黄，或饮雄黄酒，寓意祛除病邪保平安。朱砂则可"解胎毒痘毒，驱邪疟"，有"温病三宝"之称的安宫牛黄丸、紫雪丹、至宝丹三方均含有朱砂，其显著的清热解毒功用又是治疗疮疡肿毒的常用药，以外用为主，尤其适用于五官热毒病证，如咽喉肿痛甚则糜烂、口舌生疮等。硫黄可杀虫止痒，用于疥癣、秃疮、皮肤瘙痒等，尤善疗疥疮，为古今历代治疗疥疮之要药。

古人在对自然的观察与思考过程中，探寻到了许多中药的性用和治病原理，但在这个过程中也会出现偏差与错误，以金石之永恒类比人生之长寿，致使不少人因金石之毒而自损健康。但自古以来，各朝各代的医药学家们永远都有正视错误的勇气和改正错误的决心，为中药标注修正其"有毒无毒"，为有毒中药标清剂量，为其完善炮制方式降低毒性……更为可贵的是，还从中发现了有毒药物的以毒克毒功用，造福人类健康。在这些过程中，开启了进一步开发自然、利用自然、改变自然的征程。

第二节　探索自然，开发自然

随着社会进步，生产力提高，人类开始尝试摆脱自然的限制，不断去探索新的可能，以造福人类自身的健康。在探索的过程中，医药学家进一步细化了中药的药用部位，明确了药用植物基源，发现了新的品种。同时，人们应用自身智慧对自然进行了改造，对药用植物迁地引种，找到了更适宜的药材产地。随着野生资源不断地开发与耗竭，人们开启了人工栽培药物，改良繁殖方式、将野生品引种至大棚、施加植物生长调节剂减短生长年限而提高药材产量……最终又再次回归到野生抚育、足年栽培以提高药材质量、保护生态环境等。这正折射出了人类探索自然、改造自然的全过程：从起初对自然小心翼翼地探索，到之后创新大胆地开发，再到自大膨胀地征服，最后通过反思带来的敬畏、顺应与保护。

一、探索自然与新的发现

自然不是一成不变的，人类对于自然的探索也是在不断进行与更新的。本草诸药的入药部位、药性功用、基源的变迁与分化是人类对于自然一种不断探索的结果。随着时代的发展，先人们勇敢走出原有的"自留地"，西出塞外、东观沧海、北闯关东、南下闽南……在探索大自然的过程中，发现了新的物种，为中药扩大了药源，优化了药用品种。

1. 枸杞子与地骨皮

枸杞的应用历史悠久，《诗经·小雅》中多次出现的"言采其杞"即为采食枸杞的记载。枸杞入药可追溯至战国时期《五十二病方》"取杞本长尺，大如指，削，舂木臼中，煮以酒"，其中所言"杞本"即为枸杞根，其加工过程中所言之"削"或为削皮或为削断，这与后世以根皮入药的"地骨皮"用法已十分接近。

东汉时期成书的《神农本草经》在记载枸杞时云"主五内邪气，热中，消渴，周痹。久服，坚筋骨，轻身不老。一名杞根，一名地骨，一名枸忌，一名地辅。生平泽"。此时，《神农本草经》中未详细指明其入药的具体部位，但根据"杞根""地骨"等别名可知枸杞以根入药。

魏晋时期《名医别录》增加了"（枸杞）根大寒，子微寒"之说，明确根与果实皆可入药。宋代《本草衍义》载："枸杞当用梗皮，地骨当用根皮，枸杞子当用其红实，是一物有三用。"同为宋代的《宝庆本草折衷》记载地骨皮"味苦、甘、寒"，枸杞子及叶"味甘，平，微寒"。可见，宋代枸杞药用部位较多，梗皮、根皮、果实、叶均可入药，但对其性味的认识也出现了分歧。

明清时期的本草医书中记载枸杞的药用部位精减至地骨皮和枸杞子两种，对功效的认识也基本达成一致：枸杞子主补肾，生精养血、明目安神；地骨皮滋阴凉血，主有汗之骨蒸。李时珍认为《神农本草经》并未区分枸杞不同部位的性味主治，其所载的性味功效是指枸杞整体而言，"通指枸杞根、苗、花、实并用之功也"，并明确分辨枸杞子与地骨皮的区别，"根味甘淡气寒，子味甘气平。气味既殊，则功用当别"。

及至清末，各类本草典籍大致认同枸杞子甘平滋补、地骨皮甘淡寒可清虚热，这是千百年来临床功效的真实反馈。如《本草新编》认为"二药同是一本所出，而温寒各异，治疗亦殊者，何也？盖枸杞秉阴阳之气而生。亲于地者，得阴之气；亲于天者，得阳之气也"。近代中西汇通的代表人物张锡纯则认为"地骨皮，即枸杞根上之皮也。其根下行直达黄泉，禀地之阴气最厚，是以性凉长于退热"。他还以亲身体会强调枸杞子在滋补的同时还确有退热的功效，驳斥了他人所谓"（枸杞子）性或偏于温热"之说。其言"自五旬后，脏腑间阳分偏盛，每夜眠时，无论冬夏床头置凉水一壶，每醒一次，觉心中发热，即饮凉水数口，至明则壶中水已所余无几。惟临睡时，嚼服枸杞子一两，凉水即可少饮一半，且晨起后觉心中格外镇静，精神格外充足"。

根据枸杞的入药部位和功效变迁可以发现，人们对于本草诸药的理解从来都不是一蹴而就的，而是在探索–验证–反馈–再探索中，循序渐进地获取本草知识。自然之道可指导人类进行保健养生、处方用药，反之人体用药后的反应也又一次验证了人与自然是生命的共同体。

2. 白术与苍术

白术和苍术均是常用中药，"术"之一物在《尔雅》一书中就有记载。入药始载于《神农本草经》，认为术可"久服，轻身延年，不饥"，并被列为上品，但此时仅有"术"之一说，而无白术、苍术之分。南北朝时期陶弘景首次指出"术"有赤、白两种："术乃有两种：白术叶大有毛而作桠，根甜而少膏，可作丸散用；赤术叶细无桠，根小苦而多膏，可作煎用。"唐代延续了"术"的命名，直至宋代本草方才明确"白术"之称。如北宋《证类本草》详细记载"凡古方云术者，乃白术也，非谓今之术矣……古方及《本经》只言术，未见分其苍、白二种也"。明清时期的本草著作也表明，白术、苍术分用始自北宋，如明《本草乘雅半偈》记载："古人用术不分赤白，自宋人始指赤术曰苍术。"至此之后，历代本草著作均将白术、苍术同等对待，分列记载，在临床应用中也应区别对待。这是因为二者同属菊科植物，但植物的形态有明显不同，功用上均有健脾、燥湿之用，但白术辛苦甘温，为补脾要药，健脾功效强于苍术，还有固表止汗之功；而苍术苦温辛烈，燥湿功效优于白术，还可燥湿止痛、明目。

明清时期，白术和苍术均开始出现了多个别名。就白术而言，有根据产地命名的，如明代《本草蒙筌》把白术分为浙术、歙术；《本草纲目》则载有"杨桴""吴术"之名；清代《本草害利》则记载有"於潜术""仙居术""台术""江西术"之名。也有根据采集方式命名的，如清代《本草从新》分列有"野白术（野生白术）""种白术（人工种植白术）"，《本草分经》载有"天生术（野生白术）"，《本草便读》则根据采集时间命有"冬术"之名。其中，清代医家赵学敏在《本草纲目拾遗》中将产于浙江於潜地区的於术单独列为一目，并描述其在"凡下焦阴气不脱，上焦阳气骤脱者，无力用参"的情况下，"重用野术，大能起死回生"。由此，"於术"成为优质白术的代名词。苍术则根据产地有南、北苍术之分，南苍术之中产于江苏茅山的被认为是道地药材，故又有"茅术"一名。

综上可见，术的应用历史悠久，产地众多，各地区、各时期认识不同。从"术"到"白术""苍术"，揭示了古代医药学家对自然的持续探索；而从"白术"到"於术"，"苍术"到"茅术"，则显示出了人们对优质药材的执着追求，从另一方面来讲，这些优质药材亦是自然给予勇于探索、不断突破的人类的褒奖。

3. 紫草与新疆软紫草

紫草属和软紫草属均是紫草科紫草亚科中比较原始而亲缘又极其相近的两属。两属中的多种植物根部含有紫色物质，可供药用，多作为凉血、活血和解毒药，包括传统中药紫草，以及与其有同样药效的新品种新疆软紫草。

有关紫草最早的药用记载始于《神农本草经》，其被列为中品。根据历代本草典籍对其产地的记载及植物外观形态的描述，紫草的正品原植物应为硬紫草，而在 20 世纪 50 年代初，在新疆地区的人们已发现和使用新疆软紫草。经实验研究，人们发现新疆软紫草的化学组成与硬紫草极为相似，甚至其紫草素及其衍生物的含量比硬紫草还要高出 8 倍。在《中华人民共和国药典》（1977版）中新疆紫草即被列为紫草的正品。《中药志》《全国中草药汇编》《中药大辞典》等书也把新疆软紫草列于首要地位。

新疆软紫草作为中药紫草的一种新兴品种，通过了科学的实验室研究和长期的临床实践考验，是从紫草近缘品种中新开发出来的又一优质品种。在原有正品的基础上适当地增加新兴品种，或许是历史发展的必然，但更是人类不断探索、研究后获得的新发现，也为人类的健康增添了新的防病治病武器。之后在长期的探索、实践过程中又发现了在内蒙古、甘肃、新疆等地的黄花软紫草的根部亦可作紫草药用。另外，云南的滇紫草和西藏的长花滇紫草的根部则可按硬紫草的类型入药。由此，药用紫草的来源不断丰富扩大。

此外，中药的新品种中还出现了新疆阿魏、管花肉苁蓉、滇藏地区所产的胡黄连……在时代的变迁中，在人类的不断探索中，有些药用品种被不断地延续下来，而有一些则发现了新的药用来源，这些新发现通过科学研究和临床实践证明有可能成为一种新的正品药材，这也是人们在探索自然过程中体现出来的"守正"与"创新"。

二、改造自然与新的成果

古时，药用植物大多为野生。随着用量上升，完全依靠野生资源已无法满足需要，善思而勤劳的华夏民族利用自己的智慧与汗水，将其中的大部分药材通过人工引种驯化的方式保留了下来，其中部分药材甚至做到了品种优化，使得一些"易地而迁"的道地药材"青出于蓝而胜于蓝"，如蜀地川芎、云南三七、崇明西红花等。这些本草诸药的人工栽培历史，凝聚着数代人的努力与付出，也是人类合理改造自然的另一种传奇演绎。

1. 从芎䓖到川芎

药用川芎最早记载于《神农本草经》，原名为"芎䓖"。南北朝时期陶弘景所著的《名医别录》记载芎䓖产于"武功（今陕西关中平原西部）、斜谷

（今陕西秦岭眉县段）、西岭（今陕西佳县西）"等地；其后又在《本草经集注》中提及"今惟出历阳（今安徽和县），节大茎细，状如马衔，谓之马衔芎劳。蜀中亦有而细，人患齿根血出者，含之多瘥"。可见在南北朝时期蜀地已有芎劳，但医家并未对其功效的优质性作过多论述。金元时期，张元素、朱丹溪都已在所著的书籍中提及川芎之名；至宋代《本草衍义》又载"今出川中。大块，其里色白，不油色，嚼之微辛甘者佳"。《本草图经·草部上品》则清楚地记载了川芎的各个产地，并且指出"以蜀川者为胜"。至此，后世开始沿用川芎之名，川芎成为四川的道地药材。从川芎的药名变迁可知，其道地药材产地是由"八百里秦川"一路南下，来到"天府之国"的川蜀之地。

　　川芎产地的变化，一是因自周秦至隋唐一直建都于长安（今陕西西安），至隋唐时期长安地区社会经济高度发展，人口急剧增长，又多次经历战乱，致使周围地貌环境受到损害。二是因四川当地的地理环境改变与农业技术的发展更有利于川芎的种植。四川河川众多，经秦代李冰修建都江堰后，成都平原成为极具优势的农业重地，再凭借四川盆地的地理优势而免受战乱，这为不少中药材的种植提供了良好的自然环境。川芎喜气候温和、雨量充沛、日照充足而又较湿润的环境，四川盆地的气候如为其"量身打造"一般。除了地理优势、水利发展，四川人民更是凭借着自身的智慧，对川芎的种植技术进行了改革。过去川芎是直根状，产量低、质量差，一如陶弘景在《本草经集注》所载"蜀中亦有而细"。在9世纪以前，四川地区种植川芎的农民掌握了无性繁殖技术，不用种子繁殖，而用苗上的节来繁殖；同时为了防止品种质量退化，将产地旁海拔较高、气候凉爽的青城山作为夏日种苗的储存地，下种时节再将其移至山下。因此，四川能够成为川芎的道地药材产地，并最终将川芎之正名冠以"川"姓，成为川药的代表，除地理优势和水利灌溉因素之外，创新而先进的种植技术是其中不可忽视的重要因素。

2. 从田七到云三七

　　三七作为一味常用名贵药材，与动辄上千年应用历史的其他中药相比，被本草文献收载仅有500年左右。但因其强大的止血之功，又兼有活血化瘀之效，赋予了其"止血不留瘀""活血不出血"的特点，使三七有了广泛的应用和极大的影响力。提及三七的道地产地，云南文山或许是其中最著名的一处，由此又有"云三七""滇三七""文山三七"之称。

　　其实三七最早的道地产地是在广西。首次收录三七的《医门秘旨》有如下记载"三七草，本出广西，七叶三枝，故此为名……血症之奇药也"。《本草纲目》也记载了药用植物主要分布区域为"生广西南丹诸州番峒深山中"，至清代《植物名实图考》则提及三七已有栽培品，其产地仍以广西田州为道地，"作闻田州至多，采以煨肉，盖皆种生，非野卉也"。近代《药物出产辨》则载"产广西田州为正道地"。可见，自明代首入本草典籍至近代，广西一直都是三七的道地产地，故又将田州所产的三七称为"田七"。

然而三七生长条件特殊，存在连作障碍，导致长年种植田七的原产地产量降低，成本提高，经济效益减少。更有部分不法商贩唯利是图，将铅笔芯粉末、石墨粉、石蜡灰加到田七中扮老田七，出现了历史上著名的"田七掺假事件"，极大地损坏了田七的声誉，在自然因素和社会因素的共同作用下，广西田七开始走向没落。

与广西百色交界的云南文山，其气候及地质等生态环境条件与百色地区相似。清代乾隆年间，三七开始由广西西部引种到云南文山并获得成功，后逐渐在文山当地规模化种植。至20世纪30年代，在更好的经济政策扶持下，三七在云南文山开始大规模种植，并逐渐走向产业化。至20世纪70年代，三七主产地从广西一带转至云南文山。相较于广西，云南三七的栽培荫棚建造较为规范、种植密度高、施肥频率高且科学有效。云南文山州政府也将三七视为文山州独具特色的生物资源，并加以充分利用，逐步实现三七种植的产业化、规模化。

当人们发现文山三七比原先的田七更为质优效佳，于是逐渐建立了新的三七道地产区。就如李时珍所言"各处随时兴废不同尔"，随着不同年代环境的变化，道地药材的产地也会发生变迁。其中或有连作障碍等自然因素迫使下的无可奈何，也与人们观念的转变、栽培技术的完善和政府社会的重视有关。这也提示我们，自然是在不断变化的，我们需要不断探索自然、改造自然，以适应自然变化。

3. 崇明岛上的西红花

西红花又名番红花、藏红花，其原名撒法郎，在古代文献中又被译为撒馥兰、咱夫兰。《本草纲目·草部》记载"番红花，出西番回回地面及天方国"。文中的天方国即阿拉伯地区，从以上这些药名和文献记载便可知藏红花是一个地地道道的"舶来品"，经由西藏带至我国中原地区，故又称其为藏红花。西红花原产于南欧和安纳托利亚（小亚细亚）等地，阿拉伯人最早把西红花传到西班牙，随后广泛栽培于西班牙、希腊、法国、意大利及波斯等地。其应用历史悠久，但在中国以外的地区，主要作为食物香料、染料使用。因有藏红花之名，不少人误认为其原产地或主产地就是我国的西藏地区。事实上我国的西红花在 20 世纪 70 年代才引种至中国，目前最大的西红花引种基地位于上海崇明岛，种植高峰期产量一度占到全国西红花 90% 的市场份额，西红花也成为上海地区唯一的道地药材。西红花作为一个舶来品能在中国、在上海崇明岛上"扎根"生长，科研人员与药农们在其中进行了诸多努力与探索。

西红花适宜在冬季气候温暖、生育期有适当降水量、后期气温缓慢上升的环境中生长。在其主要原产地伊朗，人们采用播种一次收获 3 ~ 4 年的传统种植方法，其种球全年生长于大田中，通过田间管理来实现广种薄收。而崇明西红花则采用"大田种球，室内育花"的二阶段种植方法：即头年 11 月底西红花球茎入土进行大田种植繁育球茎，让西红花积蓄全部力量生长球茎，球茎越大、越健壮越好。5 月初气温升高，西红花地上的叶子枯萎后，则将球茎挖出，放入室内组合式栽培架的栽培盘，保持较低的温度和较高的湿度，让其顺利进入夏季休眠期。待至 9 月中旬种球发芽，10 月生长旺盛，生长出大量侧芽，这会影响球茎的生长与膨大，还会影响来年的生长，故此时则需要剔除侧芽，仅留下 2 个健壮的侧芽作为主芽。11 月西红花经过一年的精心孕育开出淡紫色花朵，所以崇明西红花的开花过程是在架子上完成的。

这种"因地制宜"的二阶段培育方式，加之去除侧芽、保湿控温等一系列精细化操作，让西红花稳稳地扎根于崇明岛上，并向浙江、江苏等地辐射。同时还有效减少了因全露地生长易致的腐烂病、蚜虫等病害；让药农们可以于开花期在室内集中采收，省工省力。最终采收的花柱长柱头大，产量大，亩产量是伊朗藏红花产量的 3 ~ 4 倍。加工后色泽鲜艳、油润，品质优良。从代表其主要药用价值的西红花苷含量看，其品质甚至超过了原产地伊朗出产的西红花。

作为远道而来的"舶来品"，西红花在崇明岛上扎根发芽，开出美丽之花，这背后凝聚着几代人的付出，也是在遵循自然规律的前提下，"因地制宜""精细管理"，合理改造自然的典型之作。

三、回归自然与野生抚育

在尊重自然规律的前提下，人类依靠自身的智慧与勤劳、科学技术的发展与突破，具备了部分改造自然的能力。而在经历了失败、挫折后，通过保护其原有生长环境、人工模拟植物的野生生境、给予充足的生长年限等，越来越多的中药栽培与种植开始走向回归自然的道路。

1. 川贝母的野生抚育

中医药学家们利用历史经验和现代科学技术攻克了药用动植物繁育、栽培、种植、品种优化等诸多难题，使中药的人工栽培得以大力发展。然而部分药用植物对生长环境要求严苛，并且药用植物的基础研究尚不充足，有些中药至今不能完全依靠人工栽培获得，野生资源又相对匮乏，此时就需通过野生抚育的方式来满足中药材需求并保证药材品质，同时对物种生态多样性起到积极的保护作用。

所谓药用植物野生抚育是根据药用植物生长特性及对生态环境条件的要求，在其原生或相类似的环境中，人为或自然地增加种群数量，使其资源量达到能被人们采集利用的程度，并能继续保持群落结构稳定而实现可持续利用的一种生产方式，如川贝母就是适宜野生抚育的中药材。川贝母是一味具有代表性的化痰止咳类中药，有润肺止咳、散结消痈等功效，常用于肺热或肺燥咳嗽、瘰疬肿毒、肺痈等病证。其疗效显著，药材需求量大，由于人工栽培困难，其来源以野生资源为主，而其野生资源量也并不充足。这是由于川贝母较为严苛的生长条件导致的，川贝母生长于海拔 1800～4000m 的山坡草丛或阴湿的小灌木丛中，主要分布于四川、青海、西藏、甘肃等地，喜冷凉湿润、土质疏松、排水良好、富含腐殖质的砂质土壤。在低海拔、气温高的地区不能生存。这样的生长环境对于实现人工大规模栽培川贝母造成了困难，即使通过人工引种栽培而成的川贝母，也存在着药材性状变异较大、繁殖速度慢、栽培时间长等诸多问题。

为此，中药学家们对川贝母的主要基源植物——暗紫贝母进行了生态分布、土壤、植物群落与药材品质的相关性研究，探索出了川贝母二段式野生抚育方法体系——先在海拔 3200～3500m 的地区采挖野生川贝母鳞茎，建立种源繁育基地；再利用采收的川贝母种子经过层积处理后，在四川甘孜州康定折多山海拔 3500 ～ 4000m 的高山灌丛及高山草甸中，人工模拟野外群落进行播种。利用这一野生抚育的方式，目前该地区已建立了几百公顷的川贝母野生抚育基地。

同时，川贝母的另一基源植物太白贝母适应性更佳，经引种驯化后适宜低海拔农区发展生产；而川贝母的"栽培品"——瓦布贝母，经研究表明其在药效和化学成分上都不比野生的川贝母差，目前也作为川贝母的栽培品被广泛使用。

虽然太白贝母和瓦布贝母的引种栽培成功缓解了川贝母药用资源紧张的问题，但川贝母的资源量仍然不足。因此，加快发展川贝母的野生抚育，让川贝母回归到适宜其生长的高原环境中，不仅是满足人们对川贝母的用药需求，提供高品质药材，有效节约耕地，还对川贝母赖以生存的高原生态环境起到了保护作用。

2. 石斛的仿野生栽培

石斛入药首载于《神农本草经》，被列为上品，言其具有"补五脏虚劳，羸瘦，强阴，久服厚肠胃，轻身延年"等功用，载有别名"林兰"，描述其"生山谷"。至《名医别录》进一步丰富了其别名，云其"一名禁生，一名杜兰，一名石遂"，并对其生长环境作了进一步描写，"生六安水傍石上"。而在《本草经集注》中还增加了"生栎树上者，名木斛"之说。在这些早期的本草典籍中，石斛的独特生长环境和习性已被世人所关注。

石斛属于半寄生类植物，具有一条粗壮的固定根和许多细密的寄生根，固定根吸附在岩石上以保持植株稳定，寄生根扎入岩石和苔藓中以汲取精华获取养分，这种"缘石而生，不藉水土"的生长方式使其获名"石"。"杜兰""禁生"等名又再一次强调了石斛生于堵塞、闭塞的绝境之所。人们还能在深山之中的栎树上找到寄生的石斛，故其又有"木斛""林兰"之称。

石斛另有别名"千年润"，被记载于《本草纲目》，言其"人亦折下，以砂石栽之，或以物盛挂屋下，频浇以水，经年不死，俗称为千年润"。这既体现了石斛生长于石上、喜爱潮湿的生长特性，间接表明了石斛的功用特性以润为主，还提示在明代或者更早以前，人们已经开始尝试人工栽培石斛了。这种"以砂石栽之"的栽培方式，就是人们仿照野生石斛的生长方式而进行的一种人工种植。石斛独特的生长环境和习性赋予了野生石斛顽强的生命力，却也使人工大规模繁殖、栽培石斛受到了极大的限制。历代以来，医家所用多为野生品，其采集过程也极为惊险，叶桂于《本草经解》中记载"产英邑深山中，峭壁千寻，可望而不可即。采者自巅顶缒巨而下及山腰，用器极力搜剔，令纷纷坠落，始就涧谷检取，亦至危险矣，且每斤干才数两，故采者绝少"。

石斛在自然条件下生长时间长，采集困难，产量低下，加上多年来的过量采收，野生资源几近枯竭。至 20 世纪 60 年代，在安徽、四川、贵州等野生石斛产区，人们开始进行人工栽培试验。人们将野生石斛引种至半阴半阳的岩石和树上，但岩石上栽培石斛成活率低，生长较差；树上栽培虽生长发育较好，管理却不便，加之石斛种子在自然界土壤中发芽困难，只能采用分株或扦插方法进行繁殖，这些都限制了石斛种植的规模化和产业化。

直至 20 世纪 80 年代，人们摸索出了石斛的有性繁殖技术，开展试管育苗、工厂化生产种苗，为野生石斛改人工栽培提供大量的种苗。至 20 世纪 90 年代，人们已掌握了适合栽培石斛的基质配方，开启了大棚内种植石斛的种植方式。这为大规模、产业化的人工种植石斛提供了保障。但同时人们也发现岩石仿野生种植的石斛与棚内种植的石斛，从外观、口感、有效成分等多方面均有不同，以岩壁或石头、腐木仿野生栽培的石斛生态环境更适合道地药材品质的形成。近年来，回归自然的仿野生种植方式又再度被人们重视起来。仿野生种植更能保留石斛天然的药用价值和功效。由于种植中人为干扰因素很少，仅简单清理杂草，不施肥、不用农药，还可以保留生物多样性的种植环境。

从在岩石峭壁中采集野生石斛，到尝试在石上种植石斛，再到在大棚内大规模种植石斛，最终又再次回归到仿野生式种植石斛，似乎是在绕了一圈后再一次回到了几十年前人工种植石斛的起点，但这种螺旋式的进步与提升，是人们对自然的认识、探索与再认识。

3. 人参的足年栽培

在中医药界，关于人工栽培品与野生药材的优劣之争自古有之，古代医药学家对于经由"粪力浇灌大者"的人工栽培品功效存疑，认为其未得天地自然之精华，而在对中药需求日益增大的当今，大部分中药已经由人工种植而成。《中华人民共和国药典》收载的 600 余种中药材品种中，大约一半以上是种植品种，还有一些常用大品种均为家种。因此，从使用量上计算约 75% 为家种品。在漫长的探索中，人们已然摸索出适应于各种药材的人工种植模式，然而部分人工种植品的功效仍不及野生品。造成中药材质量滑坡的原因是多方面的，其中最为主要的原因是种植年份的不足。中药的有效成分是通过逆境缓慢积累而成的，如种植的年份不足，有效成分的积累尚未完成，此时采收上市，影响疗效则成为必然。

如人参一物，野生人参可遇不可求，生长年限也难以确定。但一支被人发现的野生人参，生长年限多在 30 年以上。人参生长的年限越长，作用就越强，效价就越高，因其在长年的生长过程中经历了各种各样的自然灾害，在逆境中完成了有效成分的沉淀与积累，同时又汲取了生长环境中的精华，吐故纳新，这也是为什么人参被称为"土精""地精"的原因。

目前的人参多为人工栽培，但即使是人工栽培也分不同的环境而有山参、园参之别，二者都是由人工播撒人参种子，区别在于生长环境和生长年限。山参，顾名思义就是生长在适合野外生长的山林中，阴暗潮湿，树林密布，气温低下，即使是炎炎的夏日，外面艳阳高照，可一进入种植人参的山林却有一种阴冷之感。即使有阳光，也是透过层层密林透射进来的，光照的强度已大大降低。在这种自然环境下生长的人参，往往生长缓慢，一支生晒山参长至 20～25g 大小，其年限至少在 15～18 年。园参为纯粹意义上的人工栽培品，一般从播种出苗到开花结实需要 3 年时间，一年生人参只有 1 枚三出复叶，二年生 1 枚掌状复叶，三年生 2 枚掌状复叶，四年生 3 枚掌状复叶，五年生 4 枚掌状复叶，六年生 5 枚掌状复叶。六年后，即使参龄增长，叶数通常不再增长，故有人将其生长特征概括为"三桠五叶一枝花"。因此，即使是由人工种植的，经过适当施肥、生长较快的园参，其生长年限至少也需要 5～7 年。由于年限短，园参的药效远不及山参，无法起到如同山参那样的大补元气、挽救厥逆之功，但也可以发挥出较好的补益心气、肺气和脾气作用。

任何违反植物生长规律的种植方式都会破坏药材的生长，损害其正常的药效。好在具有匠心的中药人已经开始行动起来，先从药材的足年栽培着手，6 年的园参、15 年的林下山参、多年生的黄芪和党参……都让我们看到了希望。

第三节　爱护自然，生态文明

经历了观察与顺应、探索和开发后，人类又开启了与自然更为深入的对话，总结既往经验、反思过往所行、探寻人与自然的平衡和谐。采大留小、保根留种……"取之有度，用之有节"的生态文明真谛一直都根植在采药人的行规之中；轮作套种、生态种养、循环种养，药农们用巧思与智慧，实现了生态保护与经济发展的和谐统一；利用药用植物修复生态环境、以化工合成物取代部分动物类中药，医药人员也在用自己的方式守护人类的健康与中华大地的蓝天、绿水与青山。

一、物尽其用，取用有度

俭，德之共也；侈，恶之大也。中国人自古以崇尚节俭为荣，物尽其用而不浪费。在物质经济高速发展的当下，"物尽其用"的节俭观不仅是祖祖辈辈的生活经验，也是一种可持续的发展观念，更是对大自然的敬畏和尊重。自然界所创造的资源是有限的，取之有度，用之有节，则常足。取时有量，用时节约，则常常能满足人类所需。中药材的采集、种植和应用都应合理有度，不可涸泽而渔。

1. 贝壳类药物的应用

贝类的肉一般多供食用，部分还是著名的海味珍肴，如《本草纲目》载"吴越人以糟决明（即鲍鱼）、酒蛤蜊为美品者""挑取其肉当食品，其味美好，更有益也"，但在古代，这些美味的贝类采集起来十分困难。当古人们品尝完美味的贝肉时，或是出于好奇心的探索，或是出于对来之不易的珍贵物品的珍视与珍惜，也有可能是一种节俭不浪费的心态，人们还开发出了贝壳的其他应用。如贝壳一度被作为货币使用，人们视贝为值得珍藏的东西。据《淮南子》载："古者剡耜而耕，摩蜃而耨。"蜃为大蛤，其壳经磨制后装上木柄可制农具。《本草纲目》载："南海人以其蛎房砌墙，烧灰粉壁，食其肉谓之蛎黄。"人们还会用牡蛎壳来砌墙粉壁。更重要的是，贝类还成为本草诸药中的重要组成部分。

贝壳入药的时间很早，在汉简《万物》的残简中已有"燔牡蛎止气臾也"的记载。我国现存最早的本草专著《神农本草经》中收载贝类药物有七种：文蛤、海蛤、牡蛎、马刀、贝子、蛫蝓、乌贼鱼骨。《本草经集注》又增加了魁蛤、石决明、蜗螺等条目，到《本草纲目》时，总数已达 30 种左右。

这些贝类药物由于长期浸淫在寒冷咸涩的海水之中，性多寒凉而能滋阴清热以主治阴虚内热、虚火上炎、潮热盗汗、五心烦热等。其味咸可软坚散结以治疗瘰瘤瘰疬、癥瘕痞块等病证，味涩又可收敛固涩以治疗虚汗、泄泻、遗精、崩漏、带下等证。贝壳质硬而重，可安神定志、平肝潜阳，可主治心神不安所致的心悸、失眠，肝阳上亢、肝风内动所致的头晕目眩、四肢抽搐、惊风癫痫等；贝壳含碳酸钙，故可制酸止痛，用于胃酸过多、泛酸吞酸、脘腹疼痛等。

近年来，由于海洋药库的日益丰富引起了人们的注意，贝类药有很大发展。新发现了许多药物资源，有的是历代本草曾有记载而功效有所发展者，如蜓蚰治气管炎等；有的则是过去书籍从未收载者，如海石鳖、海兔粉等。在应用方法上，如许多海生软体动物匀浆后可制成具抗肿瘤作用的物质；而一些有毒软体动物的毒素"变毒为药"的可能也正在探索之中。以贝类中药的采集与加工入手，充分开发利用丰富的贝壳资源，不但可"变废为宝"，提高贝壳的附加价值，还可促进贝类养殖业的健康发展，实现沿海地区生态环境、经济效益和社会效益三者的共赢。

古人以贝为钱币、制农具、砌墙粉壁，甚或是入药而用，是"难得可贵"的物尽其用，而在贝壳已"唾手可得"的当下，对其进行多种开发与利用，不仅是华夏民族崇尚勤俭、以勤俭为荣的传承与延续，更是对生态的保护。本草诸药中，还有着许多物尽其用、变废为宝的经典案例，如橘皮、橘核、荔枝核、石榴皮等多种水果的非食用部位也可入药；在现代，中药学家们还在不断探索、扩大中药"非传统药用部位"的应用，如开发人参叶、三七花、杜仲叶的新的药用或保健功效，利用现代科技提取山楂核、丹参带花茎叶中的有效成分，将药渣转换为肥料或土壤基质……这正是"物尽其用"与"取用有度"的辩证统一。

2. 杜仲的分段环剥

杜仲入药首载于《神农本草经》，被列为上品，具有"补中，益精气，坚筋骨，强志"的功效，主治"腰脊痛""阴下痒湿，小便余沥"，言其"久服轻身耐老"，别名"思仙"。至《名医别录》言"二月、五月、六月、九月采皮"，明确指出杜仲的入药部位为树皮。后代本草亦记载杜仲的嫩叶、花、果"亦堪入药"，但一直以来杜仲的药用部位还是以树皮为主。

一般长至十年左右的杜仲树方可剥皮入药。在对杜仲药材进行优劣鉴别时，又以皮厚、块大、断面丝多者为佳，所以在处方书写时，往往会写作"厚杜仲"。这样一种生长缓慢的药用植物，其生长年限又对疗效与品质有着重要影响，人们在过去却一直采用的是"杀鸡取卵"的采集方式。即将杜仲树木砍倒后再剥取树皮应用，一株株历经多年才"成熟"的杜仲树轰然倒下，剥皮后横卧于大地上，被人遗弃直至枯槁腐烂。在20世纪50年代后期，杜仲树皮的市场需求量开始剧增；到20世纪80年代后期，杜仲皮市场混乱，价格暴涨，散生于山野中的植株和农舍附近甚至当时国营林场的成年树大量被砍伐，殃及幼树，杜仲资源进一步遭到掠夺性、破坏性的采伐。在这种困境下，中医药人在20世纪70年代开始探索大面积环剥后再生新皮的技术来替代砍伐剥皮的采集方式，并于1975年获得成功，并逐渐总结出了许多经验与技术。

首先，人们发现新树皮再生的成败与季节气候有很大关系，要在夏至到中伏的高温、高湿季节，选择多云或阴天的时候。其次，中药人探索出更安全而经济的分段环剥法，即在树干上环剥50～60cm后，间隔10cm再环剥第二段、第三段……在割时，入皮的深度只能割至韧皮部，不可用手或刀触及木质部，更不能伤及木质部。同时人们还总结出了利于树皮新生的保护措施。剥皮后留在树干表面的形成层和未成熟的木质部细胞直接暴露在干燥的空气中，就会失水干枯而死。因此，在相对湿度无法达到90%的地区必须立即用透明塑料薄膜包裹树干。

目前这种树木剥皮再生的技术被大量应用于皮类药材的生产，如厚朴、黄柏、肉桂等。运用剥皮再生技术，使破坏性的、掠夺式的一次性剥皮变为取之有度、循环往复的长久之计，这既增加了生产又保护了生态资源。在发展中保护、在保护中发展，国人再一次用智慧平衡了自身发展与生态保护，达到了人与自然的和谐共生。

3. 肉苁蓉与梭梭树

肉苁蓉的使用在我国已有2000多年的历史，作为名贵中药，被誉为"沙漠人参"。这既是对肉苁蓉功效的高度肯定，又指明了肉苁蓉的生长环境。肉苁蓉生长于土壤贫瘠、气候恶劣、动植物生存条件差的砂质土壤或半砂质土壤中。

　　肉苁蓉作为一种寄生性多年生草本植物，没有叶绿素，不能自身合成营养，在自然状态下，其从种子的萌发，到植株生长发育、更新换代，直至生命的终结，都离不开寄主植物——梭梭树。梭梭树根系发达，在干旱的沙漠中也能吸吮地下深部水，具有耐高温、耐严寒、抗干旱、御风沙的特性，生命力强大。酷热干旱的生长环境、寄生于梭梭树的生存方式，造就了肉苁蓉的生物特性：遍身鳞片，避免水分流失，抵御炎热、严寒、风沙，以及甜度高等特点，也孕育出了肉苁蓉柔润滋补的药性功用。

　　内蒙古地区肉苁蓉的开发利用已有很长的历史。在解放初期，内蒙古地区的荒漠肉苁蓉还相当丰富，20世纪50年代每年可以收购800000～1000000kg，而进入21世纪后每年就只能收购300000kg左右，且药材的个体小、质量差。造成这种情况的原因，一是当地农牧民不了解肉苁蓉的生长习性，缺乏科学的知识，采挖肉苁蓉时，不问季节，不论大小，乱采滥挖；二是将寄主的根全部挖出来，采挖后不回填，致使寄主梭梭树的地下根暴露于外，在强烈的阳光下照晒，大片大片地枯死。昔日一丛丛固锁沙尘的梭梭林暴死于荒野中，取而代之的是坑坑洼洼、高低不平的赤地。这不但让本就脆弱的荒漠生态环境雪上加霜，也使野生肉苁蓉资源濒临枯竭。为此，国家将肉苁蓉和寄主植物梭梭树均列为国家二级保护植物，鼓励发展人工种植，以减少对野生资源的采挖。

　　我国自20世纪80年代开始，在内蒙古开展人工栽培肉苁蓉的研究。研究人员对肉苁蓉的采收建议采用平茬高度为15cm的处理和采大留小的采收方式提高肉苁蓉产量。同时，在荒漠化严重的新疆、内蒙古、甘肃、宁夏、青海等地区，梭梭树作为生态建设的首选树种开展了大规模的保护、抚育与人工种植，在沙漠地区形成了大面积林带，起到了良好的防风固沙作用。结合防风治沙工作，在防风林带接种肉苁蓉。既可以解决肉苁蓉资源的紧缺问题，实现肉苁蓉产业的可持续发展，又可大面积治理荒漠化地区，最终实现经济、生态、社会效益的统一。

　　生态环境保护和经济发展不是矛盾对立的关系，而是辩证统一的关系。生态本身就是经济，保护生态就是发展生产力。在荒漠化地区，发展肉苁蓉经济，保护并扩宽梭梭林覆盖面积，防风固沙，形成沙漠绿洲，使人和自然和谐发展，就是行之有效的可持续发展的生态经济道路。

二、生态修复，保护自然

步入近代以来，人类在快速跑向现代化与城市化的过程中，不经意间忽略了对生态环境的维护，蓝天、绿地、净水、动植物族群不同程度地受到了损害，人类也因此付出了不少代价。如今，人们已经意识到这些问题的严重性，制定了相应的法规，采取了一些行之有效的生态修复、保护自然的措施，开启了人类与其他生灵和自然环境休戚与共关系的思考与实践，其中有不少本草诸药，在维护人体健康的同时，也与人类一起参与生态修复，守望自然家园。

1. 穿山甲的药用与保护

穿山甲入药首载于《名医别录》，该书记载："鲮鲤甲微寒。主五邪惊啼悲伤，烧之作灰，以酒或水和方寸匕，疗蚁瘘。"因其外观形态形似水中有鳞甲的鲮鱼、鲤鱼，又以鳞甲入药，时称"鲮鲤甲"。至宋代《本草图经》首次载入"穿山甲"这一名称，还详细描述了穿山甲"治蚁"的过程。此外还补充了"疗肠痔疾""治人奶疼痛不可忍"等主治病证。

在明代，李时珍纠正了前人对穿山甲习性论述的错误之处，提到"鲮鲤状如鼍而小……而胃独大，常吐舌诱蚁食之。曾剖其胃，约蚁升许也"。穿山甲虽是肉食动物，但是它的食谱非常单一，绝大多数情况下只吃白蚁，而且食量大，一只成熟的穿山甲，胃里可以容纳 500g 白蚁。李时珍在描述其功用时提到"古方鲜用，近世风疟、疮科、通经、下乳，用为要药"。可见，在明代之前，穿山甲较少入药，人们对其生活习性与功效的认识均有不足之处。后世通过细致的观察和不断的实践总结，认为穿山甲"穴山而居，寓水而食，出阴入阳，能窜经络"，乃通经止痛、通乳止痛的要药。

正是由于穿山甲的药用和食用价值，使它具有极高的经济价值。在利益的驱使下，人们任意捕杀，破坏了穿山甲的种群结构，而且其具有繁殖力低下、狭食性、环境适应性差等生物特性，使我国的穿山甲资源迅速减少，在广东、广西、福建这些原有的穿山甲盛产区，最少一半以上已极为罕见。世界自然保护联盟（IUCN）在其濒危物种红色名录上，将分布于中国和越南的两种穿山甲都定为了"极危"物种，2020 年我国也已将穿山甲定为国家一级保护野生动物。伴随穿山甲数量的明显减少，失去天敌的这些地区，白蚁灾害则愈演愈烈。

白蚁广泛分布于热带和亚热带地区，主要以木材或纤维素为食。体型虽很小，对人类危害却很大，会蛀坏房屋、家具、地板、桥梁、堤坝、农作物和森林等。康熙年间吴震方所著的《岭南杂记》中还有白蚁食银的记载，说的是某衙门库银失踪，遍寻之下，发现一些白色的蛀粉，挖出一窝白蚁，随后将白蚁放进炉中烧死，结果竟熔出了白银。所以，白蚁虽然只以木纤维为生，但是在觅食、筑巢等活动中能蛀咬任何可以咬得动的东西。这样的生物，当种群数量过大时，造成的破坏力是相当惊人的。据全国白蚁防治中心 2017 年工作报告称，随着气候变化，白蚁危害呈现出逐年加重的趋势，特别是我国长江、珠江中下游流域地区，白蚁危害十分严重，涉及房屋建筑、文物古迹、水利工程、园林植被、农林作物、通信电力、市政设施等多个领域，仅 1 年，造成的损失就达 20 多亿。

面对这样的现状，国家开启了穿山甲的物种保护和持续利用发展，制定了一系列的法律法规，建立自然保护区。科研人员正在开展穿山甲生物学特性的研究，为科学保护穿山甲资源及开展穿山甲人工驯养提供理论依据；积极开展人工驯养，变野生为家养，以解决保护与需求之间的矛盾。医药部门则通过替代品的研究，减少穿山甲甲片的使用量。临床医师们也应广泛熟悉各类中药的功用，将有限的药材用在"刀刃"上，如具有通乳作用的植物药就有木通、通草、王不留行等数种，完全可以取代穿山甲的通乳功效。同时，也在加强法制宣传，提高人民的保护意识，禁止食用野生穿山甲。

令人惊喜的是，国家对穿山甲的保护取得了显著的成效。2021 年，人们在广东河源保护区的不同地点，先后三次发现了中华穿山甲的身影，这是该保护区近 20 年来的首次发现，显示"森林卫士"穿山甲也正在归来。

2. 沙苑子的固沙与固精

沙苑子是一味补肾固精、养肝明目的补益药，其以地名唤作药名，透露出了浓郁的地域色彩。沙苑之名生动地道出了沙苑的历史发展与气候环境。苑是古代驯养动物的地方。沙苑位于陕西关中平原东部，渭南市大荔县县城以南，东临黄河，处在渭河与洛河之间，属于河岸沙丘地貌类型的典型地区。在唐代之前，其气候环境温湿，以河湖湿地为主；至隋唐时期，此地成为军队牧马和驻兵的场所，于是逐渐退化为"其沙随风流徙，不可耕植"之地。

历史上，连年的过度放牧和耕植使得当地的生态环境较为脆弱，其土壤类型主要是风沙土，肥力较低，土地贫瘠。这些都导致沙苑地区成为不再适合耕植之地，却给耐干旱、恶潮湿的沙苑子提供了良好的生长环境。沙苑子的植物为扁茎黄芪，其地上枝蔓匍匐于地面，相互交叉，形成网状结构，可有效防止地面的冲刷，防沙保水力强；同时其地下部分根系深长，可以更好地吸收土壤深层的水分和养分，并且具有固氮的功能，为自身及周围的土壤保证养分，所以沙苑子具有极强的耐贫瘠能力。盘根错节的生长方式赋予了沙苑子耐干旱、耐贫瘠、抵抗风沙的适应力，同时也对土地提出了特殊的要求，需要更为"宽容"的空间去生长，所以透气性好、排水能力强的风沙土比水土营养丰富的黏质土（如东北黑土地）更适合沙苑子的生长。

目前沙苑子被广泛用于边坡、堤岸、荒漠的水土生态保护中，其根瘤固氮的功能，可以增加土壤养分。故在耕种一些作物之前，可以先行播种沙苑子，然后再播种其他作物，实现不同时期的田间套种，有效利用了耕种的时间与空间，并肥沃了土壤环境。

发达的根系、强大的防沙保水能力，既有效利用了土壤营养又肥沃土壤的特性，也赋予了沙苑子独特的药性功用。沙苑子生于风沙之地，日夜温差极大，地表干旱，但地下水资源相对丰富，深长的根系有效地帮助自身摄取更多水分。这样的生长环境使之既耐寒又抗旱，具有温润不燥的特点。其味甘补益，性质平和，归于肝肾经，补固同体，既补肾阳又养肾阴，可用于一切肾亏病证。特别是沙苑子根瘤固氮的特性又赋予其固摄之功，尤其适用于肾亏引起的遗滑类病证，如遗精、遗尿等。因其兼能养肝阴，也常用于肝阴不足、目失所养引起的眼疾，如视物昏花、翳膜遮睛。

从保土固沙到固肾护精，沙苑子在生态修复和维护人体健康层面，作出了自己的贡献。人类也应当像维护自己的身体健康一般去保护生态环境，响应习近平总书记在2019年中国北京世界园艺博览会开幕式上的讲话："我们要像保护自己的眼睛一样保护生态环境，像对待生命一样对待生态环境，同筑生态文明之基，同走绿色发展之路！"

3. 水生植物的净水作用

水是人类生命的源泉，是万物生长的根基。在本草诸药中，有一些水生药用植物对水质有着极高的要求，最具代表性的就是石菖蒲。石菖蒲生长于山溪中有水花飞溅的石面上，古人言其"不栖泥土，独好清石"，具有生于清流、得污秽则不生的天然"清净"本性，一度被认为是清洁水体的指示性植物。其入药芳香温燥而能辟秽祛邪，被用于疾病的预防和养生保健；其气味清香使之能醒脑开窍、振奋精神、聪耳明目，因而被广泛应用于多种窍闭不通病证的治疗。可见，洁净的水质是确保石菖蒲生长繁衍的重要前提，也赋予了其清明净洁的药性功用。老子言"上善若水"，水还具有清洁万物的特性，所以长于水中的植物入药大多也具有洁净、清洁的特点。除石菖蒲外，水生植物白蒿入药可"主治五脏邪气"，治疗风寒湿痹、黄疸、热痢等疾病，还可治疗皮肤疥癞恶疮；芦根、白茅根则可利湿清热排脓，主治呕哕、肺痈吐脓、热淋等病证；泽泻长于泄湿化浊，可治痰饮蒙蔽脑窍，清阳不升的眩晕病证，亦可下行泄热，治疗湿热互结所致的带下、热淋等疾病。

这些水生植物在其自身的生长发育过程中会吸收大量的氮、磷等养分用以合成自身物质。自20世纪末期开始，人们开始有选择地在污染水体中栽植某种或某些具有高效吸收氮、磷养分能力的水生植物，就地实现对污染水体的净化，降低污染水体中养分物质含量，使富营养化水平得到无害化的降低，其中就有芦苇、香蒲、灯心草、浮萍等水生药用植物。经过试验还发现，石菖蒲在污水中也可良好生长：在污水中养殖的石菖蒲，开始时会出现少量烂根、黄叶，但经半年养殖后，石菖蒲表现出了较强的污水适应能力，富营养化的污水还为石菖蒲带来了更多的营养，其植株叶片渐呈墨绿色，根系发达，互相交织，植株呈丛状生长，较普通自来水养殖的植株更具活力。同时，石菖蒲对重金属的富集量也与培养水中重金属的浓度成正比，这就提示了这些水生植物可以防治重金属污染，但入药服用可能会存在重金属含量超标的情况。

水生植物的药用价值和净化污水的功能，似乎暂时还无法做到一石二鸟、两全其美。不过近年来，有研究发现在鱼塘周围种植如鱼腥草、薄荷、夏枯草等湿生中草药，不仅具有净水功能，亦有抑制水体细菌、提高部分养殖鱼类抗病能力的功能，取代各类抗生素成为生态"鱼药"，这为鱼药生态种养提供了新思路。

三、生态种植，振兴乡村

如果说"勤俭有度"和"生态修复"是人们对有限自然资源的一种保护，那么在人们对美好生活需要日益增长的当下，中药材的需求量大增，药农们的经济收入理应有所保障，而自然生态保护亦不可松懈。此时，"有法有度"，以科学环保的方法开展生态种植中药材，振兴乡村经济发展，是解决矛盾的有效途径。

1. 地黄牛膝轮作

地黄在《神农本草经》中被列为上品，谓之可"填骨髓，长肌肉"，另载有"地髓"的别名，这一别名主要与地黄的生长习性和功用有密切关系。《本草乘雅半偈》首次记载了种植地黄不能重茬，称"但种植之后，其土便苦……足十年，土味转甜，始可复种地黄。否则味苦形瘦，不堪入药也"。地黄的生长需要汲取土壤中的大量养分，最终耗尽土地之精髓。所以一旦种植地黄后，同一片土地在十年内不可再种植地黄，否则会造成地黄大量减产，药材质量也将大大降低。也正是因为地黄的这种生长特性而赋予其功效特性——益精填髓。髓乃精血所化生，是构成人体和维持人体生命活动的精华物质。地黄禀受土中精髓而具有益精填髓之功，故有"地髓"之名。

那什么样的土地可以种植出"益精填髓"的地黄呢？古人认为"种地黄宜黄土""生咸阳川泽黄土地者佳"，至明代河南怀庆成为地黄的道地药材产地。《本草纲目》明确记载"今人惟以怀庆地黄为上"。清代《本草问答》中详细分析了河南成为地黄道地药材产地的原因，"河南平原土厚水深，故地黄得中央湿土之气而生，内含润泽土之湿也"。黄色的土壤孕育了外赤内黄、根色通黄的地黄，所以地黄之"黄"不仅仅道出了产地土壤的性质，也描绘出了新鲜地黄的药材本色。

种植地黄的土壤如此肥沃润泽，但这样的土地栽种完一轮地黄后，要再待上十年方可再次利用，实为可惜。地黄也因此被科研人员和药农们认为是连作障碍最为严重的药用植物之一。曾有人尝试通过化肥或有机肥来增加土壤肥力，以克服地黄的连作障碍，但效果甚微。现代研究发现，地黄连作障碍不仅与土壤肥力下降有关，还与地黄根系分泌物的自毒作用和病原微生物数量增加等多种因素有关。

在《本草乘雅半偈》一书中，就已提及解决地黄连作障碍的方法，"但种植之后，其土便苦，次年止可种牛膝。再二年，可种山药。足十年，土味转甜，始可复种地黄"。可见，当时的人们已经在同一块田地上有顺序地轮换种植地黄、牛膝和山药，即利用轮作法为大地土壤调养生息、增加肥力、清除毒素，又让药农能在每一年都维持一定的药材产量，以保障经济收入。

目前的研究表明，牛膝就是一种较为耐连作的药用植物，河南所产的怀牛膝入药具有补肝肾、强筋骨的功效，与地黄、山药、菊花同为"四大怀药"。在种植过程中牛膝存在连作增益效应，即随着连作年限的增加，外观和内在品质均有所提高。牛膝可增加土壤肥力，且具有土壤自净能力，其根系分泌物可诱发有益真菌大量繁殖，同时又抑制了某些有害真菌的滋生。由此可见，牛膝的连作增益效应及机制研究对于忌连作药用植物的土壤修复具有重要意义。同时，科研人员也根据产生连作障碍的各种机制，研制出了育苗移栽法、添加微生物菌剂法和清水淋洗法等多种途径与方法以预防地黄的连作障碍。

在河南怀庆的黄土地上，地黄与牛膝按照不同的时序，轮番在同一片土地上扎根种植。二者同为"四大怀药"，入药均有补肝肾之功，临床常可配伍使用治疗肝肾不足所致的腰酸膝软；二者于同一片药田间轮作种植，又能预防地黄的连作障碍。这充分显示了自然界生态平衡的奇妙，也引发了人们对于自然界生物链、生态平衡的深入思考与巧妙应用，最终达到了生态种养与经济发展的双向平衡。

2. 半夏玉米套种

半夏以其膨大的块根入药，作为药用最早记载于《五十二病方》，为历代医药学家的常用药。

半夏植物根浅，喜温和湿润气候，怕干旱，忌高温而畏强光，夏季宜在半阴半阳环境中生长，野生半夏多生长在河滩、沟边、池塘边、水田边、菜行间，以及灌木丛中、肥沃山坡林下。可见，其"水玉""地文""守田"的别名均与其生长环境有密切关系。但半夏在野生状态下易在"夏至"前后因高温、干旱、强光照射而"倒苗"。李时珍对半夏药名注解时，引《礼记·月令》对"仲夏"的论述，解释道"五月半夏生，盖当夏之半"。其所谓"半夏生"，并非表示半夏在夏至开始生长，而是指在此时，半夏植株球芽形成新株，母株随即枯萎，半夏进入夏季的休眠期，孕育下一轮的生机。但在栽种角度上而言，延长生育期，缩短休眠期，增强光合作用，有利于物质的积累，有助于块根的膨大。半夏的休眠期可随着阴蔽度的增大而缩短，所以夏季的遮阴对于种植半夏而言尤为关键。搭棚遮阴、林下种植……中药人想到各种各样的方法，而其中较为经济高效的一种方式则是半夏玉米套种模式。

套种是指在前季作物生长后期的株、行或畦间播种或栽植后季作物的一种种植方式，既能争取时间，又能提高光能和土地利用率，有时还有利于后作作物的栽植。如半夏为喜阴忌高温植物，在夏季必须在遮阴的条件下才能生长，此时玉米正进入抽雄结穗期，植株高大、叶子繁茂，可为低矮的半夏遮光降温；巨大的高矮差距，也形成了良好的通风带；在我们看不到的地下，浅根系的半夏与深根细的玉米互不影响、没有交集，所以能吸收不同土层的水肥，提高了水肥利用率。

既往野生半夏无须人工栽种，自己悄悄地从夏季的玉米地里冒出来，现在人们又发明了半夏玉米套种模式，让高杆的玉米为人工种植的半夏撑起一把把"绿色大伞"，而半夏又为农民带来了额外的收入，缓解了野生半夏资源枯竭问题。半夏玉米的套种模式，体现了不与粮争田，不与林争地，越来越多的中药材种植正遵循着保护生态和利用生态的原则，探索通过药材的立体化种植模式以振兴乡村。

3. 桑基鱼塘模式

桑蚕业是中国古代非常重视并大力提倡的经济产业。早在商周时期，我国先民就已经开始大量种植桑树，以采桑饲蚕。除饲蚕外，桑的用途极其广泛：枝条可编笋筐，桑皮可制纸，桑椹可食用，其叶、皮、枝、果又均可入药。虽然种桑是为了养蚕、造物与采药，但不能因此而残桑。《淮南子》就曾提到"原蚕一岁再登，非不利也，然王者法禁之，为其残桑也"。桑蚕业是我国古代人民的重要经济支柱，但古人们在经济发展与自然平衡之间早就有着自己的智慧：不仅要为眼前利益着想，还要为长远利益考虑；不仅要为人类自身的利益着想，还要为自然界的生命发展着想。

之后，人们发现蚕的排泄物亦可作为药用，在宋代《本草衍义》一书中首次记载了蚕沙（蚕的排泄物）的功效，云其可祛风燥湿，适合治疗风湿疼痛、湿疹痒疮、湿阻吐泄之证。同时也写道："原蚕蛾……屎，饲牛代谷。"可见，作为桑蚕产业中的一部分，蚕沙不仅仅是一味良药，同时还可作为天然饲料来饲养牲畜。

在明代之后，我国珠江三角洲地区开始用蚕沙饲鱼，并兴起了"桑基鱼塘"的农业生产方式：用蚕沙喂鱼，塘泥则可作为肥料来养护桑树，桑叶则用来饲蚕。这就将栽桑、养蚕、养鱼三者结合，形成桑、蚕、鱼、泥互相依存、互相促进的良性循环，创造了极高的经济价值。在明清时期，随着国际贸易的发展，桑蚕价格高昂，当地一亩地种桑养蚕，可得纯收入 46 两白银，是种植水稻的 3 倍多，再加上鱼塘养鱼的收入就更高了。一直到 20 世纪 80 年代中期前，养蚕和水产一直是珠三角的主要产业。

近年来，在广东新一轮经济发展中，得益于桑基鱼塘的环保和低成本理念，这种养殖模式卷土重来。2000 年在广东花都创建了第一个蚕桑新生态农业示范基地，之后在珠三角的西樵、湖北黄冈、江苏宿迁、雷州半岛，甚至在西藏林芝、新疆和田等地也进行了实践和推广。同时融入果桑采摘、旅游休闲、文化传播、科普教育等多个元素，深入挖掘桑基鱼塘的经济价值、生态价值和文化价值，全方位、多形式地复兴桑基鱼塘的生态种养模式。

在我国珠三角佛山及长三角湖州两地，一片片星罗棋布的鱼塘池埂上围绕着一棵棵桑树，绿色的桑树守护着清澈的鱼塘，肥沃的塘泥则滋养着繁茂的桑树。附近蚕房里的蚕宝宝"沙沙"地啃食着桑叶，努力地吐丝结茧。喂完蚕宝宝的村民，则用一叶小舟载着蚕沙，将其不紧不慢地投入塘中喂鱼，再采集上一些新鲜桑叶，满怀希冀地划回家中。前来参观游览的游人，则在一边拍摄下这一自然与人文相结合的美景。桑基、鱼塘、蚕房、村民、游客……构成了一幅和谐的生态美图。桑基鱼塘——这一历史悠久的生态循环农业模式还在不断地焕发着活力，生生不息。

参 考 文 献

1. 王洪图. 内经（中医药学高级丛书）[M]. 北京：人民卫生出版社，2000.

2. 吴普. 神农本草经[M]. 孙星衍，孙冯翼，辑. 北京：科学技术文献出版社，1996.

3. 陶弘景. 名医别录 辑校本[M]. 尚志钧，辑校. 北京：中国中医药出版社，2013.

4. 陶弘景. 本草经集注 辑校本[M]. 尚志钧，尚元胜，辑校. 北京：人民卫生出版社，1994.

5. 孙思邈. 千金方[M]. 刘清国等，主校. 北京：中国中医药出版社，1998.

6. 苏颂. 本草图经[M]. 尚志钧，辑校. 合肥：安徽科学技术出版社，1994.

7. 寇宗奭. 本草衍义[M]. 张丽君，丁侃，校注. 北京：中国医药科技出版社，2019.

8. 唐慎微. 证类本草[M]. 曹孝忠，校；寇宗奭，衍义. 上海：上海古籍出版社，1991.

9. 沈括．梦溪笔谈［M］．金良年，校点．济南：齐鲁书社，2007.

10. 陈嘉谟．本草蒙筌［M］．陆拯，赵法新，点校．北京：中国中医药出版社，2013.

11. 张志聪．本草崇原［M］．刘小平，点校．北京：中国中医药出版社，1992.

12. 李时珍．本草纲目 校点本（上）［M］．北京：人民卫生出版社，2004.

13. 李时珍．本草纲目 校点本（下）［M］．北京：人民卫生出版社，2004.

14. 汪昂．本草备要［M］．郑金生，主编．北京：中国医药科技出版社，2019.

15. 杨时泰．《本草述钩元》释义［M］．太原：山西科学技术出版社，2009.

16. 卢之颐．本草乘雅半偈［M］．张永鹏，校注．北京：中国医药科技出版社，2014.

17. 张秉成．本草便读［M］．上海：上海卫生出版社，1957.

18. 唐容川．本草问答［M］．北京：中国中医药出版社，2013.

19. 赵学敏．本草纲目拾遗［M］．北京：中国中医药出版社，1998.

20. 张山雷．本草正义［M］．程东旗，点校．福州：福建科学技术出版社，2006.

21. 张锡纯．重订医学衷中参西录［M］．北京：人民卫生出版社，2006.

22. 谢宗万．中药品种理论研究［M］．北京：中国医药出版社，1991.

23. 刘国钧．肉苁蓉及其人工种植［M］．北京：中国劳动社会保障出版社，2003.

24. 郭巧生．药用植物栽培学［M］．北京：高等教育出版社，2009.

25. 廖森泰．桑基鱼塘话今昔［M］．北京：中国农业科学技术出版社，2016.

26. 药材树木大剥皮后再生新皮试验成功［J］．林业科技资料，1978（3）：13.

27. 刘鹏南．剥取杜仲新法——分段环剥法［J］．湖北农业科学，1987（3）：30.

28. 杨海龙，洪瑞川. 石菖蒲对污水适应性的研究［J］. 南昌大学学报（理科版），1994（1）：97-102.

29. 刘大会，龚文玲，詹志来，等. 天麻道地产区的形成与变迁［J］. 中国中药杂志，2017，42（18）：3639-3644.

30. 高晓山. "四大怀药"考按［J］. 河南中医，1994（3）：174-175.

31. 刘跃红，闫小珍，焦振法，等. 焦作气候生态环境对四大怀药生长的影响［J］. 气象，2007（05）：105-110.

32. 赵佳琛，金艳，闫亚美，等. 经典名方中枸杞及地骨皮的本草考证［J］. 中国现代中药，2020，22（8）：1269-1286.

33. 孙千惠，刘海娇，杨小玉，等. 三七本草考证［J］. 中医药信息，2017，34（5）：113-117.

34. 赖宏武. 多基源贝母类药材的资源学研究［D］. 北京：北京协和医学院，2014.

35. 黄剑. 怀地黄连作障碍消减技术研究［D］. 郑州：河南农业大学，2011.

36. 赵颖丽，王颖. 半夏玉米套种，互惠互利增效［J］. 河南农业，2016（7）：43-44.

第七章

大医善药典故中的思政元素

何为大医？当医术精湛，医德高尚，行救死扶伤之天职。古今大医者，于医，医术精湛，医德高尚；于药，通晓药性，明彻药用，巧制妙配。只有以医带药、以药明医、医药结合，才有可能成为大医。"大医精诚"，是医术之"精"与医德之"诚"的完美统一，只有达到"精"与"诚"的高度统一，方可称为"大医"。从古到今，扁鹊、华佗、张仲景、董奉、葛洪、陶弘景、孙思邈、钱乙、李时珍、叶天士、张锡纯、蒲辅周、岳美中等一个个名医莫不如此。

历代大医是我们当代医学生一座座仰望的丰碑，他们为中医药事业、为人类的健康事业所作出的丰功伟绩，是我们学习的榜样和楷模。

思 政 目 标

通过对多位在中医药发展史上代表性人物高尚医德、高超医术的介绍，使学生深刻地感悟到"打铁还需自身硬"的真谛，树立济世救民、医者仁心的情怀，脚踏实地，刻苦学习，钻研医理药用，力争成为新时代的"大医"。薪火相传，以传承并弘扬"大医精神"为己任，将之作为行为准绳和毕生追求。

第一节　大医善药

"大医"之名出自《备急千金要方》，凡欲为大医，必须谙《素问》《针灸甲乙经》《黄帝针经》及明堂流注、十二经脉、三部九候、五脏六腑、表里孔穴、本草药对等内容，又须明张仲景、王叔和、阮河南、范东阳、张苗、靳邵等诸部经方，又须妙解阴阳禄命、诸家相法及灼龟五兆、《周易》六壬，如此乃可为大医。古今大医，皆精医通药，并丰富和发展了中医药的理论。

一、大医精诚孙思邈

孙思邈在《备急千金要方》首次提出了"大医精诚"，言："凡大医治病，必当安神定志，无欲无求，先发大慈恻隐之心，誓愿普救含灵之苦。若有疾厄来求救者，不得问其贵贱贫富，长幼妍媸，怨亲善友，华夷愚智，普同一等，皆如至亲之想。亦不得瞻前顾后，自虑吉凶，护惜身命，见彼苦恼，若己有之，深心凄怆，勿避险巇，昼夜寒暑，饥渴疲劳，一心赴救，无作功夫形迹之心。如此可为苍生大医，反此则是含灵巨贼。"

孙思邈是在论述人体生理病理复杂性的基础上，明确要求"唯用心精微者，始可与言于兹矣"。反之就会耽搁病情、延误生命，是"重加其疾，而望其生，吾见其死矣"，故以切身感悟提出了大医精诚的理念，文中所叙种种对行医者的要求实可视为医生职业操守的行为规范，时至今日依然有着十分重要的指导意义。同样，孙思邈的大医精诚在方药的应用中也体现得淋漓尽致。

1. 采药应有时

孙思邈十分重视采药时令对药效的影响。《千金翼方》中指出"夫药采取不知时节，不以阴干曝干，虽有药名，终无药实""凡药皆须采之有时日，阴干暴干，则有气力。若不依时采之……终无益也。学者当要及时采掇，以供所用耳"。突出了采药时令对药效的影响，并以亲身经历系统、全面论述了234种药物种植、采集、收藏的时令。如其对菊花采药时间的认识颇深，认为应根据不同的药用部位分时采摘："菊花正月采根，三月采叶，五月采茎，九月采花，十一月采实，皆阴干。"

2. 种药应宜地

对于药物的产地，孙思邈十分强调药材道地的重要性。《千金翼方》中指出"按本草所出郡县皆是古名，今之学者卒寻而难晓，自圣唐开辟，四海无外，州县名目，事事惟新，所以须甄明，即因土地名号，后之学者容易即知，其出药土地，凡一百三十三州，合五百一十九种，其余州土皆有，不堪进御，故不繁录耳"。孙思邈也是历史上最早提出并成功培植部分药物的医药学家，在书中记载了地黄、百合、牛膝等药物的人工种植方法。

3. 制药应有术

孙思邈认为不同的药物、不同的药用部位应有不同的炮制方法，而炮制方法是否得当，直接影响药效与用药安全性。《备急千金要方》中明确提出"凡草有根、茎、枝、叶、皮、骨、花、实，诸虫有毛、翅、皮、甲、头、足、尾、骨之属，有须烧炼炮炙，生熟有定，一如后法。顺之者福，逆之者殃……诸经方用药，所有熬炼节度，皆脚注之"。详述了一些药物的炮制方法，如牛膝、地黄、巴豆等。其中，孙思邈十分强调反复蒸晒对熟地黄的重要性，在遵循"古法九遍止"的基础上，并非一味要求九蒸九晒，而指出应根据实际性状决定蒸晒的次数，"今但看汁尽色黑，熟蒸三五遍亦得"，说明孙思邈以事实为依据、知常达变的科学态度。

4. 配方应有度

孙思邈配方用药十分重视药物品种，主要有两方面特点：一是尽可能不用动物药，认为动物与人一样都是有生命的，不能随意杀生，但对死亡动物则例外。如在《大医精诚》中指出："自古名贤治病，多用生命以济危急，虽曰贱畜贵人，至于爱命，人畜一也。损彼益己，物情同患，况于人乎？夫杀生求生，去生更远，吾今此方，所以不用生命为药者，良由此也。其虻虫、水蛭之属，市有先死者，则市而用之，不在此例。"这一点对合理使用动物药有重要的指导意义。二是重视一些价廉物美的药食两用品的应用，如治疗肺痈的苇茎汤就是由四味药食两用品组成，原方用薏苡仁、瓜瓣各半升，桃仁三十枚，苇茎（切）二升，水二斗，煮取五升，去滓。上四味，纳苇汁中煮取二升，服一升，当有所见吐脓血。组方虽然简单，药源、药价便廉，但法度严谨，丝丝入扣，疗效卓著，成为治疗肺系热性病证的千古名方，在现代仍有广泛的用途，特别是在一些传染性、感染性肺系疾病中的应用。在2003年抗击"非典（SARS）"的战役中，千金苇茎汤发挥了重要的防治作用，可谓是千金易得，良方难求。

5. 用药重特效

在药物选用中，孙思邈特别重视一些特殊病证中特效药的应用，而这些特效药中的部分品种多就地取材，如谷皮治疗脚气、羊靥治疗甲状腺肿大、动物肝脏治疗夜盲证、砷剂（雄黄等）治疗疟疾等。充分显示了孙思邈渊博的学识，勇于实践、善于总结的智慧。

6. 医养有食疗

孙思邈在中医药发展史上一个里程碑式的功绩就是重视食疗。其所编纂的《千金食治》，将食材分"果实""菜蔬""谷米""鸟兽"四类，记载食材154种，并将"以食物治疗疾病"的方式称作"食治"或"食疗"，奠定了"食疗"的理论和应用基础。他明确道："安身之本，必资于食；救疾之速，必凭于药。不知食宜者，不足以存生也；不明药忌者，不能以除病也。是故食能排邪而安脏腑，悦神爽志，以资血气。若能用食疸，释情遣疾者，可谓良工。长年饵老之奇法，极养生之术也。夫为医者当须先洞晓病源，知其所犯，以食治之；食疗不愈，然后命药。"生动地展示了孙思邈重食疗、倡食疗、用食疗的情怀，而且认为善用食疗也是大医精诚的标志。如今，食疗、药膳成为防病治病、养生保健、疾病康复的重要手段和途径，而孙思邈则是食疗的鼻祖。

一千多年前的孙思邈既是"大医精诚"的倡导者，又是"大医精诚"的先行者，更是"大医精诚"的精神丰碑，值得我们学习。

二、《本草纲目》李时珍

在本草学发展史上，《神农本草经》是第一部系统介绍中药理论和应用体系的专著，标志着中药理论体系的形成；《本草经集注》是第一部全面注解《神农本草经》的专著，并标注参考文献出处；《新修本草》是第一部以政府的名义组织编写的本草性药典；《食疗本草》是第一部以介绍食疗为主的文献；《雷公炮炙论》是第一部系统全面介绍中药炮制的专著……然而集这些专著的主要内容于一身的本草学专著则是《本草纲目》，成就这一巨著的作者就是李时珍。

1. 亲身验药

李时珍（1518—1593），明代杰出的医药学家，字东壁，晚年号频湖，今湖北蕲春县人。出生于中医世家，其祖父、父亲均为当地名医，从小便随父学医。因其医术高超，名重一时，曾被举荐入朝为官，但因心系医药，为官一年即辞官回乡行医。在学习、行医过程中，李时珍针对先前本草文献的弊端、错误，立志重编一部本草，他效仿朱熹《通鉴纲目》"以纲系目，纲举目张"，编辑《本草纲目》。

为编辑此书，李时珍不但参阅大量的历代医药典籍（276家），"时珍今所引，除旧本外，凡二百七十六家"，而且还引据古代经史百家440家，"时珍所引用者，除旧本外，凡四百四十家"。同时，李时珍还亲自采药、种药、服药，亲历山泽，实地观察，结合自身的体验和临床经验，纠正古代文献中的许多错误记载，并补充了大量的新药物品种。该书从1552年起着手编写，历经26年，在1578年完成书稿编辑，并于1596年出版，给后世留下了一部不朽巨著，李时珍这种勇于纠错，不辞劳苦，不畏风险，求真探索，数十年如一日的严谨科学治学态度和拼搏献身精神，向我们昭示了人要有理想、有精神、有目标，要奋斗进取，献身于造福人类的中医药事业。

2. 博学研药

《本草纲目》全书约190万字，收载药物1892种，其中374种为李时珍新增，插图1109幅，附方10000多个，收集到的药物品种是明代以前最完整、最系统的。该书内容丰富、资料翔实，不仅仅限于本草学的内容，还广泛涉及动物学、植物学、天文学、矿物学、地理学、地质学、医学、化学、历史学等内容，被誉为"十六世纪中国的百科全书"。不但是中医药学家研读的必备著作，而且也是西医西药人员、其他学科的研究人员（如天文、植物、地质、矿产、水产、动物等领域）重要的参考书。

《本草纲目》不但集明代以前的本草大成，总结了明代以前千百年的用药经验、本草发展，而且李时珍通过查阅大量的明代以前的医书、本草文献、经史百家论著，结合自己深厚的中华传统文化底蕴和丰富的临床用药经验予以充实、拓展、发微。该书几乎囊括了与药学有关的各个领域，包括生药、炮制、药性、药用、药剂、方剂，以及临床各科用药，充分体现了李时珍渊博的学识、丰富的临床用药经验，可谓通古博今。这种风格体现在其对药理的阐述上更是鲜明，以滑石为例：针对滑石的滑利通窍，李时珍指出："滑石利窍，不独利小便也……故滑石上能发表，下利水道，为荡热燥湿之剂。发表是荡上中之热，利水道是荡中下之热；发表是燥上中之湿，利水道是燥中下之湿。热散则三焦宁而表里和，湿去则阑门通而阴阳利。刘河间之益元散，通治表里上下诸病，盖是此意，但未发出尔。"药理结合医理，丝丝入扣、层层推进，一目了然。

《本草纲目》之所以被誉为"16世纪中国的百科全书"源于书中的内容包罗万象而又有着相当高的准确性，与作者李时珍勤学善思、重视实际、注重积累、善于总结、精于辨析、广征博引密切相关。英国著名中国科技史研究专家李约瑟博士评价道："李时珍作为科学家，达到了同伽利略、维萨里的科学活动隔绝的任何人所能达到的最高水平。"

作为医学生，如何学好医学知识？作为未来的医生、医药研究人员，如何做一个合格的医生？如何做学问？这些都离不开广博的知识、敏捷的思维、丰富的学识、严谨的学风。对此，李时珍为我们树立了光辉的榜样。

3. 承古论药

李时珍非常重视前人的用药经验，并善于总结、概括，留下许多经典论述。为了佐证药物的功用，他善于引经据典，而非随意引用传说。同时，其对古人论述并不盲目照搬，而是甄别真伪、勇于纠错、去伪存真。以延胡索为例：李时珍在论述延胡索功用特性时指出："（延胡索）能行血中气滞，气中血滞，故专治一身上下诸痛，用之中的，妙不可言。"为了进一步论证这一功用特点，李时珍引用了一个典故："荆穆王妃胡氏，因食荞麦面着怒，遂病胃脘当心痛，不可忍。医用吐下行气化滞诸药，皆入口皆吐，不能奏功。大便三日不通。因思雷公炮炙论云：心痛欲死，速觅延胡。乃以玄胡索末三钱，温酒调下，即纳入，少顷大便行而痛遂止。"其论述生动形象，对延胡索的止痛功能难以忘却。李时珍最后强调："盖玄胡索能活血化气，第一品药也。"成为传世名言，既突出了延胡索活血行气止痛功能的历史传承，又进一步予以提炼、升华。

李时珍虽然重视前人经验，但并不盲从，而是善于辨别真伪、勇于纠错。如对于大黄的品种，苏颂将大黄与羊蹄大黄混同，李时珍明确指出："苏（颂）说即老羊蹄根也。因其似大黄，故谓之羊蹄大黄，实非一类。又一种酸模，乃山大黄也。状似羊蹄而生山上，所谓土大黄或指此，非羊蹄也。"在针对兰草与泽兰的混淆上，李时珍也予以了更正，从中可以看出李时珍严谨、科学的治学态度。

正是因为有了李时珍这种求真务实、实事求是的科学态度，才为后世留下了不朽的巨著《本草纲目》，成为本草学发展史上一座难以逾越的丰碑。

三、脾胃大家李东垣

李东垣，名杲，字明之，晚号东垣（老人），金元四大著名医学家之一，为"补土派"的代表人物。李东垣家境优越，但从小立志学医，济世救民，拜师于易水学派鼻祖张元素门下。学有所成以后，辞官行医，不顾"大头天行"（即一种以头面红肿、咽喉不利为主症的传染病）的传染风险，针对群医束手无策的疾病，他潜心研究，终于发明了一张治疗该病的有效方，将之刻印于木板上，公之于众，救民众于疫病之中。不但如此，李东垣成名以后，拒绝社会上的各种诱惑，自重自爱，潜心医药，倡导脾胃论、内伤论、阴火论等学说，著有《内外伤辨惑论》《脾胃论》《兰室秘藏》《东垣试效方》《医学发明》《活法机要》《脉诀指掌》等专著，为中医药学作出了突出的贡献，成为名垂千古的大医。他的医学成就对中药学的发展也作出了巨大的贡献，主要体现在他的用药特点上。

1. 用药重视升阳益气

"内伤脾胃，百病由生"是李东垣学术思想的核心，重视调理脾胃、保护胃气在疾病治疗中的作用，认为脾胃为元气之本、升降之枢。因此，在组方用药上，系统阐述"四时用药"与"随时用药"，善于应用甘温类药物，倡导"甘温除热""益气升阳""升阳散火""益气祛邪"等治法。在其众多的组方用药中，出现频次较高的药物主要有炙甘草、人参、白术、升麻、黄芪等归于脾经可补脾益气升阳，柴胡、川芎等归于肝、胆经可益胃升阳，黄柏、黄芩、黄连等可泻阴火，创立了诸多益气升阳名方，如补中益气汤、升阳益胃、升阳散火汤、升阳除湿汤、升阳举经汤等，广泛应用于临床，可治疗脾阳不振、中气下陷所致诸证及气虚外感发热、清阳不升之眩晕等。除了对脾胃内伤疾病的治疗用药强调升阳益气以外，其对其他各科疾病的治疗，也贯穿了"补脾胃升清阳"的主导思想，如圣愈汤、黄芪当归人参汤、圆明内障升麻汤等。

李东垣组方用药以脾胃为重，不能以损伤脾胃为获取疗效代价的理念，对后世产生了极大的影响。

2. 善用解表风药

李东垣善于运用解表药，主要为风药，如升麻、柴胡、羌活、防风等。其对这类药物的应用，主要体现在以下几个方面。

风升脾阳：脾气主升，运用风药可引脾阳上升，对脾胃虚弱导致的气陷有明显的作用。因此，在李东垣众多的补脾胃元气的方中，除了善用补中益气类药物以外，还多配伍风药，如补中益气汤、补脾胃泻阴火升阳汤、升阳益胃汤中均以人参、黄芪、甘草等补益脾胃，柴胡、升麻等助脾阳、升举阳气。

风能胜湿：脾喜燥恶湿，脾胃虚弱，运化无权，则湿邪内生。风性主升，善行胜湿，可以宣散湿邪，有助于脾阳的升发，如羌活胜湿汤、除风湿羌活汤、生姜和中汤等。

风能开郁：李东垣认为"阴火"乃脾胃虚弱，气机升降失调，郁而化火所致。《脾胃论》云："风药升阳以发火郁。"风药具有发散的功效，可发散郁积之邪，常用柴胡、升麻、葛根等风药发散郁火、调畅气机。

3. 重视理气药的配伍

李东垣虽然强调补虚药特别是补益脾气药物的应用，但其非常重视药物配伍的动静结合、升降结合、通补结合、润燥结合。其在以补气药为主的方剂中，加入适量的理气药，能收到事半功倍之效，这一用药特点体现了李东垣的学术思想和用药特点。

学术思想：《脾胃论》认为多数脾胃疾病都是本虚标实，本虚为脾胃虚弱，标实为阴火内盛。因此，李东垣善用辛、甘、苦味药物，辛以理气、甘补脾胃、苦泻阴火，体现了李东垣的脾胃元气理论、阴火学说、脾胃为气机升降枢纽等学术思想。

药物性味：补益药大多味甘，偏于滋腻，容易阻碍气机的畅通，影响脾胃的枢纽作用；理气药多为辛、苦、温，能行能散，可以调畅气机，防止补气药阻遏气机，更助脾胃运化。

药物功效：理气药与补气药两者同用，一方面理气药配合补气药可使气机畅通，理气健脾，补而不滞，如补中益气汤方中黄芪、人参、白术等补气之品以补益脾胃，加入少量陈皮则可以理气健脾，使诸药补而不滞。另一方面，补气药配合理气药可扶正祛邪、理气宽中、消痞散结，如和中丸、枳术丸等。

4. 临床用药特点

李东垣组方用药重视君臣佐使的配伍，体现在药物之间的配伍多少之比、药物之间的用量轻重比例等。如当归补血汤，组方简单、用药精当，是体现气血关系的名方。虽然全方只有黄芪与当归两味药物，但两味药之间的剂量比十分有特色：黄芪是当归的5倍，使之发挥补气生血的作用。组方简单，却内涵丰富，以医带药，以药明医，完美地展现了医药结合、大医善药的境界。其次重视服药禁忌。《脾胃论》中有10首方剂明确指出忌食要点，如黄芪人参汤忌酒、湿面、大料等及过食冷物，散滞气汤忌湿面、酒，皆因湿面之类会影响脾胃气机运转，使得气机郁滞，助长阴火。因此，在临床上诊治疾病用药的同时，必须在饮食、起居等方面予以配合。

李东垣在中医药历史上为"补土派"的代表性医学大家，其所创的脾胃论、内伤论、阴火论在中医学理论体系中占有十分重要的地位。虽然其未能撰写以中药学为主的本草专著，但他那些具有鲜明临床用药特点的著作，却是中医学、中药学不可或缺的宝贵文献，应当倍加珍惜。

可见，以孙思邈、李时珍、李东垣为代表的名医无一不精研医理、通晓药理，这既是成就大医的必由之路，又是成为大医的标志。

第二节　用药如用兵

"医，生道也；兵，杀机也。"用兵与用药，生死两道，看似天壤之别，实则渊源深厚。用兵，讲究兵器、兵法；用药，讲究药物、配伍。古之大医，深通其理，提出"用药如用兵"的著名论断，灵活用药，造福患者。

一、重医善药张景岳

张景岳（1563—1640），又名张介宾，字会卿，是明代杰出的医学家，为温补学派的代表人物，学术思想对后世影响很大，其不但对中医学理论作出了不可替代的贡献，而且对中药论述也有其独特的见解和用药特色，所著的《本草正》对中药多有发挥。

1. 药中四维

张景岳熟读兵书，曾经从军，深研医理，故而在疾病的诊治、遣方用药中时常将兵法柔和其中。贾棠在为《景岳全书》序言中记载了张景岳行医、著书和引用兵法八阵的情景："语其徒曰：医之用药，犹用兵也：治病如治寇攘，知寇所在，精兵攻之，兵不血刃矣。故所著书，仿佛八阵遗意。古方，经也；新方，权也。经权互用，天下无难事矣。"张景岳外孙林日蔚在《全书纪略》中更明确地指出张氏之良苦用心："是书也，继往开来，功岂小补哉。以兵法部署方略者，古人用药如用兵也……公生平善韬钤，不得遂其幼学壮行之志，而寓意于医……此济世慈航也！天下之宝，当与天下共之。"诚然，只有熟悉兵法，明晓医理，通晓药用，才有可能用药如用兵，御敌强体，杀敌除病。以"药中四维"为例。

"四维"一词出自《管子·牧民》："国有四维，一维绝则倾，二维绝则危，三维绝则覆，四维绝则灭。倾可正也，危可安也，覆可起也，灭不可复错也。

何谓四维，一曰礼，二曰义，三曰廉，四曰耻。"乃是指维系国家稳定的四个方面的行为准则，坚守礼仪，恪守道义、懂得廉耻，作为立国安邦之要。

张景岳同样将之应用到治病用药上，提出了"药之四维"的概念："人之所以生者，阳气耳！正气耳！人之所以死者，阴气耳！邪气耳！人参、熟地者，治世之良相也；附子、大黄者，乱世之良将也。兵不可久用，故良将用于暂。乱不可忘治，故良相不可缺。矧夫附子虽烈，而其性扶阳，有非硝黄之比。硝黄似缓而其性阴泄又非桂附可例。"认为"药中四维"是治病保命之要药。

2. 阵法组方

兵法在方药中的应用更多体现在组方上。《景岳全书》卷五十至六十为独创的排兵布阵思维。将方剂分为补、和、攻、散、寒、热、固、因八阵。《新方八阵》共收录了张景岳自己创制的新方 186 个，乃其积数十年之临床经验研究方剂的代表作，分类归入补、和、攻、散、寒、热、固、因八阵之中。其中的许多方剂成为传世之作，流传至今，而且必将继续流传。如两仪膏、金水六君煎、正柴胡饮、玉女煎、理阴煎、赞育丹等。其对古方的态度是博采众长，融会贯通，认为古方是先贤临床经验之结晶，必须善于学习其选药、配伍、剂量、用法乃至剂型等，但又不必拘泥而应灵活变通。

如"理中汤"之变方理阴煎，是由理中汤去补气之人参、白术，加入滋阴补血之熟地黄、当归而成。主治真阴虚弱、胀满呕哕、痰饮恶心、吐泻腹痛、妇人经迟血滞等证。理中汤与理阴煎均为温补中焦之剂，均治中焦有寒之证，但同中有异，"凡脾肾中虚等证，宜刚燥者，当用理中"，"宜温润者，当用理阴"。充分体现出张景岳师古不泥、补阙创新的精神。

3. 用药重温补

张景岳对医理的阐述全面透彻，说理精当。对于中医理论和临床上的许多问题有其自己独到的见解，且多为后世所接受、认可，在其医理指导下的组方用药非常具有特色。

张景岳早年推崇丹溪"阳有余阴不足"之学，但在当时社会上因推崇朱丹溪而滥用寒凉，致滋腻伤脾苦寒败胃，张景岳结合其丰富的临床实践经验，逐渐摈弃朱氏学说，创立"阳非有余，真阴不足"的学说。明确提出："凡自生而长，自长而壮，无非阳气为之主，而精血皆其化生也……倘精血不足，又安能阳气有余？"他对许多疾病的治疗尤其是一些虚损性病证的治疗强调温补，是温补学派的代表性人物。对于阴阳不足的治疗，张景岳根据阴阳互根的原理，提出了"阳中求阴""阴中求阳"的著名理论，其在《景岳全书·新方八略·补略》中如是说："善补阳者，必于阴中求阳，则阳得阴助而生化无穷；善补阴者，必于阳中求阴，则阴得阳升而源泉不竭。"

张景岳对人体阳气的重视，还体现在其根据《素问·生气通天论》"阳气者若天与日，失其所则折寿而不彰，故天运当以日光明"的理论，反复强调阳气在人体生命活动中的重要性，并据此创立扶阳代表方右归丸、右归饮。

作为中医药学发展史上举足轻重的旗帜性人物，张景岳国学根基深厚，知识渊博，重视经典，以经解经，以经写经，精通医理，重视临床，尊古创新，触类旁通，举一反三，纠正了许多医学误区，创立了不少医学理论，为后世留下了经典医学巨著和名方，造福人类。其将医学理论与中药理论紧密结合，指导组方用药，对许多药物的论述和应用在后世影响极大。

二、用药论兵徐大椿

在中医药历史上，将治病用药比喻为杀敌攻城的不乏其人，而以张景岳、徐大椿为著。两人之中，张景岳以阵法组方用药，有《新方八阵》和《古方八阵》；专以用药论兵者乃徐大椿一人矣。

徐大椿，原名大业，字灵胎，晚号洄溪，从小熟读经史经典，尤通医药，一生著书立说颇多，以《医学源流论》《神农本草经百种录》《难经经释》《兰台轨范》《医贯砭》《伤寒类方》等不下十余部专著，流传甚广，影响极大。纵观徐大椿一生，精医经，通医理，晓药性，有许多独到的见识。其对中药的贡献主要体现在以下方面。

1. 补泻有序

"虚则补之，实则泻之"是中医治疗疾病的法则，也是为医者必须遵守的准则，这就要求医生须明辨虚实的状况、类型、程度，以及邪正之间的关系。但实际上，在就医求诊、开方处药的过程中，有些患者"闻补则喜"，而为医者则不顾患者病情、家境而随意用补药，以此获取患者欢心和经济利益。针对这种现象，徐大椿结合自己的亲身医疗实践活动，进行了无情的鞭笞。他在《医学源流论》云："世有奸医，利人之财，取效于一时，不顾人之生死者，谓之劫剂。劫剂者，以重药夺截邪气也……药猛厉，则邪气暂伏，而正亦伤；药峻补，则正气骤发，而邪内陷。一时似乎有效，及至药力尽，而邪复来，元气已大坏矣……此等害人之术，奸医以此欺人而骗财者十之五。庸医不知，而效尤以害人者，亦十之五。"将滥用补药、滥用峻补之药的弊端批驳得体无完肤。同时告诫"医者可不自省，病家亦不可不察也"。将其珍爱生命、体恤民苦的心迹展露无遗，读来令人感叹不已，深受教育。

2. 从源及流

徐大椿十分重视医理、药学的源流，并在此基础上，结合自身的医疗活动和认识予以创新、发挥。一生中，徐大椿编辑了许多著作，但每一部著作的编写，他都溯源求本，有着极高的实用价值。如他详考《难经》源流，先后花了十余年完成《难经经释》。又花了十余年注解、编辑《神农本草经百种录》，"但择耳目所习见不疑，而理有可测者，共得百种，为之探本溯原，发其所以然之义。使古圣立方治病之心，灼然可见，而其他则阙焉"。再如其所著的《兰台轨范》同样是引经据典："凡录病论，惟取《灵枢》《素问》《难经》《金匮要略》《伤寒论》、隋巢元方《病源》、唐孙思邈《千金方》、王焘《外台秘要》而止。"在其后又用了10余年撰写而成《医学源流论》。67岁时，他又研究《伤寒论》，前后7年时间里写成《伤寒论类方》，五易其稿而成。

徐大椿对医学重视源流，对药物同样如此，重视药物的溯源性。《医学源流论·药性变迁论》载："古方所用之药，当时效验显著，而本草载其功用凿凿者，今依方施用，竟有应有不应，其故何哉？盖有数端焉：一则地气之殊也……一则种类之异也……一则天生与人力之异也……一则名实之讹也。"突出强调了药物产地、种植环境、生长方式对药效的影响，而这一切放眼现在依然存在，甚至有过之而无不及。由此，徐大椿发出感慨："虽有神医，不能以假药治真病也。"并再三告诫道："知医者，当广集奇方，深明药理，然后奇症当前，皆有治法，变化不穷。"这些论述既体现了徐大椿丰富的临床经验，又深刻地感悟到药物中存在的问题，以及药物对治疗疗效的影响。从中可以感悟到只有重视源流，正本清源，才有可能创新发展。

3. 以兵论药

徐大椿在《医学源流论》中写下了脍炙人口的"用药如用兵论"，生动形象，却也是其总结诊病治病用药的真实写照。

徐大椿对于疾病的治疗，重视环境因素、生活调理与药物治疗间的相互作用，反对随意用药而造成药源性疾病的发生。他在"用药如用兵论"中说："圣人之所以全民生也，五谷为养，五果为助，五畜为益，五菜为充，而毒药则以之攻邪。故虽甘草、人参，误用致害，皆毒药之类也。古人好服食者，必生奇疾，犹之好战胜者，必有奇殃。是故兵之设也以除暴，不得已而后兴；药之设也以攻疾，亦不得已而后用，其道同也。"强调了用药治病实为不得已而为之。其在《洄溪医案》中记载了一个他所医治的畏风病案："嘉善许阁学竹君夫人抱疾，医过用散剂以虚其表，继用补剂以固其邪，风入营中，畏风如矢，闭户深藏者数月，与天光不相接，见微风则发寒热而晕，延余视。余至卧室，见窗槅皆重布遮蔽，又张帷于床前，暖帐之外，周以擅单。诊其脉微软无阳。余曰：先为药误而避风太过，阳气不接，卫气不闭，非照以阳光不可，且晒日中，药乃效。阁学谓见日必有风，奈何？曰：姑去其瓦，令日光下射晒之何如？如法行之，三日而能启窗户，十日可见风，诸病渐愈。"

这是一例因医生误治而导致阴阳不和、畏风的病例。徐大椿提出首先应用日光以激发其体内的阳气，再以药物调和其体内营卫之气而愈。从中可以看出徐大椿诊察病情治疗疾病之仔细、全面。如同用兵一般，只有详细了解了敌情，才有可能制定出一套战胜敌人的方案而获胜。

徐大椿医术精湛，医德高尚，不为权贵所动，不为名利所累，治病用药一切根据病情所需，竭力反对滥用补药。在《洄溪医案》中记录了一个其治疗中风的案例："葑门金姓，早立门首，卒遇恶风，口眼㖞邪，嗫不能言。医用人参、桂、附诸品，此近日时医治风证不桃之方也。趣余视之，其形如尸，面赤气粗，目瞪脉大，处以祛风消痰清火之剂。其家许以重赀，留数日。余曰：我非行道之人，可赀取也。固请，余曰：与其误药以死，莫若服此三剂，醒而能食，不服药可也。后月余，至余家拜谢。问之，果服三剂而起，竟不敢服他药。惟腿膝未健，手臂犹麻，为立膏方而全愈。"

这是一例因中风而误服温补制剂致病情危重的案例。徐大椿拒绝病家重金挽留，施以祛风消痰清火之剂，三日后将患者从死亡线上拉了回来。充分展现了徐大椿的职业操守，以及对疾病治疗时序程度的把控，治疗用药如同对兵法的运用一般得当，直捣敌巢，直取病穴，一举见效。

兵以杀敌，药以救人，但两者在具体应用上却有相通之处。我们在平时的学习工作中理应触类旁通、活学活用。

三、攘外安内张从正

金元四大家之一的张从正是攻邪派的代表。针对积习已久的滥用补药弊端，张丛正遵循《内经》理论，勇于创新，倡导疾病的治疗当以"汗吐下"为法以祛除病邪，形成了以攻邪治病、先攻后补的独特风格，体现了军事上"攘外安内"的思想。

1. 祛邪攘外

张从正认为病邪是一切病证之源，病邪由外而内侵犯人体，或由体内功能失调而产生，如病邪留于体内而不去，则会导致诸多病证的产生。因此，他在《儒门事亲》论述："夫病之一物，非人身素有之也。或自外而入，或由内而生，皆邪气也。"明确提出了感邪致病的特点与病邪的主要来源。

对于因感邪致病的，张从正强调治疗上首先应以祛邪为第一要务："邪气加诸身，速攻之可也，速去之可也，揽而留之，何也……夫邪之中人，轻则传久而自尽，颇甚则传久而难已，更甚则暴死。若先论固其元气，以补剂补之，真气未胜，而邪已交驰横骛而不可制矣……有邪积之人而议补者，皆鲧湮洪水之徒也……先攻其邪，邪去而元气自复也。"

张从正明确指出外邪入侵之时，当"先论攻邪"，并认为邪积议补，好比鲧湮洪水，反而助敌之势，由此提出"药邪"的概念。"药邪"的概念对后世影响极大，不但丰富了中医的病因理论，而且也指出了药物作用的两重性。这一理论对于指导临床用药、避免药源性疾病的发生具有十分重要的意义，"邪去则正安"。"药邪"学说在《儒门事亲》一病案中有所体现："宛丘营军校三人，皆病痿，积年不瘥。腰以下，肿痛不举，遍身疮赤，两目昏暗，唇干舌燥，求疗于戴人。戴人欲投泻剂，二人不从，为他医温补之药所惑，皆死。其同病有宋子玉者，俄省曰：彼已热死，我其改之？敬邀戴人。戴人曰：公之疾，服热药久矣。先去其药邪，然后及病邪，可下三百行。子玉曰：敬从教。先以舟车丸、浚川散，大下一盆许。"

从这则病案中可以看出滥用补药在人心中的根深蒂固，以及由此带来的严重后果。药原为治病之用，用之不当，反成病邪。张子和敢于冲破积习，大胆创新，先祛药邪，继而祛除病邪而获效。

2. 攻邪三法

张从正强调攻邪，将其归纳为汗、吐、下三法。《儒门事亲》载"故天邪发病，多在乎上，地邪发病，多在乎下，人邪发病，多在乎中。此为发病之三也。处之者三，出之者亦三也。诸风寒之邪，结搏皮肤之间，藏于经络之内，留而不去，或发疼痛走注，麻痹不仁，及四肢肿痒拘挛，可汗而出之。风痰宿食，在膈或上脘，可涌而出之。寒湿固冷，热客下焦，在下之病，可泄而出之……辛甘发散，淡渗泄。酸苦咸涌泄，发散者归于汗，涌者归于吐，泄者归于下。渗为解表，归于汗，泄为利小溲，归于下。殊不言补。乃知圣人止有三法，无第四法也。"非常系统、全面地论述了汗吐下三法的理论依据、使用范围、应用方法，特别是介绍了各类法则的药物性能特点。强调汗吐下三法能宣达上中下三焦，调畅气机、行气活血、促进气血津液输布生新、理燮阴阳。

（1）汗法：张从正认为，外感病邪存于肌表而尚未深入，最有效的治法便是发汗，包括灸、蒸、熏、渫、洗、熨、烙、针刺、砭射、导引、按摩等，"凡解表者皆汗法也"。汗法的具体应用，首先要明辨阴阳表里寒热虚实，不仅表证可用，有里证者而兼有表证之象者亦可应用。

在处方用药上，提出辛温、辛凉皆为汗药："世俗止知惟温热者为汗药，岂知寒凉亦能汗也""外热内寒宜辛温，外寒内热宜辛凉。"其中，常用的方剂有辛热解表的麻黄汤、桂枝汤、升麻汤、葛根汤等；辛凉解表的防风通圣散、双解散、当归散子等。常用的药物包括麻黄、桂枝、葛根、柴胡、升麻、防风、荆芥、白芷、薄荷、浮萍等。在使用汗法时，强调汗出之时要渐渐汗出，且不宜过多，这是十分重要的原则。

对于辛凉与辛温发汗的分辨使用，张从正注重从地区、季节、体质、感受邪气、禀性、脉象等方面之不同鉴别辛凉与辛温的不同适应证。

（2）吐法：张从正对吐法论述尤多。《儒门事亲》载："夫吐者，人之所畏。且顺而下之，尚犹不乐，况逆而上之，不悦者多矣。然自胸以上，大满大实，痰如胶粥，微丸微散，皆儿戏也，非吐病安能出？仲景之言曰：大法春宜吐。盖春时阳气在上，人气与邪气亦在上，故宜吐也。"

病变在胸膈以上者，无论风痰、宿食、酒积等均可应用吐法以因势利导，所谓"高者越之"也。如伤寒或杂病中的头痛，痰饮所造成的胸胁刺痛、失语、牙关紧闭、神志不清、眩晕恶心等，由于病邪在上，均可用吐法。《儒门事亲》载："予之用此吐法，非偶然也。曾见病之在上者，诸医尽其技而不效。

余反思之，投以涌剂，少少用之，颇获征应。既久，乃广访多求，渐臻精妙，过则能止，少则能加。一吐之中，变态无穷，屡用屡验，以至不疑。故凡可吐，令条达者，非徒木郁然。凡在上者，皆宜吐之。"根据不同的病证，而用不同的方药涌吐：治疗头痛用葱根白豆豉汤吐之，治疗心中懊恼以栀子厚朴汤吐之，治疗头痛眩晕以郁金散吐之等。常用涌吐药物有豆豉、瓜蒂、郁金、常山、藜芦、参芦头、蝎梢等36味。

张子和虽然推崇吐法的应用，但也强调吐法应用时的注意事项，指出："涌吐之药，或丸或散，中病则止，不必尽剂，过则伤人。"突出了涌吐药的应用要注意剂型的选择，并应遵守中病即止的原则，不可过量，同时在使用吐剂当先小服，不效则积渐加之。

（3）下法：下法不仅局限于通便，"催生、下乳、磨积、逐水、破经、泄气，凡下行者皆下法也"。将通达气血、祛除邪气等使之从下而行的多种治疗方法统归于下法。《儒门事亲》载："下之攻病，人亦所恶闻也。然积聚陈莝于中，留结寒热于内，留之则是耶？逐之则是耶？《内经》一书，惟以气血通流为贵。世俗庸工，惟以闭塞为贵。又止知下之为泻，又岂知《内经》之所谓下者，乃所谓补也。陈莝去而肠胃洁，瘕瘕尽而荣卫昌。不补之中，有真补者存焉。"祛除病邪、畅通气血、消散壅滞、清洁肠道皆属下法之列，以通为补，尤其适用于祛除脾胃、肠胃之邪。

张子和临床使用下法，尤以寒凉之剂为多，极为推崇大承气汤，并为该方方义作解曰："大黄苦寒，通九窍，利大、小便，除五脏六腑积热；芒硝咸寒，破痰散热润肠胃；枳实苦寒，为佐使，散滞气，消痞满，除腹胀；厚朴辛温，和脾胃，宽中通气。此四味虽为下药，有泄有补，卓然有奇功。"张子和将常用的30味攻下药物按寒、凉、温、热、平等不同性质分类，同时指出"唯牵牛、大戟、芫花、皂角、羊蹄根、苦瓠子、瓜蒂有小毒，巴豆、甘遂、腻粉、杏仁之有大毒，余皆无毒"。在诸毒之中以巴豆为甚，他认为此药"去油匮之蜡，犹能下后使人津液涸竭，留毒不去，胸热口燥，他病转生。故下药以巴豆为禁"。

3. 扶正安内

张从正虽然强调祛邪，但并不表示他不重视扶正安内，相反，攘外的目的就是为了安内，只是要把握何时开始扶正安内、如何扶正安内。

张从正扶正的特点可以概括为以攻为补、攻邪居先、纯虚无邪以温存养之、养生当食补、安胃进谷是根本。

虚者当补，药尽其用：张子和把补法分为6种，即平补、峻补、温补、寒补、筋力之补、房室之补。方药应用大多为温补，专方为无比山药丸。无比山药丸出自《备急千金要方》，药物主要由健脾、补肾、收敛药组成，包括山药、茯神、肉苁蓉、杜仲、牛膝、泽泻、干地黄、菟丝子、山茱萸、巴戟天、五味子、赤石脂等，功效是温补脾肾。"病人多日，虚损无力，补之以无比山药丸则愈。"

攻补兼施，重视食养：张子和尝谓："善用药者，使病者而进五谷者，真得补之道也。"其临证往往于攻邪除病之后，继以粱肉补之，俾病消而气复，胃气复则形精足，形精足则人体复归于常。特别是张子和十分重视《内经》"食养尽之"的理论，指出："病蠲之后，莫若以五谷养之，五果助之，五畜益之，五菜充之，相五脏所宜，毋使偏倾可也。"以药先攻，以食善后，善始善终。

调气和血，补而不滞：虚损的治疗不仅在于应用补药，亦可用调气和血之法。《儒门事亲·凡在下者皆可下式》指出"《内经》一书，惟以气血通流为贵"，气血的正常运行与人体保持和恢复健康关系密切。如其治疗虚损的天真丸，以血肉有情之品紫河车为君，干地黄、当归补血，白术、茯苓益气，再以木香、砂仁等健脾理气之药佐之；治疗产后虚劳的三分散，以四物加四君气血双补，再以柴胡、黄芩、半夏疏利三焦、调畅气机。

作为攻下派的旗帜性医学大家，张从正的汗吐下三法的理论与应用值得重视和研究，从本质上讲这也是用药如用兵思想的另一种体现，特别是"吐法"目前运用极少，张从正的吐法应用应予以重视。

第三节　药用创新

中医药学并非故步自封，而是始终在创新发展。除了奠定中医理论基础的《内经》和奠定中药理论体系的《神农本草经》以外，张仲景创立了辨证论治的理论与应用体系，葛洪被誉为是化药防疫的先导者，张锡纯开创了中西医汇通学派，成为中西医结合的先河等。正是因为有了这些创新，才使得中医药不断发展，焕发出强大的生命力。

一、千古一人张仲景

《内经》《神农本草经》《伤寒论》《金匮要略》是学习中医、从事中医必读之经典。《伤寒论》《金匮要略》原为《伤寒杂病论》，后分化为两书，皆出自同一人，即有"医圣""医宗"之称的张仲景。《伤寒杂病论》的出现，标志了中医辨证论治的理论与应用体系形成，成为后世疾病治疗理法方药的准绳，而书中所记载的方药更被尊称为经方。

《伤寒杂病论》对疾病的治疗重视调整阴阳、扶正祛邪，创立了汗、吐、下、和、温、清、消、补等一系列治法和方剂。其中《伤寒论》载方113个，《金匮要略》载方262个，除去重复，两书实收方剂269个，涉及用药206味。不但组方精当，法度严谨，而且对于影响药效、用药安全性的每一个环节都考虑周全，有明确的规范。

1. 辨证用药

辨证论治是中医临证治病的最大特色，也是中医临床的基本原则，是中医的灵魂所在，创新这一中医理论和应用体系的正是张仲景。张仲景创造性地把外感热性病归纳为六个证候群和八个辨证纲领，以六经来分析归纳疾病在发展过程中的演变和转归，以八纲来辨别疾病的属性、病位、邪正消长和病态表现，并制定相应的治则和方药，创立辨证论治体系。这一体系在用药上的体现便是理法方药，组方用药体现了方从法出的原则。如以麻黄汤、桂枝汤为代表的汗法，以承气汤为代表的下法，以小柴胡汤、泻心汤为代表的和法，以白虎汤为代表的清法，以四逆汤、理中丸为代表的温法，以炙甘草汤、肾气丸为代表的补法等。

2. 组方严谨

张仲景的方剂选药精当，配伍严谨，重视组方药物之间的用量之比和剂型选择。相同的药物，但由于药物用量的改变或剂型的不同，所主治的病证也相应发生变化；组方原则不变，但药味的增减变化，也使主治随之发生改变。列举两方。

桂枝汤。被誉为"方剂之祖"，由桂枝、芍药、大枣、生姜、炙甘草5味药物所组成。随着方中桂枝和白芍用量之比的变化，方名和功用、主治都相应发生了改变。如果桂枝与芍药用量相同，即桂枝汤，具有调和营卫、发汗解肌的作用，用于太阳中风证（外感风寒表证）；如果桂枝（15g）的用量大于芍药（9g），则为桂枝加桂汤，具有温通心阳、平冲降逆的作用，用于治疗阳虚水泛之奔豚气；如芍药的用量倍于桂枝，则为桂枝加芍药汤，具有调和气血、缓急止痛的作用，用于肝木乘脾之腹满时痛。如在此基础上再加饴糖30g，则为小建中汤，具有温中补虚、缓急止痛的作用，用于中焦虚寒腹中急痛。变化之妙，令人叹为观止。

厚朴三物汤与小承气汤。两方的药味组成相同，都是大黄、厚朴、枳实3味药物，但由于药物的剂量不同而成为2个不同的方，功用也发生了变化。在小承气汤中，大黄的用量最大，而枳实、厚朴的用量较小，其主要功用为泄热通便，治疗阳明腑实轻证；厚朴三物汤以厚朴的用量最大，枳实在方中的用量也大于小承气汤中的枳实，虽然大黄的用量与小承气汤中相同，但全方的功用和主治方向变为行气通便而用于气滞便秘。

3. 剂型多样

张仲景十分重视方药剂型的选择，其所用剂型甚多，如汤剂、丸剂、散剂、膏剂、酒剂、洗剂、浴剂、熏剂、滴耳剂、灌鼻剂、吹鼻剂、灌肠剂等，不同的剂型有不同的特点和应用要点。同一方剂，药物组成完全相同，甚至剂量也相同或相近，但由于剂型不同，使药力大小和功用峻缓发生了改变，在主治的病情上也有轻重缓急之分，如抵当丸与抵当汤。

两方的药物组成完全一致，由水蛭、虻虫、大黄、桃仁组成；用量稍有区别，汤剂中的水蛭、虻虫用量大于丸剂。两方的功用基本一致，活血祛瘀，治疗下焦蓄血证。区别在于抵当汤治疗下焦蓄血重证，表现为发狂或如狂，少腹硬满，小便自利；抵当丸治疗下焦蓄血轻证，表现为身热，少腹满，小便自利。

4. 药物用法

张仲景非常重视药物的煎服方法。除强调用水多少、火力大小等因素外，还格外强调煎药过程中对一些药物的特殊处理和煎煮方法。同时，在药物煎煮后，张仲景亦十分关注服用时间、服用温度、服用剂量，以及根据服药后的反应所采取的措施、服药不当可能出现的不良反应。以大青龙汤的煎煮与用法为例。

"以水九升，先煮麻黄，减二升，去上沫，内诸药，煮取三升，去滓，温服一升，取微似汗。汗出多者，温粉粉之。一服汗者，停后服。若复服，汗多亡阳遂虚，恶风烦躁，不得眠也。"麻黄作为方中的君药，决定了全方的作用与主治方向，其煎法是否得当直接影响疗效与安全性。之所以在煎煮时要先煎麻黄，去沫，就是因为麻黄的沫会使人心烦而影响用药安全性，这一点在现代研究中已经得到证实。本方寒温同用，以发散风寒药为主，发汗作用较强，故须关注患者服药以后的状况，以微微发汗为宜。若汗出过多，则会出现烦躁、失眠等不良反应，须以温粉扑之，并停服药物，可以说是丝丝入扣，面面俱到。

类似的例子贯穿于《伤寒杂病论》的全书。正是因为有了张仲景孜孜不倦的创新求索，才创立了中医辨证论治的体系，他倾注一生心血撰写的《伤寒杂病论》成为中医药历史上的不朽巨著，清代医家张志聪说过"不明四书者不可以为儒，不明本论《伤寒论》者不可以为医"。书中的方剂不但被奉为"经方"，而且呈现给世人的急为患者所急、想为患者所想，即使时隔近2000年的今天，亦能让人感受到张仲景关爱患者的高风亮节、高尚情怀。我们作为新一代的中医人，必须以张仲景为榜样，坚定信念，刻苦学习，才能肩负起传承、创新、弘扬中医药的崇高使命。

二、化药防疫先导葛洪

2015年10月5日，瑞典卡罗林斯卡医学院在斯德哥尔摩宣布将2015年诺贝尔生理学奖或医学奖授予中国女科学家屠呦呦。屠呦呦通过媒体向外界表达获奖感言时特地作了如下的感谢："我还要感谢一个中国科学家——东晋时期有名的医生葛洪先生，他是世界预防医学的介导者。葛洪精晓医学和药物学，一生著作宏富……当年，每每遇到研究困境时，我就一遍又一遍温习中医古籍，正是葛洪《肘后备急方》有关'青蒿一握，以水二升渍，绞取汁，尽服之'的截疟记载，给了我灵感和启发，使我联想到提取过程可能需要避免高温，由此改用低沸点溶剂的提取方法，并最终突破了科研瓶颈。只叹生不逢时，如果东晋时期就有诺贝尔奖的话，我想葛洪应该是中国第一个获此殊荣的医者。"

这是屠呦呦在科研的历程中历经挫折、百折不挠而从葛洪的文献中获取灵感而终获成功的发自内心的感慨。让一个站在现代世界科学顶尖上的科学家如此敬重的葛洪是何许人也？他对中医药学乃至世界医药学作出了什么样的贡献？简而言之，葛洪是一位道学家、化学家、医药学家，更是一位重视预防传染性疾病的医药学家。

1. 名著传世

葛洪作为东晋时期的一个道教徒，道家、儒学思想皆通，尤精医药。主张应该将儒道中的天人合一思想、仁义行善思想融入医疗行为中。葛洪指出"古之初为道者，莫不兼修医术，以救近祸焉"，其认为修道之人如果不学习研修医术，若自己生病，都束手无策，甚至性命难保，更遑论救人。因此，他主张"为道者以救人危使免祸，护人疾病，令不枉死，为上功也"。正是在这种思想的指导下，他在平时的修道行医过程中，非常注重收集一些获取容易、价格便宜、疗效确切而迅捷、使用方便的药物、验方，编著而成《肘后备急方》流传于世，造福千家万户、世世代代。此外，葛洪在《抱朴子内篇·仙药》中对许多药用植物的形态特征、生长习性、主要产地、入药部分及治病作用等，均作了详细的记载和说明，对我国后世医药学的发展产生了很大的影响。

他认为人有贫富之分，病有轻重之别，然疾病的轻重缓急则不分人的贫穷富贵，相反患病的穷人更多。因此，我们在医疗活动中要不分贫富贵贱，行使医者天职，能便即便、能廉则廉，不唯利是图。

2. 化药先驱

对于中药认识的一个误区便是认为中药就是天然药。实际上，中国是最早应用化学方法提炼、合成、制备药物的国家，其标志便是炼丹术的兴起与应用，葛洪则是其中的代表性人物。从历史上讲，炼丹是求长生不死之术，起源于战国时燕齐方士。秦汉之后逐渐发展，葛洪承袭早期炼丹理论，成为古代炼丹术的承前启后者。在炼丹的过程中，发现了一些物质变化的规律，使之成为现代化学的先导。

葛洪在炼制水银的过程中，发现了化学反应的可逆性：将丹砂（硫化汞）加热，可以炼出水银，而水银和硫黄化合，又能变成丹砂。《抱朴子内篇》载"丹砂烧之成水银，积变又还成丹砂"。在葛洪的著作中，还记载了雌黄（三硫化二砷）和雄黄（五硫化二砷）加热后升华，直接成为结晶的现象。由此可见，葛洪已知悉硫化汞加热生成水银，水银硫化生成硫化汞。又"铅（铅）性白也，而赤之以为丹。丹性赤也，而白之而为铅""以曾青涂铁，铁赤色如铜"。说明葛洪已掌握了化合物离子置换的一些知识。不但如此，葛洪还通过这种简单的化学方法制备药物，用于部分疾病特别是一些外科、皮肤科疾病的治疗。如葛洪炼制出来的药物密陀僧（氧化铅）、三仙丹（氧化汞）等，都是外用药物的原料，而且以这些原料为主制备而成的外用药具有特效。

从中我们可以感悟出要善于观察、善于学习、善于实践、善于总结，特别是要努力挖掘中医药文献中的宝库，古为今用，将古人的智慧结晶应用现代科学技术手段予以挖掘、光大、发展。

3. 预防先导

屠呦呦先生称葛洪是"世界预防医学的介导者"毫不为过。从医学的角度而言，预防是最高境界，包括无病防病、既病防变方面，葛洪都有涉足，且作出了卓越的贡献。

养生防病：葛洪十分强调养生强体以防病，认为"灾之所及，可避不可攘"，提倡养生强体。他把"诸欲所损""形体衰老""百病所害""毒恶所中""邪气所伤""风冷所犯"六害作为疾病之由，通过"导引行气，还精补脑，食饮有度，兴居有节，将服药物，思神守一"等方法，免此"六害"，以养生防病。

防疫治疫：汉末魏晋瘟疫流行，葛洪通过深入研究，认为其乃感受"毒疠之气"所致的"伤寒、时行、瘟疫，三名同一种耳……其年岁中有疠气，兼挟鬼毒相注，名为温病。"突破了"伏寒化温说"的束缚，为后世"疠气学说"的形成奠定了基础。

在治疗瘟疫方面，葛洪创制了许多治疫食疗方，如治伤寒时气温病之葱豉汤，治霍乱的黄米汁，预防瘟疫的赤小豆水、豆豉酒等。同时，对于瘟疫的预防，他又十分重视消毒，主张以药物燃烧产生的气或药物煎煮产生的蒸气进行消毒。如《肘后备急方》中记载大疫暴发时可用含硫黄的太乙流金散、辟瘟杀鬼丸、虎头杀鬼丸等于庭院中燃烧，或于患者床四角处艾灸，以辟邪毒。目前证实硫黄、艾叶具有杀菌作用，是天然的空气消毒剂。同时，也提出隔离的措施，将患者与其他健康人群隔开，这一古老的方法迄今也是预防传染病传播的最为有效的方法。《肘后备急方》载"以绳度所住户中壁，屈绳结之"，告诫他人不要进入患者住所，以防止疫病传染。这些防疫、抗疫的理念、方法、方药时至今日仍有重大的现实意义。

朴素的免疫疗法：在葛洪的《肘后备急方》中，记载了葛洪治疗狂犬病的例子，"杀所咬犬，取脑敷之，后不复发"。此法施后，若再被狂犬咬伤，不会再发病，被认为是古代朴素免疫学思想的先导。

葛洪十分重视传染性疾病的防治。在《肘后备急方》中记载了他对多种传染病长期观察的结果，其中有许多是医学文献中最早的记录。《肘后备急方》较为系统地记载了天花（天行斑疮）、结核病（尸注、鬼注）等疾病的症状表现而且明确指出它们具有传染性。对于这些传染病的防治，葛洪最早提倡备药剂，以便在疾病流行前通过内服、涂抹、佩挂、滴喷施药，防止感染和流行。如瘟疫流行时，举家服辟瘟疫药干散、老君神明白散、度瘴散、辟温病散和屠苏酒；以绛囊、青布等包裹女青、马蹄木、桑根、太乙流金方、虎头杀鬼方等，戴在前臂、胸前或挂于床前、门户；以白芷、冰片、防风等研成细粉，吹入或滴入耳鼻咽喉；以五毒神膏、粉身方、雄黄散、白芷等涂抹皮肤官窍。

葛洪关于青蒿用法的记载成就了千年以后屠呦呦的发明——抗疟新药青蒿素，拯救了千百万患者；其对传染性疾病的认识、防治乃是我们中医药在抗击瘟疫中的智慧结晶，也为我们如今抗击传染病提供了有价值的方法、方药，再次彰显了中医药对人类健康的贡献。我们应当格外珍惜，努力挖掘，不断升华。

三、中西汇通张锡纯

张锡纯（1860—1933），字寿甫，河北省盐山县人，中西医汇通学派的代表人物之一，也是中医学界的泰斗。在《中国中医药报》所调查的名医中，"最喜欢"的中医药学家选择较多的是张仲景、张锡纯等，而"最喜读的中医药著作"选择较多的是《伤寒杂病论》与《医学衷中参西录》等。可见张锡纯在中医药界的地位之高。众多的名医认为，张锡纯所用的方药屡试屡验、莫不奏效，且其经验一学就会、一用就灵，具有突出的可操作性、可复制性。其有深厚的国学功底和中医药理论底蕴，在长期的临床医疗活动中，积累了极其丰富的经验，创建了许多名方；同时，他又汲取西医药理论，努力将之与中医药理论相结合，形成了中西医汇通体系，成为中西医结合的先驱。将其毕生所学倾注于《医学衷中参西录》，成为不朽的经典。

1. 精研药物

张锡纯抛弃崇古泥古、故步自封的观点，敢于创新、勇于实践，不全于故纸中求学问。他反对空谈，崇尚实验方法，而其实验结果来自对药物的切实研究和临床的细致观察，以及详细可靠的病历记录与亲身体验。如巴豆、硫黄、甘遂、细辛、麻黄、花椒等药物的毒、烈性均先验之于己，而后施之于人，对市药的真伪，博咨周访，亲自监制，务得其真而后已。因此，张锡纯用药之专、用量之重，为常人所不及。特别是他反复尝试总结出山茱萸救脱，白矾化痰热，代赭石通肠结，三七消疮肿，水蛭散癥瘕，硫黄治虚寒下利，蜈蚣、全蝎定风消毒等，充分发扬了古人学说，扩大了中药效用。他对生石膏、山茱萸、生山药的研究，可谓前无古人。正是因其丰富的临床经验和对药物的深刻认识，才认识到中医药中所存在的弊端。

2. 创新药用

张锡纯对中药的贡献是全方位的，不但在临床上创立了使用有效的名方，而且对单味药物的药理阐述、性用特点、配伍特点都有自己独特的见解与创新。列举如下。

（1）山茱萸：张锡纯指出山茱萸非单纯收涩之药，而是收涩与条畅皆备，既能收涩止汗，又能够通利九窍，故可敛正气而不敛邪气，能够扶正固脱。"山萸肉味酸性温。大能收敛元气，振作精神，固涩滑脱。因得木气最浓，收涩之中兼具条畅之性，故又通利九窍，流通血脉，治肝虚自汗，肝虚胁疼腰疼，肝虚内风萌动，且敛正气而不敛邪气，与他酸敛之药不同，是以《神农本草经》谓其逐寒湿痹也。"

（2）生石膏：张锡纯在长期的医疗实践中，拓展了生石膏的药用范围，将其用于热病燥结而引起的便秘，创立镇逆承气汤。《医学衷中参西录》载："石膏必为末送服者，以其凉而重坠之性善通大便，且较水煮但饮其清汤者，其退热之力又增数倍也。"《医学衷中参西录》载镇逆承气汤："与凉润之石膏并用，大能滋胃中津液，俾胃中气足液生，自能运转药力下至魄门以通大便也。"

（3）人参莱菔子同用：人参与莱菔子为中药中相恶配伍，但张锡纯认为莱菔子为化气之品，非破气之品，可以促进人参、白术、黄芪等补气药物的吸收。"莱菔子生用味微辛、性平，炒用气香性温。其力能升、能降，生用则升多于降，炒用则降多于升，取其升气化痰宜用生者，取其降气消食宜用炒者。究之，无论或生或炒，皆能顺气开郁、消胀除满，此乃化气之品，非破气之品，而医者多谓其能破气，不宜多服、久服，殊非确当之论。盖凡理气之药，单服久服，未有不伤气者，而莱菔子炒熟为末，每饭后移时服钱许，借以消食顺气，转不伤气，因其能多进饮食，气分自得其养也。若用以除满开郁，而以参、芪、术诸药佐之，虽多服、久服，亦何至伤气分乎。"充分显示了张锡纯对中药功用的见解源于其丰富的临床用药经验。

（4）鸡内金：在临床实践中，张锡纯发现鸡内金不但能够消饮食积滞，还具有通经之力，能够用于多种癥瘕积聚的治疗。"鸡内金鸡之脾胃也，其中原含有稀盐酸，故其味酸而性微温，中有瓷、石、铜、铁皆能消化，其善化瘀积可知"。"又凡虚劳之证，其经络多瘀滞，加鸡内金于滋补药中，以化其经络之瘀滞而病始可愈。至以治室女月信一次未见者，尤为要药，盖以其能助归、芍以通经，又能助健补脾胃之药，多进饮食以生血也"。

以上数例充分反映了张锡纯极为丰富的临床用药经验，反映其创新、拓展了中药的应用范围。

3. 衷中参西

张锡纯在 30 岁以后开始接受、学习西医知识，后在实践中采用中西医结合的办法治疗疾病，获得良效，萌发了编辑中西医汇通书籍的念头。按他的说法，"今汇集十余年经验之方"，"又兼采西人之说与方中义理相发明，辑为八卷，名之曰《医学衷中参西录》"。从其命名足以看出作者本意：衷中者，根本也，不背叛中医，同道无异议，是立业之基；参西者，辅助也，借鉴有益的，为发展之翼，可见其良苦用心。针对当时中西两医互不合作的现象，张锡纯主张西医用药在局部，是重在治病之标也；中医用药求原因，是重在治病之本也。究之标本原宜兼顾。由斯知中药与西药相助为理，诚能相得益彰。因此，张锡纯在继承中医的基础上，撷取西人之说，撰著《医学衷中参西录》，力图从人体生理、病理到诊断、治疗等各个方面汇通两说以解之，创立新说而不忘根本，确实积累了不少行之有效的经验，为后世所应用，创新了医学理论体系。张锡纯创立了中西结合的理念，打破了中西药的界限。

（1）西药中化：对于中西医完全不同的理论体系，张锡纯以中医理论阐释西药功效，指导西药应用，实现西药中化，赋予西药以中药药性，如指出"石膏清热之力虽大，而发表之力稍轻。阿司匹林味酸性凉，最善达表，使内郁之热由表解散，与石膏相助为理，实有相得益彰之妙也"。将其用于发热病证，在治疗风寒、风热、温病、肺热、水肿、关节疼痛伴有表证发热时皆有应用，代表方为石膏阿司匹林汤。生石膏（二两，轧细），阿司匹林（一瓦）。上药二味，先用白蔗糖冲水，送服阿司匹林。再将石膏煎汤一大碗，待周身正出汗时，乘热将石膏汤饮下三分之二，以助阿司匹林发表之力。迨至汗出之后，过两三小时，犹觉有余热者，可仍将所余石膏汤温饮下。若药服完，热犹未尽者，可但用生石膏煎汤，或少加粳米煎汤，徐徐温饮之，以热全退净为度，不用再服阿司匹林也。

将退热的西药阿司匹林与清热的中药石膏汤同用，增加发汗退热的药力，但石膏汤的用法、用量当视患者出汗热退的情况而定，显示张锡纯丰富的临床用药经验。

（2）中西药并用：张锡纯根据中西药的不同特点，将其相互配合使用，以提高临床疗效，降低毒副作用。

张锡纯中西药并用的指导思想之一就是标本同治。认为对部分疾病的治疗，中药起效相对慢但治本，西药见效快而治标，两者合用则标本兼治。如对失眠的治疗，以起效迅速的西药臭剝（即溴化钾）镇静催眠以治标，并结合应用中药以固本增效。

如"治心中气血虚损，兼心下停有痰饮，致惊悸不眠。龙眼肉（六钱），酸枣仁（四钱，炒捣），生龙骨（五钱，捣末），生牡蛎（五钱，捣末），清半夏（三钱），茯苓片（三钱），生赭石（四钱，轧细）。若服一两剂后无效者，可于服汤药之外，临睡时用开水送服西药臭剝一瓦，借其麻痹神经之力，以收一时之效，俾汤剂易于为力也"。

张锡纯中西药联用的另一个目的就是降低药物的毒副作用。如将山药与白布圣同用，认为山药收涩之性强，久服有壅滞之弊，而白布圣即胃蛋白酶功善消化，久服又会产生依赖性，故将山药与西药白布圣合用，既避免山药收涩的壅滞之弊，又可避免脾胃对白布圣的依赖。"山药又宜与西药白布圣（胃蛋白酶）并用。盖凡补益之药，皆兼有壅滞之性，山药之壅滞，较参、术、芪有差，而脾胃弱者多服、久服亦或有觉壅滞之时。佐以白布圣以运化之，则毫无壅滞，其补益之力乃愈大"。

（3）西学中用：张锡纯善于将西方医学知识用于指导中医用药，解释药物功效，同时张锡纯还接触到了较多的现代科学知识，故在其药理理论中融入了化学、生物学、电磁学等现代科学知识，并用以解释中药功效。列举如下。

重用牛膝治疗中风。提出中医内中风治疗当引血下行，创镇肝熄风汤，以牛膝为君药。"镇肝熄风汤……脏腑之气化皆上升太过，而血之上注于脑者，亦因之太过，致充塞其血管而累及神经。其甚者，致令神经失其所司，至昏厥不省人事。西医名为脑充血证，诚由剖解实验而得也。是以方中重用牛膝以引血下行，此为治标之主药。"如今，镇肝熄风汤成为治疗脑出血的代表方。

重用代赭石治疗癫狂痴呆。认为癫狂、痴呆的发病是由于痰火闭阻脑窍，神明失用所致，治疗上当以重镇下行为要。《医学衷中参西录》载："癫狂之证，乃痰火上泛，瘀塞其心与脑相连窍络，以致心脑不通，神明皆乱。故方中重用赭石，藉其重坠之力，摄引痰火下行，俾窍络之塞者皆通，则心与脑能相助为理，神明自复其旧也。是以愚治此证之剧者，赭石恒有用至四两者，且又能镇甘遂使之专于下行，不至作呕吐也。"

张锡纯对于中药功用的解释，常引入生物学知识。如认为铁锈、代赭石能补血，是因为"人血中原有铁锈，且取铁锈嗅之，又有血腥之气，此乃以质补质，以气补气之理。且人身之血，得氧气则赤，铁锈原铁与氧气化合，故能补养血分也。西人补血之药，所以有铁酒"。"其（代赭石）原质为铁养化合而成，其结体虽坚而层层如铁锈（铁锈亦铁养化合），生研服之不伤肠胃，即服其稍粗之末亦与肠胃无损。且生服则养气纯全，大能养血，故《神农本草经》谓其治赤沃漏下;《日华诸家本草》谓其治月经不止也"。

随着历史的发展、社会的进步，一代代医学名家与时俱进，在他们的医疗活动中不断创新中药理论、丰富中药知识、扩大中药应用，推动和促进了中医药事业的发展。

参 考 文 献

1. 张仲景. 伤寒论［M］. 北京：人民卫生出版社，2005.

2. 葛洪. 抱朴子［M］. 上海：上海古籍出版社，1990.

3. 葛洪. 肘后备急方［M］. 北京：北京科学技术出版社，2019.

4. 孙思邈. 千金翼方［M］. 北京：人民卫生出版社，1955.

5. 孙思邈. 备急千金要方［M］. 太原：山西科学技术出版社，2020.

6. 张子和. 儒门事亲［M］. 北京：人民卫生出版社，2005.

7. 李东垣. 脾胃论［M］. 北京：人民卫生出版社，2005.

8. 张介宾. 景岳全书［M］. 北京：人民卫生出版社，2017.

9. 李时珍. 本草纲目［M］. 上海：上海科学技术出版社，2018.

10. 徐大椿. 医学源流论［M］. 北京：人民卫生出版社，2007.

11. 张锡纯. 医学衷中参西录［M］. 太原：山西科学技术出版社，2009.

12. 归潇峰. 葛洪的医药思想探微［J］. 中国道教，2012（4）：41-44.

13. 刘友梁. 初探《医学衷中参西录》中西医结合方法［J］. 中西医结

合杂志，1991（4）：244–24.

14.吴翠珍，陶汉华，张宗圣.《伤寒论》《金匮要略》方药统计及相关研究［J］.山东中医学院学报，1996（2）：125–128.

15.王海莲.浅探《医学衷中参西录》张锡纯的医药学思想［J］.四川中医，2006（7）：30–31.

第八章
炮制用药典籍中的思政元素

　　《内经》论述："天覆地载，万物悉备，莫贵于人。"孙思邈在《备急千金要方》中强调"人命至重，有贵千金，一方济之，德逾于此"。张景岳在《类经图翼·自序》中指出："医之为道，性命判于呼吸，祸福决自指端，此于人生关系，较之他事为尤切也。以此重任，使不有此见此识，诚不可猜摸尝试，以误生灵。"从中可以看出，历代医药学家都十分重视和强调为医者必须以人为本，对生命高度尊重、倍加珍惜，行医用药应严谨科学、精益求精，确保用药的安全性、有效性和便利性。

　　用药安全、有效，取决于中药药源、药性、药效、药用，以及炮制等各个环节。中药的理论体系和应用体系的形成、完善、发展，得益于历代医药学家渊博的学识、求真务实的治学态度、与时俱进的科学思维和精益求精的匠心精神、济世救民的高尚情怀。他们不断地在前人的基础上继承和发展，为后世留下了取之不尽、用之不竭的宝贵财富。

　　我们在学习与应用中药的过程中，需要以人为本、以患者为中心，注重药物应用的每一个环节，同时具备系统思维，准确协调各个环节。

思政目标

　　1. 通过对不同历史时期代表性本草专著特点的解读，使学生认识到中药学的发展与各历史阶段的政治、经济、科技、文化、哲学等特点息息相关，是与时俱进、因势而新的，感悟到中药学的发展规律反映了社会时代的特征，有其自身的规律，应格物致知，知其"固然"，更知其"所以然"，才能更好地学习和运用、发展和创新，具备求真务实、科学严谨的治学态度和甘于奉献的职业道德。

2. 通过对相关药物炮制工艺的介绍，使学生认识到炮制的目的意义和重要性、必要性，怀着敬畏之心，精益求精地控制好炮制过程的各个步骤和条件，把握好炮制的"度"，严把质量，既要重视和传承中药炮制方法，坚守传统工艺的工匠精神，又要结合现代科学技术，将先进的制备工艺运用于中药的炮制中。

3. 通过对以人为本的用药方法进行介绍，使学生认识到在应用中药的过程中，应物尽其用、合理用药，要注重与药物应用相关的每一个环节，具备系统思维，准确协调各个环节，最大程度地确保用药的安全、有效、便利。特别要重视医患沟通、换位思考，建立良好的医患关系，全方位开展以人为本的人文关怀。

第一节　科学严谨的治学态度

在中药学的发展史中，诞生了众多的本草文献。不同历史时期的代表性本草专著，体现了中药学的发展与各历史阶段的政治、经济、科技、文化、哲学等特点，反映了社会时代的特征，同时也体现了中药学自身的发展规律，以及编著者广博的自然科学知识、深厚的人文素养和精湛的专业水平。他们格物致知的求实精神、科学严谨的治学态度和甘于奉献的职业道德，应当被我们铭记学习。

一、陶弘景与《本草经集注》

陶弘景（456—536），南朝齐、梁时的道教学者、炼丹家、医药学家。《南史》记载，陶弘景自幼好学，兴趣广泛，常"以荻为笔，画灰中学书"，练就一手好书法，尤善行书；"一事不知，以为深耻"，"读书万余卷"，学术研究涉及面很广，"游艺方技，览本草药性"，既通阴阳五行，又对天文、地理、医术、本草、矿物冶炼等都有较深的研究。正是因为这些深厚的国学根基和从小养成的钻研习惯才使他有可能对本草学开展系统、全面的研究，成就了其代表作《本草经集注》。

从《神农本草经》到《本草经集注》的成书，跨越了几百年的时间，在此阶段诞生了一些本草文献，但由于残缺不全，难以观其全貌，且随着时间发展，有些药物知识的认识与《神农本草经》不一致；同时，《神农本草经》对药物的产地、形态特征、采收时间等认识较少，难以满足应用需求。因此，《本草经集注》汲取了汉代以来多种本草著作的内容和编写方面的特点，对《神农本草经》中的错误之处予以纠正，不足之处予以补充，并初步构建了大型主流本草的雏形，是继《神农本草经》之后，影响本草学发展的至关重要的著作，也是在《神农本草经》的基础上，对晋以前名医记录进行系统整理和注释而成的综合性本草著作。

1. 统一本草编写体例

陶弘景见到的《神农本草经》四卷是经多人损益过的传本，无论是药品数量还是内容都相当混乱。对此，陶弘景遍查当时的本草文献，仔细考证，最终选定《神农本草经》的 365 种、《名医别录》的 365 种，采用统一的体例，编辑成一个完善的本草文本，为后世留下了宝贵的财富。

2. 首创药物实用专篇

陶弘景在序列中，逐条补充内容，并进行阐释，将《神农本草经》的理论原则落实到具体的用药上。在书中开创性地设立了"诸病通用药"篇，使医者便于查询、应用。包括：以病证为纲，药物为目，便于"赴急抄撮"；设立临床用药安全性的药物禁忌项，提出"服药食忌例""凡药不宜入汤酒者"等，重视用药安全性。

3. 开创药物自然分类

从《神农本草经》开始，随着药物知识的逐渐丰富、药物种类的增加，《神农本草经》中的三品分类法已难以涵盖所有的药物分类。因此，对药物重新分类显得十分必要，而分类学的水平，在一定程度上反映了学科的发展水平。陶弘景参考了当时的一些著作，在《神农本草经》三品分类法的基础上，首创了按照药物的自然属性对药物进行分类的方法，分为玉石、草木、虫兽、果部、菜部、米食部、有名无实类七种。

这种从基源出发的简明分类，更为清晰实用，是药物分类史的进步，在以后的一千多年间一直被沿用，本草学因而得到了较快的发展，也成为本草学分类方法的标准。这种方法，在欧洲直到 18 世纪才由林奈提出来，而且还不是从药物学的角度来进行分类的。可见陶弘景首创的本草分类方法的先进性和对本草学发展的重要性。

4. 重视药物产地采收

陶弘景对本草学的一个突出贡献就是十分重视药物形态、产地、品种、采收时间、鉴别等问题，强调"诸药所生，皆有境界"，是早期本草最富有新意的一大内容，对于保证药效和用药安全具有十分重要的意义，开后世重视药物品种与品质之先河。

例如，书中对药物产地与疗效关系的描述，为后世重视"道地药材"提供了理论依据。药物采收时间须根据不同的药用部位而有所不同，"根物多以二月、八月采"方可"势力淳浓"，"春宁宜早，秋宁宜晚；花、实、茎、叶，各随其成熟"。重视药物的"真伪好恶"，指出药物鉴别的重要性，开创了药物鉴定的先河，不仅丰富了中药理论体系的内涵，而且对提高药物质量、提升临床用药疗效起到了推动作用。

5. 首创朱墨标注格式

陶弘景沿用《神农本草经》中序列、各论的体例，把总论部分增补并加以注释，成为《本草经集注》卷一序例。各论部分载药730种，由《神农本草经》《名医别录》及陶弘景的注释三部分构成，为了让读者和后人能区分两个不同资料源的内容，陶弘景首创"朱墨杂书，并子注"的书写格式，醒目新颖，采用朱、墨杂书的方法，以红字书写《神农本草经》，以黑字书写《名医别录》，这对保存、标记、识别《神农本草经》原貌有着非常重要的价值。准确标明文献出处，是陶弘景对于所编辑内容严谨和负责的科学态度，使文献内容源流清晰，是非各有所归。这种严谨标注文献出处的体例，被后世继承，也使我们得以如此清晰地了解本草的脉络发展。

二、陈藏器与《本草拾遗》

陈藏器（687—757），唐代医学家。《本草拾遗》是陈藏器所撰的总结唐代药物学的著作，不但对《新修本草》等本草著作进行了卓有成效的补充和发挥，而且对后世李时珍的《本草纲目》也有启示。李时珍评价："博极群书，精核物类，订绳谬误，搜罗幽隐，自本草以来一人而已。"

1. 医药结合，首创"十剂"

针对当时社会上医药分离，部分不懂药理知识，不识药性，徒有医者之名的庸医现象，陈藏器非常重视医药结合，指出："病有虚实寒热之同，药有采摘时节之异。"主张医者需要掌握药理、药性、采摘时节等药学知识，这与目前所强调的医药相通、医药融合的精神十分符合，体现出 1400 多年前先进、超前的医学理念。尤其值得称道的是，他在重视医药结合的基础上，首创"十剂"，在序例中说到"诸药有宣、通、补、泄、轻、重、涩、滑、燥、湿，此十种者，是药之大体"，开创了药物、方剂的功能分类。对药物的功效作了精炼的概括："宣可去壅，生姜、橘皮之属；通可去滞，通草、防己之属；补可去弱，人参、羊肉之属；泄可去闭，葶苈、大黄之属；轻可去实，麻黄、葛根之属；重可去怯，磁石、铁粉之属；滑可去着，冬葵子、榆皮之属；涩可去脱，牡蛎、龙骨之属；燥可去湿，桑白皮、赤小豆之属；湿可去枯，白石英、紫石英之属。"使中医基础理论能和治疗方法结合起来，指导临床辨证用药，同时使同类药物能被系统归纳，条分缕析，便于学习和记忆，起到纲举目张的作用。

2. 内容丰富，广收博取

《本草拾遗》引用文献广博，新增药物数量巨大，征引了史书、地志、杂记、小学、医方等文献共 116 种。据现存文献，《本草拾遗》收录了遗药 692（一说 712）种，基本上涵盖了唐代新增的主要药物，是考察唐以前用药情况的宝贵资料。在谷部、草部、菜部、采部、木部、火部、金石部、虫部、介部、鳞部、禽部及兽部等每一增辑的药物后面，均详述其性味、有毒无毒、主治、产地、形态、辨识药名正误、相似药物鉴别及诸家评语等。该书对中药药性理论及用药实际，对资料汇辑和药品考订都能兼而顾之，其编述方式和治学方法对李时珍编《本草纲目》产生了直接的影响。

此外，关于物理、化学现象及实验在中药中应用的记载也比较多。例如：采用化学方法治疗外科疾患，如草蒿烧为灰，淋取汁，和石灰，去息肉。这是将无机碱的腐蚀作用应用于治疗息肉的用法。美国加利福尼亚大学教授谢弗在《唐代的外来文明》一书中也称赞陈藏器是"8 世纪伟大的药物学家"，记载"陈藏器详细而又审慎地记录了唐代物质文化的许多方面的内容，这些记载虽然与医药没有直接的关系，但是对于我们来说，却有很高的价值"。可见中药学所涉及的领域很广泛，也充分显示了陈藏器渊博的学识，以及科学严谨的治学态度。

3. 缺漏补遗，纠错创新

书中对每个药物条文来源均标明出处，对于辑录中诸家文字上的增减参差一一作了校勘，可贵的是对古本草中所列重要药物的品种，必要时加以考证，阐明其科属。对原书中较生僻的地名、病名等则加以诠释，并对原有文献的错误之处进行纠正、补充，这比以前一般文献整理只限于辑复、点校又深入了很多，可视为对中医药古籍整理研究工作的一大跨越。

陈藏器对中药学的贡献不但显示在《本草拾遗》一书上，而且其溯源求真、一丝不苟、精益求精的治学态度也为后世树立了榜样。《本草纲目》有评论："历代本草惟陈藏器辨物最精审，尤当信之。"对于陈藏器《本草拾遗》的考辨给予了相当高的评价。

三、苏颂与《本草图经》

苏颂（1020—1101），宋代杰出的科学家和博物学家。《宋史·苏颂传》评价道："经、史、九流、百家以至于图纬、律吕、星、宫、算法、山经、本草无所不通。"认为他是一位无所不通的、伟大的博物学家。苏颂最为杰出的科学成就主要体现在两个方面：一是天文地理学方面，主持制造水运仪象台，是世界上最古老的天文钟；二是医药学方面，主持编撰了《本草图经》。

《本草图经》（一名《图经本草》）是继唐代《新修本草》之后的又一次全国性的药物资源普查，在全国范围内广泛征集各地的药材实物标本，包括海外输入我国的药物，是集北宋以前历代药学著作与全国药物普查的集大成之作，集中展现了宋代的本草学与科技成就。李时珍评价说"考证详明，颇有发挥"；英国科学史专家李约瑟博士评价说"在欧洲，把野外能采集到的动植物加以如此精确的木刻并印刷出来，这是直到15世纪才出现的大事"，而11世纪《本草图经》就已问世，在同类医学著作中名列世界第一。

编写体例方面，本书在全国性征集药物及绘制图谱的基础上，广泛参考两百余种经史子集、地方志书等社会科学、自然科学书籍编撰而成，因此在叙述药物的形态、产地、性味、采收、功效等内容的同时，还广泛涉及了化学、动物学、植物学等自然科学和政治、军事、经济、贸易、宗教、民俗等人文科学等内容，改变了以往的本草学著作单纯从药物学性质论述的惯例，奠定了后世本草学的博物性质的基础，使得我国本草学在世界科学史上占有领先地位。

1. 图文并茂，注重应用

《本草图经》从实用角度出发，采用了将药物绘图刻板的方式，通过苏颂的编撰，使之浑然一体而又层次清晰，在我国本草学发展史上起到了承前启后的桥梁作用，代表了当时药物学的最高水平。本书每味药分药图与注文两部分，"图以载其形色，经以释其异同"，多数是一药一图，少数为一药数图。所描述的 500 余种植物药，大部分准确而真实；采用类比的方法说明叙述药物来源属种的鉴别，其药用植物学、药用动物学等方面的成就颇具特点；对有些药物提出了鉴别真伪佳劣的方法，如牛黄"然人多伪之，试法但揩摩手甲上，透甲黄者为真"，木香"以其形如枯骨，味苦粘牙者为良"等形象具体的描述。

尤其值得提出的是，为了提高《本草图经》的临床实用价值，苏颂还开创了本草著作药物、证候、方剂、医案相结合的新体例。经统计，《本草图经》中收载了数百首方剂。这些方剂的特点，都是以常用药物为方，有的药物还连载数方，如栀子一条，"其方极多，不可悉载"，记载《伤寒论》及古今诸名医治发黄、大病起劳复、血痢夹毒热下者、霍乱转筋、时行重病后劳发等共计 6 条经方及验方应用。将药物与方剂有机地结合起来，明显地增强了本草著作的临床实用价值，后世本草著作多有采纳，到明代李时珍的《本草纲目》，载方已达一万余首之多。

2. 博采古今，博物本草

从《本草经集注》开始，出现了本草学由纯药物学性质逐渐向博物学性质转化的萌芽；而《本草图经》则将之继承推进，将本草学著作扩展进入了更为博物的轨道，其参考著作涉及动物学、植物学、文学、历史、哲学、宗教、政治、军事等自然社会科学及博物学，总数在 200 种左右，收录内容十分壮观。开辟了本草学著作真正步入博物学领域的创举，发挥了承前启后的作用。

本书在药名的考证方面，根据药物本身的生物特性，并结合文字训诂、历史学等方面的考证，旁征博引，清晰而又言之有物。如细辛，"根细，而其味极辛"；茵陈，"春初生苗，高三五寸，似蓬蒿，而叶紧细，无花实，秋后叶枯，茎秆经冬不死，至春更因旧苗而生新叶，故名茵陈蒿"。深刻反映了苏颂渊博的学识、严谨的治学态度。

3. 自然研究，社会科学

苏颂广博的学识既体现在药物所涉及的众多自然科学知识上，又体现在与药物知识相关的社会科学上。有学者将《本草图经》的化学知识归为五类：阐释区别多种化合物；化合物的制备及操作图、仪器图；新增化合物；无机矿物的产地及特征；单质及化合物的鉴别方法。书中具有详细内容的化学项目达二十余项，这对我国古代化学和化工的发展起到了一定促进作用，本书在化学发展史上应占有较为重要的地位。同时也从侧面再次反映了中药知识的丰富与发展所蕴藏着古代的科学技术。其所涉及的社会科学则涵盖了历史、地理、训诂、哲学、民俗等多个领域。

作为本草专著，《本草图经》承前启后，以药带方、附方加医案的编写体例，使宋以前的医方得以流传、民间单方验方得以保存，为后世留下了宝贵的财富，增强了临床实用性；将本草学拓展入博物学，开拓了本草著作的新体例，为我国本草学的发展提供了崭新的思路与方法；有机融合自然科学与社会科学。朱熹评论苏颂的学问人品说："如公学至矣，又能守之，终其身一不变。此士君子之所难，而学者所宜师也。"

四、唐慎微与《证类本草》

唐慎微（1056—1136），医术高明，医德高尚，"其为士人疗病，不取一钱，但以名方秘录为请，以此士人尤喜之，每于经史诸书得一药名、一方论，必录以告"，实际上也是董奉所创的"杏林精神"的又一体现。用这种方法，他搜集了大量的药物资料，对发展药物学和收集民间单验方作出了非常大的贡献，开创了药物学方剂对照之先河。在多年广泛采集的基础上，约于1082年编成《经史证类备急本草》。

1. 本草精华，不朽之作

《证类本草》是唐慎微所著，全名《经史证类备急本草》，成书于北宋时期，是我国现存内容完整的本草古籍中最早的一部，几乎囊括了北宋中期以前一千余年的本草学精华，是《本草纲目》出现之前最重要的本草学著作。开创了多项宋代本草学之最，在收录药物的种类、征引文献的数量、所附方剂的数量、编撰的水平，以及对后世的影响上，都远超前人，是宋代本草学的巅峰之作。《中国科学技术史》称赞该书"要比15和16世纪早期欧洲的植物学著作高明得多"。

2. 博览群书，严谨收集

《证类本草》记载了1742（一说1558）种药物的性味、功效、主治，征引了 200 余种文献，包含自《神农本草经》至历代医家医学著作，旁及经史子集、文集杂录、佛书道藏中有关本草的记载，是宋代收录药物种类及征引文献数量最多的本草学著作。在药物项下，续补了采自前人文献中的医方 3000 余首，还记录了大量的民间本草单方，使药物的用途、用法一目了然，切合临床实用，从而使"以方证药"成为本草学著作的重要撰写体例。

唐慎微更多着眼于资料辑录，少有个人经验和见解，很少直接表述其学术见解、用药心得及辨药经验等。他对资料的处理态度十分严谨，采用的编写方式与他所处的时代及其集大成的宗旨十分贴合。在这部书中，历代本草呈层层包裹状态，形成了本草史上一颗灿烂的明珠；代代相传的严谨体例，又使各个层次界限分明，先后有序，它具有资料丰富、内容广泛、药品众多、体例完备等优点。以保存古本草资料和面貌为主旨的北宋本草主流至此发展到了顶峰，成为考察古本草发展、辑佚古医方，以及丰富和发展中药学的重要文献来源。

唐慎微以个人之力，不遗余力编辑《证类本草》，成为后世了解北宋之前本草全貌、发展历程的宝贵文献，是本草学发展历史上的一座丰碑。

五、赵学敏与《本草纲目拾遗》

赵学敏（1719—1805），自幼习儒，性好博览群书，尤嗜医药。家有"养素园"，藏医药书甚富；又辟地一畦，为栽药圃。曾"从邻人黄贩翁家阅所藏医书万余卷""凡有所得，辄钞撮成帙，累累几千卷"，经过三十多年的努力，收集了大量的资料，著成《本草纲目拾遗》，以弥补《本草纲目》之遗缺。全书分十卷，共收《本草纲目》未载药品 716 种，附 205 种，共 921 种，超过了古代任何一部本草新增的药物数。参考文献达六百多种，足见其刻苦精勤。

1. 查漏补缺，纠错反正

随着时代发展，《本草纲目》需要不断补充和完善，以适应社会需要、反映当时的研究成果。本书总结了明代以后的药物知识，新增入的药品，有许多是外国进口的，如西洋参、东洋参、金鸡纳等。同时广泛搜集民间单方、验方，引用资料极多，保存了大量的中医药文献。统计全书，附记书名达 500 多种，对《本草纲目》部分错误记载也有所补正，如消石、硇砂、山慈菇、金锁匙、兰草、草乌、羊蹄菜叶、茵陈、牡丹皮、蟹、天竹黄等数十味药，在篇首就予以正误订补。

2. 重视实践，广泛查证

赵学敏十分重视实践经验，在选载药物时，《本草纲目拾遗》增补药物的宗旨首先是"取其便"，凡珍贵罕见之物极少取之，从而为药物的取用和普及提供了便利。为获得更多药物知识及用药经验，赵学敏不耻下问，特请教于"辛苦劳碌人""某仆""某妪""山村人""土人""渔海人"等二百多人，重视民间、贴近生活；对于经过自己或家人采用获得疗效的验方，更详为记录。由于草药种类繁多，历来诸家众说不一，所以不敢轻信，需要经过亲身种植试验，才会收录，体现了他宁缺毋滥、严谨慎重的治学态度。

3. 兼收并蓄，品种广泛

《本草纲目拾遗》所引据的医药书达282种，引据的经史百家书目也达343种，包括当时罕见的钞本和秘本，如《采药书》《海药秘录》《百草镜》等。书中不仅大量记载浙江一带的药用植物，还特别收载了许多边远地区、少数民族地区、沿海地域等地的药物，药品分布的地区之广是历代本草中罕见的。其中如金鸡勒：西洋有一种树皮，名金鸡勒，以治疟，一服即愈，乃当时最佳之抗疟药。

除各物药用价值外，书中还记载了当时西方较新之化学药品和自然科学成就，如强水制铜版、鼻冲水（实为阿摩尼亚），国外特产如缅茄、西国米，在一定程度上扩大了学医者的视界。

《本草纲目拾遗》是清代新内容最多的本草著作，它对清中期以前的草药进行了一次系统的总结，为现代药学发展提供了宝贵的资料。与《本草纲目》一起，共同构成我国明清时期本草药物学上的绝世双璧，为后人留下了取之不尽、用之不竭的财富。

六、尚志钧与本草文献考证

尚志钧（1918—2008），是中医药史学专家、本草文献学专家和现代本草文献整理研究的奠基者，长期致力于本草文献的整理和研究。数十年来，他依据历代经、史、子、集及各种类书、专书，相互参证，运用独特的考据方法对本草文献进行深入研究，钩沉辑复共辑复本草著作19部，出版本草著作33部，发表学术论文268篇，手抄笔录本草卡片资料2000多万字，在本草文献研究领域取得了令学术界高度认可的丰硕成果，奠定了中国本草史研究的基础，为中国本草文献研究的开拓和发展作出了突出的贡献。

1. 呕心沥血，梳理本草

60余年来，尚志钧先生专攻本草，矢志不移，先后研究、辑复、校点了《名医别录》《吴普本草》《海药本草》《本草经集注》《本草图经》《本草纲目》《本草拾遗》《大观本草》《证类本草》《食疗本草》等本草文献著作多部。特别是他对《新修本草》的辑复成功，使1300多年前我国第一部官修本草得以复见原貌，被誉为"本草研究的一大贡献"。其主要研究大致分为亡佚本草的辑复，存世本草的校点，专题本草与药物研究的注释、集纂、编写。先生以一己之力不舍昼夜地辑佚、校注，尽最大力量保障了汉唐至宋明时期几乎所有主流本草的文献传承。通过对大量本草文献的整理研究，厘清了很多似是而非的问题。

2. 追根溯源，学者典范

尚志钧先生在本草文献整理上有继承，也有创新、发挥，最终自成一家，被学界称为"尚派"。本草文献辑佚研究，除需深厚的中医药学功底外，还需熟谙目录学、训诂学、校勘学等。尚志钧先生为此系统学习了中国古代历史和地理，以及现代的植物学、动物学、矿物学等十余门学科知识，博览清代乾嘉学派代表人物的考据笔记类书籍、中医古籍及历代本草，通过手抄笔录，日积月累，搜集了大量资料，系统全面地核实古文献的记载。在摘录过程中，逐步摸索出一套行之有效的处理资料方法，即将数据卡片按本草人物、本草书籍和本草诸药分类，再按时间顺序，由源及流地加以整理。在本草方面，着力于宋代以前本草；方书方面，以整理《肘后备急方》为起点向后延续，构成了辑佚医药文献的上溯下引、由源及流、旁征博引、融会贯通的本草、方书联络网图，并将此技术路线实施于学术研究之中。

尚志钧先生默默独行，60余年如一日，攻坚克难，辑复大量亡佚古代本草文献，座右铭是"一日不死，工作不止"，其精神受到本草后学敬重和推崇，激励着年轻的中医药人砥砺前行。

历代名家渊博的学识、严谨的科学态度及珍爱生命、济世救民的高尚情怀，成就了他们的丰功伟业，丰富、发展了中药学，为后世留下了宝贵的财富，值得我们敬仰、学习，也给我们提供了努力的方向、奋斗的目标和途径。

第二节　中药炮制的工匠精神

炮制是指中药在应用或制成各种剂型前，进行的必要加工处理过程，具有鲜明的中药特色，历史悠久。药物炮制的根本目的就在于确保药物的有效与安全。因此，炮制过程中的工艺把控显得十分重要，必须一丝不苟、精益求精。如《太平圣惠方》中强调药物炮制的重要性，"炮制失其体性……虽有疗疾之名，永无必愈之效。是以医者，必须殷勤注意"。《本草蒙筌》有云"凡药制造，贵在适中，不及则功效难求，太过则气味反失"。《修事指南》记载"炮制不明，药性不确，则汤方无准，而病症不验也"。作为我国独有的传统制药技术，中药炮制工艺涉及炮制方法的选择、辅料的选用、炮制时间的长短等多个环节，每个环节都关系到药物的效用与安全性，都有其特有的工艺要求与标准。这些炮制工艺的要求与标准的建立，凝聚着古代医药学家的聪明才智，也是先贤珍爱生命、精益求精的工匠精神的集中体现。

一、因药而异的炮制方法

中药必须经过一定的炮制处理，才能符合临床用药的需要，保证中药饮片的质量和临床疗效的发挥。中药种类不同，数量繁多，治疗病证复杂，应用要求各异，与之相适应的药物炮制方法也多种多样，从原药材到中药饮片必然经过合适的炮制过程。

1. 一般修治

修治是所有药物都必须经过的工艺过程，包括纯净、粉碎、切制等。但由于药物种类、药物性状，以及用药目的的不同，即便是简单的修治，在具体药物的处理上也有不同的标准和要求。

（1）纯净药材：除了除去药物中混杂的泥沙、杂质、非药用部分外，也是为了分离不同的药用部位，确保药物达到一定的药用净度标准。如在处理苦杏仁时必须去除无药效的苦杏仁皮；处理麻黄草时须分离麻黄的草质茎与根茎，两者功用恰好相反，麻黄茎发汗、麻黄根止汗。

（2）粉碎药材：主要用于一些贝壳类、矿石类、角类的药物，以及一些名贵类药材，但粉碎的程度、标准则当根据药材的性状、来源、应用目的而有不同。如琥珀粉、滑石粉、羚羊角粉、三七粉、川贝母粉等，均需粉碎成粉末状以便于煎煮、吞服；而磁石、礞石、珍珠母、石决明、牡蛎、龙骨等药物需粉碎成碎片、薄片、碎块等。

（3）切制药材：主要用于植物药和部分动物药，但切制的规格则根据药材的性质、治疗的需要而有不同的标准。如天麻、槟榔宜切制成薄片，"百刀槟榔、蝉翼清夏、云片鹿茸、镑制犀角"被称为"祁州四绝"：枣子大小的槟榔经过润制后，可切出100多片，每片薄如绵纸，微风吹来，可飘然升空。蚕豆大小的清半夏，与白矾蒸煮，呈半透明状，经切片，薄如蝉翼，轻似雪花，置于手心，能随风飘动。将鹿茸加热后切成饮片，状如云片，薄如绢帛，放置舌尖，可顷刻融化。用特制的钢锉刀把坚硬的犀牛角切成如同木头刨花一般的薄片。泽泻、白术宜切制成厚片；黄芪、鸡血藤宜切制成斜片；白芍、甘草宜切制成圆片；葛根宜切制成小块。

虽然修治属于药物炮制中最为普遍、常用也是最为简单的方法，但也体现出因药而异的不同要求与标准，目的就在于使药物使用方便、确保疗效最大限度的发挥。而精细的切制绝活，正是一代代药工们精益求精工匠精神的传承体现。

2. 水制药材

水制药材指以水及其他液体处理药材，目的在于洁净药材、软化药材及调整、改变药性，但洁净、软化的程度、次数则与水质、液体的类别，以及时间等因素因具体药材的不同而应有所区别。如一些海产类药物海藻、昆布，以及腥味较重的药物如紫河车等常需要较长时间的浸泡、漂洗，反复更换水液以去除盐味、腥味及一些杂质等，而对于燥性较大的苍术则须用米泔水反复漂洗以缓解油性和燥性。

为了便于切制、制剂，药物的软化是炮制中必要的工艺，这涉及水制中的"浸润"。浸润的过程同样有其必要的步骤和要求，尤其是"浸润"程度的控制，包括"浸泡"与"闷润"两个过程。如果浸润时间不够则难以切制、制剂；如浸润时间过长，则有效成分容易流失甚则变质。因此，药材的浸泡提倡"少泡多浸"的方法。

药材水制中有一种十分具有特色的炮制方法，那就是水飞法，是中药古法炮制中的精华，显示了古人因物而异、因用而异的智慧。水飞法是将一些不溶于水的矿物药、贝甲类药，利用粗细粉末在水中的悬浮性不同的性质而分离提取细粉的方法，使药物更为细腻、纯净，便于使用，同时亦可防止药物在研磨时飞扬。这一工艺过程涉及多个环节：粗粉的制备、混悬液的获取、粗粉的进一步研磨，如此反复，直至细粉形成。随后将不能混悬的杂质去除，将数次可用的混悬液合并静置，待沉淀后去上清水，再次将干燥的沉淀物研成极细粉末。

从药物的水飞炮制中可以看出制备工艺的复杂，每一道工序都十分讲究，有严格、规范的要求，只有这样才能制备出高质量的药材，确保有效、安全。只有把控其中的每一道程序、一丝不苟，才能制备出合格的药材。

3. 火制药材

火制是中药炮制中出现最早也是最为主要的方法。炮制，古代称"炮炙"，"炮，毛炙肉也"，"炙，炮肉也"，说明药物的炮制离不开火。因此，自从有药物的炮制起，就离不开火的应用，后形成了以多种加温方法为主的炮制工艺，包括炒、炙、煅、煨等。无论是何种加温炮制方法，都涉及加温的时间与温度，温控在药物的炮制中显得十分关键，如雄黄。

雄黄为硫化物类矿物雄黄族雄黄，主要含二硫化二砷及少许杂质。本草文献大多对雄黄标明"温，有毒"，主要用于治疗一些沉疴痼疾。如何确保其有效而安全，除了用量用法以外，炮制成为关键因素。历代炮制雄黄的方法有炼、烧、煨、药煮、醋制、水飞等，都涉及加温，而加温的关键就是雄黄炮制时的温控，直接关系到用药安全性。对此，历代医家早有认识，古文献中就记载雄黄"忌火煅"及"雄黄见火毒如砒"。目前研究发现，雄黄中的硫化砷经过高温加热与空气中的氧气作用，生成三氧化二砷和二氧化硫，前者即为砒霜。雄黄最大的特性在于含有剧毒成分而发挥解毒作用，体现出"以毒攻毒""以毒克毒"的特性。如果将砷去掉就无效，如果过高则不安全，如何最大程度保留其起效成分，同时降低对人体的毒副作用，至关重要。因此，在雄黄的炮制过程中，以高度的责任心，严格把控加工温度，使雄黄的有效成分控制在一定的范围内，既能确保药效，变毒为宝，又能避免其对人体的损害，确保用药安全性，必须一丝不苟、精益求精。

除了以上几种最为常用的炮制方法以外，还有其他一些方法，如以煮、煅淬、蒸等为主的水火共制法及发芽法、发酵法、制霜法等，都有其特定的工艺要求和标准。

二、因用而异的炮制工艺

炮制的根本目的在于确保用药的有效性与安全性。有些药物毒性剧烈，但作用强大，疗效卓著，通过炮制以降低、消除药物的毒性，确保用药的安全性；有的同一味药物，由于炮制方法的不同，药性、药效、药用也随之发生改变，可以适用于不同的病证。其中涉及炮制中所应用的辅料的选择，以及炮制的方法、时间等各种因素。

1. 辅料的选择

辅料是中药炮制中影响药效的重要因素。不同的辅料有不同的作用与特性，根据药用目的，在炮制时选用不同的辅料，具有不同的药物效用。《本草蒙筌》如是说："酒制升提，姜制发散。入盐走肾脏，仍使软坚；用醋注肝经，且资住痛；童便制，除劣性降下；米泔制，去燥性和中。"《修事指南》进一步补充道："吴茱萸制抑苦寒而扶胃气，猪胆汁制泻胆火而达木郁，牛胆汁制去燥热而清润。"从中可以看出，古法炮制中对辅料的选用十分讲究、非常精细，直接影响药物的效用，而这种效用体现在增效与改变药效上。研究发现，延胡索的有效成分是其所含的生物碱，醋能够与生物碱结合生成盐从而增加生物碱溶出率，醋制工艺的不同对生物碱类成分含量变化有显著影响，醋制后，增大了生物碱在煎液中的溶解度，从而增强了延胡索的止痛效果。由此表明，炮制延胡索的醋具有增强延胡索止痛功效的能力。

2. 半夏的炮制

半夏古代炮制方法甚多，有熬制、姜制、煮制、火炮、焙制、麸制、醋制、矾制、米制、炙制、炒制、油制、酒制、盐制、面制、煨制、泔制、胆汁制、制炭、药汁制等；主要辅料与药汁有甘草、皂荚、白芥子、吴茱萸、猪苓、巴豆、萝卜、明矾、皮硝、竹沥、杏仁等。半夏的现代炮制方法归纳为清半夏、姜半夏、法半夏三类。可见其方法之多样、工艺之复杂。尽管历代有不同的炮制方法和工艺，但炮制目的是相同的，即通过炮制降低半夏的毒副作用；选用不同的辅料和工艺炮制出不同的半夏炮制品，发挥不同的治疗效用。

根据半夏炮制过程中所采用的辅料或工艺的不同，一般可炮制为生半夏、清半夏、姜半夏、法半夏四种。

（1）生半夏：将半夏中的杂质和灰屑全部清除干净后切片，即得到生半夏饮片。将生半夏饮片晾干后直接入药，但有毒。

（2）清半夏：又称清夏。在生半夏中加入白矾进行炮制可得到清半夏。清半夏的毒性比生半夏小，以燥湿化痰、治寒痰见长，更适用于体弱多病者。

（3）姜半夏：是在生半夏的基础上进一步炮制而成的。将生半夏饮片加水浸泡，并与鲜姜同煮后晾干，可得到姜半夏。姜半夏的毒性已基本消失，其具有降逆止呕、燥湿化痰的作用，适用于呕吐严重及湿痰者。

（4）法半夏：是在生半夏中加入白矾、甘草等药物炮制而成的。法半夏具有燥湿化痰、调节脾胃的功效，以治疗风痰。

此外，半夏的炮制品还有竹沥半夏、半夏曲等。

从半夏不同炮制品种的方法和工艺可以看出，选用不同的辅料及炮制过程中温度的控制、时间的确定，都有严格的规范和准则。炮制改变了半夏的药性，也改变了其功能主治，实现了临床疗效的多样性，是因用而异的又一体现。

3. 阿胶的炮制

从汉代开始医家便使用辅料和不同的方法炮制阿胶，近年来阿胶的炮制大多为蛤粉炒法，也有用蒲黄炒法。《本草图经》载："驴皮胶炙令微起，先煮葱豉粥一升别贮，又以水一升，煮香豉二合，去滓，内胶更煮六七沸，胶烊如饧，顿服之。"阿胶从驴皮到成品药要经过50多道工序、50多天复杂而精细的工艺过程，方能完成。主要制作过程如下：将驴皮浸入清水内2～3天使其软化后，取出刮去驴毛，切成小块，用清水洗净，放入沸水中煮约一刻钟，至皮卷起时，取出，放入另一个有盖锅中加水至浸没驴皮，煎熬约三天三夜，待液汁稠厚时取出，加水再煮，如此反复5～6次，直至大部分胶质都已溶出为止。将所得液汁用细铜丝筛过滤，搅拌，静置数小时，待杂质沉淀后，收取上层溶液加热浓缩。在出胶前2小时加入矫味剂（500kg驴皮加黄酒3.75L及白砂糖7.5kg），出胶前半小时加入豆油7.5kg，以减低胶的黏性。至可用铲挑取黏成一团不再落入锅中时即可出胶。放入预先涂搽豆油的容器中以免粘连，待胶凝固，取出，切成小块，块长10cm，宽4～4.5cm，厚1.6cm或0.8cm。置网架上晾，每隔2～3天翻动一次，以免两面凹凸不平，7～8天后整齐地排入木箱中，密闭闷箱并压平，待外皮回软再取出摊晾，干后再闷，再晾干（也可用鼓风干燥法干燥）。在包装前用布擦，即为成品。

阿胶的炮制步骤如此复杂，主要目的之一就是为了增强阿胶的滋阴补血作用。但由于在使用过程中，部分患者脾胃功能较弱，唯恐阿胶过于滋腻，因而在此基础上又用蛤粉、砂仁拌炒，以减少阿胶对胃的影响。

从以上所列举的案例可以深切地感受到，中药炮制工艺所呈现出的工匠精神。从原药材的选用，到一般的修治、特殊的炮制方法，都涉及繁复的制备工艺，必须要有高度的责任心，层层把控质量，精益求精，才能制备出合格的中药，确保药效和用药安全。

三、因需而异的特殊炮制工艺

在中药的炮制中，除了常规的方法以外，还有一些特殊的炮制方法和工艺，以适应药物应用的需要。其中，以九蒸九晒、药物陈化、制霜、发酵、精制等常用。

1. 九蒸九晒

"九蒸九晒"在古代文献中又称"九蒸九曝""九制"，是十分具有中药古法炮制特色的炮制工艺。早在南北朝时期，《本草经集注》中就记录了胡麻采取九蒸九晒的炮制方法。其中提到"服食家当九蒸、九曝、熬、捣，饵之断谷，长生充饥。虽易得，世人学者犹不能恒服，而况馀药耶！蒸不熟，令人发落，其性与茯苓相宜"。强调了胡麻采用九蒸九晒的炮制方法，服用其九蒸九晒品后可起到保健的效用；如果直接服用生品则会令人脱发。这是目前古代医药文献中最早出现关于九蒸九晒的记载。《本草纲目》则对九蒸九晒的炮制方法及工艺进行补充，书中提到"凡修事以水淘去浮者，晒干，以酒拌蒸，从巳至亥，出摊晒干"，对九蒸九晒制作工艺进行了相对详细的记载，九蒸九晒的方法基本确定。可见，药物的九蒸九晒工艺十分复杂，涉及原药材选用、一般修治、辅料应用、温度控制、蒸晒时间、炮制过程中的连续性等。

从最初简单地进行九蒸九晒炮制手法，到加入酒、黑豆等辅料进行九蒸九晒炮制手法，使其满足不同的临床需要，发挥更好的临床疗效。其作用可以归纳为以下几类：①增强临床疗效：如胡麻、黄精等中药材要九蒸九晒的目的主要是增强补益功能。②改变药性，扩大用途：如地黄"生则大寒而凉血，血热者须用之，熟则微温而补肾，血衰者须用之"，大黄"欲速生使……欲缓熟宜"等，表明地黄和大黄都可通过九蒸九晒改变其本身的性味功能，扩大其应用范围。③纠正偏性，减少不良反应：如胡麻"蒸不熟，令人发落"，其九蒸九晒品则可纠正这一偏性；何首乌"生用气寒性敛有毒，制熟气温无毒"，则可通过九蒸九晒减少不良反应。此外，黄精"单服九蒸九暴，食之驻颜"，表明服用黄精的九蒸九晒品还具有相应的保健作用。

古人所记载的九蒸九晒，是确切的九次，还是反复多次呢？临床上常以"蒸至内外漆黑，味甜酸无苦味为度"来判断九制地黄，这一经验判断过于模糊，缺乏对其工艺标准的建立。对于现代中药炮制来说，如何利用科学仪器，逐步建立起九蒸九晒中药质控标准及辅料标准的控制体系，更加深入地探究九蒸九晒炮制机制，是从业人员的责任所在。

2. 药物陈化

中药陈化是指中药经适当的方法贮存后由新药变为陈药，其药性、功效发生改变，从而更好地满足中医临床用药需求。关于中药的陈用，《孟子》有论述"七年之病，求三年之艾"；而最早出现药物宜放置陈久后使用的说法是《神农本草经》的序言，"土地所出，真伪陈新，并各有法"。唐代《新修本草》狼毒条下注有"与麻黄、橘皮、吴茱萸、半夏、枳实为六陈也"。《本草经集注》载："凡狼毒、枳实、橘皮、半夏、麻黄、吴茱萸皆须陈久者良，其余须精新也。"随着时间的推移，陈用药物在"六陈"基础上又有所发展，如清代许培明确提出除了"六陈"药物之外，还有大黄、荆芥、木贼、芫花、槐花之类。其后，清代《本草从新》进一步扩大了陈药的种类，包括山茱萸、燕窝、蛤蜊、石灰、米、麦、酒、秋石等近40味（类）陈用的药物，皆以陈久者为佳。

中药陈化并非仅指药物存放时间的长久，而是涉及存放药物的环境、时间、温度、湿度、通风等多个环节。常用的药物陈化方法有散失法、风化法、转色法、炮制后存陈法、密存法等，具体当根据药物的种类而异。历代本草记载中药陈用的目的在于：去药物燥烈之性；去药物毒副作用；去药物热性；去药物滋腻之性；去药物腥臭之气。中药"六陈"，从理论上可概括为两类：一类为有毒之品，如狼毒、半夏、吴茱萸；一类为含有挥发油，味辛性温之物，如枳壳、陈皮、麻黄。

在《本草中国》中，陈李济第十一代传人陈永涓向观众演示了加工陈皮的独门秘法：用小刀在柑橘皮上划三刀，手指稍加用力，剥取完整的橘皮；将橘皮用线穿好，吊放在炉灶之上。经年累月，橘皮经火气之焙烘、炊烟之熏染，脱去水分，保持干燥，方便收藏。用这种方法加工而成的陈皮，可以长年珍藏，且能芳香浓郁，品质上乘，达到上好的药效。张山雷在《本草正义》中指出橘皮"以陈年者辛辣之气稍和为佳"。

因此，中药陈用，不仅需要时间的作用，更加需要在陈化过程中坚守炮制工艺的这份匠心。

3. 药物制霜

药物制霜是药物经过去油制成松散粉末或析出细小结晶或升华、煎熬成粉渣的方法。根据不同的药物和目的而有不同的炮制方法，常用的有去油制霜、渗析制霜、升华制霜、煎熬制霜等。

（1）巴豆霜：巴豆具有峻烈的泻下作用，用量极难把握，其致泻成分为巴豆油。如何确保其泻下功用又降低不良反应？炮制成为关键。对此，古人早有认识，并记载了一些不同的炮制方法，核心就是制取巴豆霜。《雷公炮炙论》载："凡修事巴豆，敲碎，以麻油并酒等，可煮巴豆子研膏后用。每修事一两，以酒、麻油各七合，尽为度。"《苏沈良方》载："以巴豆剥去壳，取净肉，去肉上嫩皮，纸包水湿，入慢火中煨极熟，取出，另以绵纸包之，缓缓捶去其油，纸湿则另换，以成白粉为度。"虽然方法不同，但严控工艺的各个环节，把握各个环节的节点，则是高度一致的。

在巴豆霜的制取过程中，十分重视每一个细节，包括：生巴豆有剧毒，操作时应注意劳动防护；操作结束后应用冷水洗涤裸露部位，不宜用热水洗；压榨时应加热，一则出油，二则可使毒蛋白变性而减毒；用过的纸和布立即烧毁，以免误用，制成的巴豆霜应选择适当的容器存放，写好标签，注明品名、数量、炮制、日期，并按毒副药物管理。

（2）西瓜霜：西瓜霜最初见于顾世澄的《疡医大全》，其制法：传统的采霜办法是将西瓜切开，放入朴硝，将瓜置入大瓦缸中，在阴凉通风处储存。数月后缸壁外有絮状白色结晶体，就是西瓜霜。

目前对西瓜霜的制取较古代有了进一步的发展，对西瓜成熟度的要求、制取的时间等都有明确的要求。《全国中草药汇编》记载了具体的制法：用未成熟的西瓜皮与皮硝加工制成。一般于农历八月节后，将较生的西瓜切开一小口，挖出部分瓜瓤，放入皮硝，然后将瓜皮盖好，用绳吊在南边朝北的方向风干，待皮硝往西瓜外面渗出时，刮下此霜即成西瓜霜。

传统的中药炮制方法，是古人通过长期的实践总结出来的，充分体现了古人珍爱生命、精益求精的精神。只有如法制作，才能去粗取精，确保用药有效安全，便于应用，适用临床需求。

第三节　以人为本的药物应用

天地万物间，"莫贵于人"，人命关天的理念贯穿于整个中医药的理论体系中，体现了以人为本的人文关怀。以药物为主的中药应用，既是中医治病的最终环节，又是以人为本理念的具体落实和体现，涉及医患两个方面，包括药物的选用、配伍、用量用法、用药禁忌、医患交流等各个环节。为此，中药学积累了十分丰富的经验，构成了完整的应用体系，集中反映在确保疗效、用药安全、医患沟通等几个方面。

一、以疗效为核心的中药应用

临床疗效是中药生生不息的关键所在，必须关注任何对药效产生影响的因素，这些因素包括药源、药质、药用等。其中，药源、药质目前与医生并不产生直接的关系，与医生有关的中药应用主要体现在药物的配伍、用药禁忌，以及用量用法等。

1. 药物配伍是中药应用的主要形式

药物的应用从单味走向复方经历了漫长的过程。从药物的应用形式而言，单味药物的使用最为简单，但由于病情深重、病证复杂，单味药难以胜任、难以顾及全面，由此诞生了多药的联合使用，这就是中药特有的配伍理论。因此，药物的配伍是为了适用病情、病证治疗的需要，我们的先人在漫长的医疗实践活动中所逐渐形成的理论，本质上就是确保药效，蕴含着以人为本的内涵。可以从药物配伍的形式与病证的对应中体现。

（1）增强、提高药效：病情较重，单味药物即使有效，也难以迅速起效。由此选用性味、功用相近的药物同用，使之作用叠加、互补或产生新作用，实现"1+1 > 2"的目标，这就是中药七情配伍中的相须、相使。如治疗阳明腑实证，必须清热泻下通便，大黄与芒硝同为攻下药，具有类似的作用。但大黄为分泌性泻下药，能促进肠蠕动；芒硝为渗透性泻下药，给药后短时间内并不增强肠蠕动，但能增加肠液、扩张肠管，两者合用，则清热泻下通便的作用大大增强。其他还有麻黄配伍桂枝、荆芥配伍防风、石膏配伍知母、大黄配芒硝、蜈蚣配伍全蝎、款冬花配伍紫菀等。

除此之外，相使配伍，也具有增效效应，但主要局限在某个方面的作用。如黄柏与知母配伍能增强滋阴降火的作用，用于阴虚火旺的病证；黄芪配伍茯苓能增强益气利水消肿的作用，用于气虚水肿；枸杞子配伍菊花增强养肝明目的作用，用于眼疾；石膏配伍牛膝增强清降胃火的作用，用于胃火上攻的病证。

由此可见，增效、提效乃至速效、高效是中药配伍的主要应用形式，目的在于尽快、彻底地解除患者的疾苦。

（2）适应复杂病情：有些患者身患多种疾病，病证、病情复杂，或表里气血同病，或本虚标实，或寒热错杂，单味药物显然难以顾及全面，此时必须通过配伍组方才能解决。如风寒表虚证症见恶寒发热、汗出、头痛、脉浮缓。患者因素体阳气不足、卫阳不固而受寒外感，治疗上理当温阳发表、解肌发汗，桂枝最为适合；但其已经出汗，如果再用发汗解表，汗出过多，会损伤正气。因此，配伍酸收的白芍以固守营阴，并制约桂枝发汗过度，如此则营卫调和、汗出有度，外邪能解，病证可愈。再如，心肾不交、阴虚火旺之心烦失眠，单用黄连清心火以除烦；配伍肉桂以引火归原、益阳消阴，如此则交通心肾、泻火除烦。其他如寒热虚实错杂、脾胃升降失调的痞满病证，以苦寒的黄芩、黄连与温热的干姜、扶正的人参、甘草同用，以调和寒热、辛开苦降、扶正补虚。

因此，药物的配伍并非药物的简单叠加，而是根据治疗的需要，·为了全面治疗患者的疾病、解除病痛而有选择地将相关药物有机组合而成。

2. 药物用量是影响药效的关键因素

用量是否得当，不但直接影响着药效而且也决定了药物本身的作用方向，以及治疗目的。因此用量的大小选择，必须以人为本，在一定的用量范围内，根据需要确定用量。

（1）用量决定药用：药物既能用来治疗疾病又能用来养生保健等，用量决定了药物的不同用途。如人参具有大补元气、复脉固脱、扶正补虚、增强体质及安神益智、补肺益脾的作用。如用量为每天 1～3g，主要用于扶正补虚、增强体质以养生；用量为每天 3～6g，主要用于安神益智以治疗心悸、心神不安、健忘，或补益肺气以治疗肺气不足之咳喘，或补益脾气以治疗脾气不足之食欲不振、神疲乏力、四肢倦怠；用量为 15 ～ 30g，主要用于大补元气、复脉固脱以抢救生命。

（2）用量决定药效：一药多效是普遍存在的现象，用量的大小反映出该药的药效。如柴胡具有疏散退热、疏肝解郁、升阳举陷的作用，常用剂量为 3 ～ 10g。如柴胡用量为 10g，则体现了其疏散退热的作用，用量为 3g 以下则反映了其升阳举陷的作用。再如甘草的用量跨度极大，一般在 2 ～ 18g，如用量为 6 ～ 10g，主要反映了其补气、止咳、解毒的作用；用量为 18g 甚至更大则反映了其养心复脉的功用，用于治疗心动悸脉结代；用量为 1 ～ 3g 则是其调和百药功用特性的体现。

叶天士为一代名医，是温病学的创始人。《清稗类钞》中记载了叶天士拜师学医应用砒石治疗一患者的病案，案例记载："一日，有以蛊就治者，腹膨然，气不相属。僧令天士拟方，乃用白信三分，僧曰：'似矣，然未也。汝知蛊之为虫。而不知蛊之大小。腹中蛊已长二尺余，少毒则不死，再与则避，无可为矣。当用砒霜一钱杀之。'因更方，嘱曰：'夜必痛泻，有异物，即取以来。'次日，果来谢。持赤虫长二尺许，天士亦心服。"体现了药物用量对药效的影响。

（3）用量配比决定了药物和处方的治疗方向：如用于中风后遗症康复的补阳还五汤。补阳还五汤由黄芪、当归、赤芍、地龙、川芎、红花、桃仁所组成，具有益气活血、化瘀通络的作用。该方的特点在于重用黄芪，达到 120g，轻用活血药，其他活血药的总用量为 24g，只有黄芪单味药物用量的五分之一。因此，黄芪的用量决定了全方的功用、治疗方向：益气化瘀通络，用于治疗气虚血瘀、脑络瘀阻之中风后遗症，也体现了黄芪补气活血的功用。

因此，药物用量的变化实质上既是古代医药学家治病求本的智慧体现，又是以患者为中心、解除疾苦为目标的人文关怀的展示，浓缩了以人为本、人命关天的崇高情怀。这于当代医学生、医务工作者而言，在临证处方用药时，既非用量越小越安全，亦非用量越大越有效，对剂量的把握要进退有度，一切以患者为中心，以尽快解除疾苦为己任。当代著名中医学家岳美中在其《谈善于使用古方成书》中提到"不理解组方的原意，不掌握药物的配伍和用量上的精巧之处，就是原则不明。失去了原则性，则谈不上灵活性"。把握药物之间的配伍及剂量，可以事半功倍。

3. 药物用法是发挥药效的重要保障

用药的最终受体是患者，药物是否有效，除了辨证、对症选用药物及合理配伍、合情用量外，尚需合适的用法。用药方法是否正确，直接影响着药效的发挥，涉及给药途径、剂型选择、（汤剂）煎药方法，以及服用方法等。

（1）给药途径：给药途径取决于病情的轻重、病证的部位，以及药物的性质，直接影响着药效。传统中药的给药途径以口服、外用为主，其他的尚有吸入、舌下给药、直肠给药、黏膜给药等途径。一般而言，全身性疾病、以内科为主的疾病特别是慢性病以口服给药为主；局部性疾病特别是骨伤科、皮肤科疾病以外用给药为主；一些急救、无意识患者必须以吸入、黏膜、直肠给药。此外，一些毒性较大的药物也多以外用为主，如生半夏、雄黄等。不同的给药途径也充分显示出了中药的应用因人而异的理念。

（2）剂型选择：病有轻重缓急，用药有汤、丸、散、膏、丹等剂型的不同。不同的剂型有不同的特点，适合于不同的病证、病情治疗需要。一般而言，急症、急性期疾病以汤剂为主，所谓"汤者荡也，去大病用之"；慢性病、疾病的缓解期、需要长期服用药物的疾病以丸剂为主，所谓的"丸者缓也，舒缓而治之也"；急性病、煎汤剂不方便、需要随身携带者常以散剂为主，所谓的"散者散也，去急病用之"；某些矿物药、需要长期服用的药物多以丹剂为主；对于一些需要缓缓而补的慢性虚弱型疾病则常以膏滋药为主。中药应用剂型的多样性本身就是以人为本、以疾病为中心的集中体现。

（3）煎药方法：徐灵胎在《医学源流论》云："煎药之法，最宜深讲，药之效与不效，全在乎此。"有些中药材因性质、成分特殊，煎煮时需要特殊处理，方可产生最佳效果。中药特殊药物的煎煮方法包括先煎、后下、包煎、烊化、另煎、冲服等几种方法。有些药物的煎煮时间对药效、药用的影响十分显著，甚至决定了药物的治疗方向，如附子。

附子有毒，必须久煎，《中华人民共和国药典》规定附子的煎煮方法是先煎，久煎。研究发现，附子的毒性成分主要是其所含的双酯型生物碱，对热不稳定，经过长时间煎煮双酯型生物碱水解成单酯型生物碱，进一步水解成乌头胺等毒性小的生物碱，而且强心类生物碱的热稳定性较高，长时间煎煮破坏少。经过长时间的煎煮，破坏其毒性成分，从而保证用药安全。许多临床大家如蒲辅周、岳美中、吴佩衡等认为附子的煎煮时间需3～4小时甚至时间更长才有效。有研究表明附子用于止痛的煎煮时间为1小时，而用于回阳救逆、补火助阳的煎煮时间宜长，宜文火久煎 1.5 ～ 3 小时，而温阳的最佳煎煮时间为 6 小时。因此，正确对待不同药物的个体差异，应该具体情况具体分析，选择最佳的煎煮方法，同时需要结合现代研究，运用现代药理学知识，解读药物的功效和应用，更好地服务于临床。

药物在不同方剂中发挥作用，煎煮的时间和煎药方法也十分重要。如《温病条辨》记载银翘散的用法："鲜苇根汤煎，香气大出，即取服，勿过煮。肺药取轻清，过煮则味厚而入中焦矣。"本方中药物均系清轻之品，其作用的发挥以疏散为主，兼以清热，正体现了吴鞠通的"治上焦如羽，非轻莫举"的用药原则。此外，相同的药物在不同的方剂中，由于治疗目的不同，煎煮时间也有差异。《伤寒论》对大黄的煎煮方法有讲究：如大陷胸汤先煎大黄，取其泄热之功，以荡涤胸腹之热；大承气汤中大黄后下意在增强泻下推荡之力。

可见，虽然入药方法因药而异，但根本就在于确保药效、消除不良反应、解除患者的疾苦。

（4）服用方法：药物服用是药物疾病治疗的终结环节，包括服药时间、服药多少、服药温度等因素，对药效都会产生影响。

①服药时间：适时服药是合理用药、确保药效的重要因素，古人对此十分重视。《神农本草经》载："病在胸膈以上者，先食后服药；病在心腹以下者，先服药而后食；病在四肢、血脉者，宜空腹而在旦；病在骨髓者，宜饱满而在夜。"《汤液本草》亦指出"药气与食气不欲相逢，食气消则服药，药气消则进食，所谓食前食后盖有义在其中也"。可见服药时间对药效的影响，也体现出治病用药必须顾及每一个细节。目前强调服药时间须根据病证特点而有所不同，如通便药、治疗肠道疾病的药物多在饭前服，祛痰药多在饭后服，消食药宜在饭后及时服用，补虚药宜清晨空腹或晚上临睡前服，安神药宜在睡前半小时服。

②服药多少：多数疾病的服药，一般每日一剂，每剂 2 ～ 3 次，但具体当视病情而定。如用独参汤治疗元气欲脱证，应大剂量浓煎且频频灌服；病情紧急者应每隔 4 小时左右服药，昼夜不停，使药力持续，直至病情缓解；而一些发汗、泻下药的应用，以汗出、泻下为度，不必要尽剂，一切以病情所需为准。

③服药温度：以温服为主，但仍当结合具体病证而定。如治疗寒证宜热服、治疗热证宜冷服。

此外，在服用某些方药时，尚需在生活细节上予以配合。《伤寒论》对桂枝汤服用的方法有十分详尽的论述："上五味，㕮咀三味，以水七升，微火煮取三升，去滓，适寒温，服一升。服已须臾，啜热稀粥一升余，以助药力，温覆令一时许，遍身漐漐微似有汗者益佳；不可令如水流离，病必不除。若一服汗出病瘥，停后服，不必尽剂；若不汗，更服，依前法；又不汗，后服小促其间，半日许，令三服尽。若病重者，一日一夜服，周时观之，服一剂尽，病证犹在者，更作服；若汗不出，乃服至二三剂。禁生冷、黏滑、肉面、五辛、酒酪、臭恶等物。"将桂枝汤的煎煮方法、服药方法、服药剂量，以及服药期间的生活宜忌论述得清晰明了。桂枝汤的煎服方法，正是中医药以人为本的用药方法的集中体现。

二、以安全为核心的中药应用

中药应用不但要求有效，更当注重安全。在长期的医疗实践中，中药学形成了系统、完整的以安全为核心的应用体系，包括用量、炮制、配伍、用药禁忌等。

1. 药物用量是影响用药安全性的关键因素

用量既是确保药效又是影响用药安全性的关键因素。过量使用是引起用药安全性事件的主要原因，有毒药物与无毒药物都是这样。毒理学认为："毒物本身不是毒物，而剂量可使其成为毒物。这就是说，有毒物质在体内存在，并不意味着发生了中毒；在我们人体内，存在一定量的铅、汞等，但并不意味着发生了中毒。通常，一个物质只有达到中毒剂量时，才是毒物，实际上，任何物质，甚至纯水，当服用达到中毒剂量时都是有毒的。""一般说来，毒物剂量越大，其毒性越大，作用越快。但毒物作用的增加趋势，比剂量的增加趋势更大。"精辟阐述了用量对用药安全性的影响。用量过大包括了一次性使用剂量与累计蓄积的用量。

如洋金花超量使用的后果。洋金花是一味具有麻醉作用的药物，对剂量有严格的要求，常用剂量每天在 0.3～0.6g，1 日最大剂量不超过 1.5g。曾有案例称一位实习学生在跟师抄方时漏掉小数点，使用量扩大了 10 倍，结果导致了患者使用不久便出现昏厥不醒。显然，这是由用量过大而导致的医疗事故。

这一案例充分说明了用量的控制对用药安全的重要性，必须引以为戒，谨小慎微，慎之又慎，切不可因用量过大而导致药源性、医源性事故。同时，应针对不同的群体、病证、体质、病情，以及药材的类型，确定相应的剂量。

2. 药物炮制、配伍是降低、消除不良反应的重要手段

药物的炮制和配伍除了确保药效外，也是降低、消除药物不良反应的重要手段。如巴豆压油制霜是为了降低巴豆的毒副作用；生姜能消除生半夏、生南星的毒性对黏膜的刺激；砂仁拌炒地黄以减轻熟地黄滋腻碍胃、影响消化的副作用；大枣与甘遂同用以抑制、减缓甘遂损伤正气的副作用。

3. 用药禁忌是确保用药安全性的重要保障

（1）病证用药禁忌：中医用药不但强调辨证用药，有时也会结合对症用药与辨病用药。如果药不对证（症），不为病情所需要，即为病证用药禁忌。古人对此有许多深刻的认识，留下了许多警世名言，如"夺汗者无血""夺血者无汗""桂枝下咽，阳盛则毙"。必须遵守"实则泻之、虚则补之""寒者热之、热者寒之"的原则。

（2）配伍用药禁忌：配伍是中药应用的主要形式，目的在于确保有效安全，但这种配伍不是随意的，而是必须有所选择、有所依据的。如果不同的药物同用，影响用药安全者，即为配伍用药禁忌。如《神农本草经》中明确提出"勿用相恶、相反"，因相恶配伍降低、抵消药效，如人参恶莱菔子，因人参的补气作用会被莱菔子的消气作用降低；相反配伍则会加重毒性、产生新的毒性，主要体现在"十八反"与"十九畏"中。

凡属"十八反""十九畏"的药物组合均为临床配伍禁忌，这在药典中有规定。对于"十八反""十九畏"作为配伍禁忌，历来争议非常多，有人认为"十八反""十九畏"并非绝对禁忌；有的学者甚至认为，相反药同用，能相反相成，产生较强的功效。对于沉疴痼疾，只要运用得当，往往可收奇效。

首先必须承认，"十八反""十九畏"作为一种配伍禁忌绝非出自一人一时之手，而是古人在十分漫长的医疗活动中逐步总结出来的用药教训，可以说是以血和生命的代价得出的结论，不应轻易否定、随意违背，而应该以遵守为主。其次，对于古今确实存在的违背"十八反""十九畏"配伍禁忌并有相应药方应用的现象也当重视，要认真、仔细研究，包括药物的炮制、用量之比、煎煮方法、服药方法，以及主治病证。临床中需要使用时，必须要有严格的医疗监控措施，确保安全。

（3）特殊生理现象用药禁忌：主要指女性的月经期、孕期、哺乳期期间部分药物不宜使用。重视女性特殊生理期的用药，有所为有所不为，实际上也是体现药物应用对女性的关怀。如在女性月经期间，一些寒凉性质明显的药物、行气活血作用峻猛的药物应慎用、停用，以免导致药源性的月经不调；对于哺乳期的妇女，一些刺激性的药物、会导致回奶的药物如麦芽就应禁用。怀孕期间的妇女，用药尤当慎重，包括影响胎儿生长、损伤母体、影响产程、导致流产发生的药物，如麝香、大黄、附子、红花、桃仁、牛膝、天花粉、水蛭、三棱、莪术等药物均当禁用。

（4）用药饮食禁忌：服药期间的饮食禁忌是患者十分关切的问题，事实上，饮食对药用和疾病的影响非常明显，包括食物对疾病本身的影响、食物对药用的影响。因此，在服药期间，必须高度重视饮食的禁忌。如胆道疾患、脂肪肝、高脂血症等应禁食、少食蛋类、高脂肪类饮食；痛风病应少用、不用嘌呤类饮食；寒性咳喘应不食水产类食品；高血压应少盐等。在服药期间，一般应忌食生冷、油腻类食物；清热类药物应少用辛辣助热的食品或食品佐剂。

在古代文献中对此有许多记载，如甘草、黄连、桔梗忌猪肉；地黄、首乌忌葱、蒜、萝卜；丹参、茯苓忌醋等。

与用药安全性有关的因素还很多，如药物的品种、品质等。只有从思想上高度重视用药安全性，始终绷紧这根弦，才能真正确保用药的安全性。

三、重视医患沟通是人文关怀的必由之路

医患关系是社会人际关系的一个缩影。面对医生，患者如获救星，将自己的健康甚至生命予以托付，祈求医生的妙手回春。当他们就诊时，倾诉自己的疾苦，希望医生尽可能全面地了解他的病情、理解他的诉求；他也期望医生能尽可能多地解释、交流，回答他的疑问、解除他的疑难、解决他的疾苦。特别是那些患有心身疾病的患者，更是需要医生言语上的交流、疏导，希望能被尊重隐私、平等对待。因此，医患间的交流非常重要，对解除其心理障碍、身体苦痛都有重要的意义。部分患者身患多种疾病且有着丰富的就诊经历，对医生所开的药物处方常会有各种疑问；还有部分患者很少服用中药，对如何使用中药也有许多问题。针对不同的患者群体和各种困惑、疑问，特别是那些有心理性疾病的患者，十分需要医生的解释，而且这种解释又非常具有技巧性。为此，在医患沟通中，应注重以下几点。

1. 感同身受，理解患者

只有站在患者的角度体会，才有可能对患者仔细耐心，态度和蔼，抓住患者最为关心的问题，不厌其烦地进行解释、普及相关医学知识。特别是对一些患者"病急乱投医"，对部分媒体的广告宣传或亲朋好友及病友间的传递的信息深信不疑而跟风的现象，要及时劝阻，晓之以理，动之以情，并配合医疗活动。

对于自己煎煮药物的患者，应指导患者如何煎药，包括煎药的器具、用水及水量、煎煮时间及方法、服药时间及剂量等，使患者掌握正确的用药方法。

相当一部分患者，特别是中老年患者身患多种不同的疾病，同时服用多种中西药，其中部分为同类药物。这类患者的各种生理功能逐渐下降，对药物的吸收、分解、排泄等也随之减退，患者既担心服药太多但又害怕不服用影响疗效。此时，为医者应站在患者的角度，既要严格控制用药又要指导患者尽可能避免重复用药，以免造成药源性的机体损伤甚至药源性疾病的发生。这就要求医生要有整体观念，全面评估患者的身体状况，不能只局限在专科、专病上。

2. 通俗易懂，深入浅出

虽有"久病成良医"之说，但那些长期患病就医的患者对医学知识的了解仅仅是一知半解、道听途说的，至多也就是知其然而不知其所以然，或只了解自己所患疾病、所用药物的一点皮毛知识；一些很少就医的患者医学知识更是缺乏。但他们有共同的需求，是希望知道医生对他（她）的诊断是什么？是什么原因？如何治疗？为什么用这些药物？这就需要医生用患者听得懂的语言，将医学专业知识通识化、科普化、生活化，并适当引用具体实例让患者信服以此才能为患者解答疑惑。将所用药物可能产生的作用包括不良反应明白告知患者，使之有心理准备。如应用生大黄通便，应告诉患者应用半小时后会出现肠鸣甚至腹痛，继而产生便意而排便，而且排泄物甚至分泌物可为黄色，如黄汗。如此，患者在服药以后如出现以上反应就不会惊慌，坦然接受。

对一部分患者认为中药无毒性、中药不是药等错误观念，予以纠正。特别是对那些将中药当保健品、日常用品使用的患者，一边服用医生开的中药，一边自行在家以煲汤、茶饮等形式应用中药，应该明确予以阻止，告知其中的利害，强调这是一种干扰医生治疗用药、影响药效和安全性的行为，使之意识到自己的错误，及时自行停用，使其今后不再犯同样的错误。

3. 心理疏导，精神宽慰

有两种患者的治疗用药是最为困难的，需要非药物因素的干预。一种患者惧怕疾病，拒绝疾病的存在，一旦确诊以后就患得患失，心理负担极重，自己到处找寻相关的医学知识，对药物的不良反应无限放大，甚至到了"信巫不信医"的地步。对这类患者，单纯性药物治疗显然难以获效，甚至会加重患者的心理惧怕。对此，沟通的最大的目的就在于消除患者的紧张、惧怕，正确面对自己的病情，配合医生的治疗用药，并仔细解释医生处方用药的作用与目的。特别要强调不能只看单味药物的副作用，而要从多种药物的配伍所产生的作用解读，以此最大可能地减轻患者的心理负担、精神压力。

另一种患者则是依从性极差，毫不在乎自己的疾病，即使医生明确告知其所患的疾病，依然拒绝承认，甚至认为医生是在炫耀医技，不愿服用药物，或不按规则服用药物。对这类患者的沟通最为主要的目的在于消除患者对疾病麻痹大意的思想，承认、重视可能患有的疾病，做进一步的检查，并应遵从医嘱服药。

此外，心理疏导、精神宽慰对心源性、精神障碍性疾病如抑郁、焦虑等患者显得尤为重要，特别是对那些出现这类疾病的症状而并未达到诊断标准的患者，既要及时用药（包括中药、西药），更要重视心理治疗。作为医生，要充分意识到这一点，而不应推诿、拒绝。

4. 生活辅导，辅助治疗

患病用药是不得已而为之的行为，也是与人健康有关的最后一道屏障，但并不是唯一的方法。医疗活动应该是医患同行、全方位配合的行为，如此才有可能实现人的健康，其中生活上的配合是最为重要的环节。因此，在医患沟通时，应指导患者要有正确的生活方式。

尤其对于痛风、糖尿病、高脂血症、脂肪肝等疾病，患者明知与自己的不良生活习惯特别是嗜食膏粱厚味、饮酒无度、日夜颠倒有关，但不愿改变，而将希望寄托在药物应用上。对此，在治疗用药的同时，应指出其生活方式的错误性、有害性，指导其合理饮食、适当锻炼、配合用药，如此三管齐下才有可能逐步恢复健康。

有些患者身患多种慢性疾病，对某些药物不宜服用，尤其是那些经济条件较差、需要长期用药治疗的患者，迫切需要通过生活上特别是饮食上的方式予以一定的调养、治疗。药食两用是一个非常好的选择，以食疗、药膳的形式能实现一定的治疗作用。为此，医生有责任、有义务指导患者合理使用。"便利、实用、价廉"也是以人为本、体现人文关怀的重要内容。

近代著名医药学家张锡纯《医学衷中参西录》论食疗时指出："病人服之，不但疗病，并可充饥；不但充饥，更可适口，用之对症，病自渐愈，即不对症，亦无他患。"药膳是以药物和食物为原料，经过烹饪加工制成的一种具有食疗作用的膳食。它"寓医于食"，既将药物作为食物，又将食物赋以药用；既具有营养价值，又可防病治病、强身健体、延年益寿，是兼有药物功效和食品美味的特殊膳食。

因此，医生不但要有深厚的医学理论知识、丰富的临床经验，还需要重视生活习惯对健康的影响、通晓药食两用的内容与应用方式，在诊疗疾病时应引导患者保持正确的生活方式，针对不同的个体予以不同的食疗、药膳，可以事半功倍。

用药治病的本身就是珍爱生命的体现，但如何用药，如何用好药则关系到与药物应用有关的方方面面。历史上的张仲景、华佗、董奉、孙思邈、张景岳、李时珍、叶天士等无一不是学识渊博、治学严谨、精研医理、精通药理、以人为本、以济世救人为己任，才成为名垂青史的大医。在努力学习精湛医术的同时，我们始终要把人民群众生命安全和身体健康放在首位，尊重患者，善于沟通，提升综合素养和人文修养，做党和人民信赖的好医生。

参 考 文 献

1. 尚志钧. 梁·陶弘景《本草经集注》对本草学的贡献［J］. 北京中医药大学学报，1999（3）：8-9.

2. 袁瑞华. 试论陈藏器《本草拾遗》的学术贡献［J］. 陕西中医，1989（11）：524-525.

3. 赵中振.《本草图经》：承先启后之作［J］. 中华医史杂志，2021，51（1）：3-4.

4. 尚志钧.《本草图经》概说［J］. 长春中医药大学学报，1991（3）：18-21.

5. 蔡景峰. 承先启后的《图经本草》［J］. 吉林中医药，1991（3）：1-4.

6. 田育诚，李素桢. 苏颂《本草图经》中的化学成就［J］. 化学通报，

1990（4）：58-61.

7. 相鲁闽. 唐慎微与《经史证类备急本草》[J]. 河南中医，2015，35（10）：2570.

8. 尚志钧，林干良，郑金生. 历代中药文献精华 [M]. 北京：科学技术文献出版社，1989：44.

9. 倪项根，沈伟东. 一路霜华辑本草 半窗灯影述神农——本草文献学家尚志钧教授的治学精神 [J]. 中医药文化，2007（6）：4-7.

10. 尚元藕. 尚志钧本草文献研究方法选介 [J]. 中医药临床杂志，2009，21（1）：45-46.

11. 彭华胜，解博文，万芳. 当代著名本草文献学家尚志钧 [J]. 中华医史杂志，2019（1）：34-37.

12. 李倩，辛义周. 延胡索炮制研究进展 [J]. 辽宁中医药大学学报，2020，22（6）：205-208.

13. 孙婉，刘福存，袁强，等. 煎煮时间对附子毒性的影响研究 [J]. 中国中医急症，2018，27（5）：761-764+768.

14. 孙其新. 附子用量煎服法——李可学术思想探讨之七 [J]. 中医药通报，2007，（6）：11-16.

15. 张宏，彭成，余成浩. 附子煎煮时间、给药剂量与温阳功效的相关性研究 [J]. 中国中药杂志，2007（20）：2118-2123.

第九章
中药合理用药法则中的思政元素

中药属于药品，如同其他商品一样，都是通过一定渠道进入消费领域，具有商品的基本属性。但药品又不同于普通商品，其直接作用于人体，关系到人体的健康和生命安全。因此，中药是用于防病治病、养生保健的特殊商品，其生产、流通和应用都具有特殊性，表现在以下几方面。

1. 两重性

作为药品的中药，其作用具有两重性，犹如双刃剑：在治疗疾病的同时，部分药物在应用过程中也存在着毒副作用等不良反应，救人杀人于顷刻之间。因此，只有管理有序，用之得当，才能治病救人，保护健康；反之，则可能危害人体健康，产生不良后果。这就必须从国家层面予以重视和规范管理。

2. 专业性

中药作为药品，具有高利润、高收益、高回报等特性，必须严格把控药材的质量，而中药品质的把控需要极强的专业性。中药品种的优劣真伪、炮制的得当与否、经营流通有无欺诈造假等，均必须由专门的技术人员和专门机构，依据法定的标准予以规范。

3. 专属性

中药应用具有专属性。剂量的多少、剂型的选择、药物间的配伍，必须在中医药理论的指导下，才能合理用药，发挥作用。部分不法分子，甚至从业者，对有关法规知之甚少甚或无知，或在利益驱动下，明知故犯，肆意滥用，败坏中药声誉，对此必须予以打击。

法者，天下之程序也，万事之仪表也，知法懂法方能守法敬法。相关医疗、药品管理法律、规章制度的制定完善也是国家稳定、社会进步的标志，是保障中医药行业持久健康发展的基础，也是对人民生命健康的保障，是党中央坚持以人民为中心发展思想的体现。

1. 结合案例，通过对我国医疗、药品管理相关法律法规的介绍，使学生认识到从中药的种植、品种、质控、炮制、制剂、流通到临床应用的各个环节都需要依法进行，遵纪守法，具备法治意识，增强法制观念；学会运用相关理论和知识指导实践，分析解决实际工作中的问题，从法律层面上建立自我保护的意识，增强自我保护的能力。

2. 通过对于毒品、瘾品、名贵动物药等特殊药材相关法律法规的介绍，引导学生加深对这类特殊药材的印象，认识到这类药材的使用必须严格按照法律规范，切不可滥用私用。

3. 医药相关法规监管可以为人民幸福安康、病有所医提供基础，促进社会和谐发展。通过对中药不良反应事件的剖析，使学生认识到从事与中医药相关研制、生产、经营、使用和监管行业，必须依法用药、合理用药，正确认识中药的不良反应，结合现代科学技术手段去探索中药标准化、用药安全性研究，建立符合中医药自身规律的质量标准体系，真正做到安全、经济、有效，构建和谐医患关系，推动中医药事业持续发展。

第一节　依法用药

中药材既是一种高收益高回报的特殊商品，也是治病救人的重要工具。这样的特殊性决定了古往今来，我国对于中药材的使用有着严格的法律规范。这些法律规范涉及药材的生产、流通、用药等多个环节，也包含一些特殊药品的特殊管理。

一、药材种植、生产

中药中大约 70% 的药材来源于植物，其特点在于无论是野生还是人工培植都需要经过自然周期的培育与生长，只有达到足够的年份，药材体内的相关成分才能达标，才能发挥应有的效果，也才能确保用药的安全性。特别是一些多年生的植物药材，需要足够的光照、四季气候的交替变化以汲取生长周围环境的养分，不但维系其生长的需要而且也能确保其体内物质的转化所需要的周期。如果用人为因素不合理干预，违背药物自身的生长规律，就会影响药效甚至用药安全。

同样，在药物的生产领域，也必须确保药材的保质保量，其中重要的环节就是药材的炮制，特别是一些特殊药材更是需要特殊的炮制方法。如炮制不到位、不规范或掺加其他有害物质等，均会影响药效与安全性。

1. 药材农药残留量管控

农业的现代化带来了中药生产技术的革新，一些防治病虫害、确保农作物（含中药材）正常生长和产量的农药、化肥应运而生。毫无疑问，作为科技革命的产物，农药、化肥在农牧林业，以及植物药的发展中占有重要的地位。但农药、化肥在杀死病虫害的同时，对人体也同样有害。如不加节制、不科学地使用，导致药材的农药残留量超标，就可能对人体造成伤害。这类不法现象在社会上确有存在：为确保高产、药材外表的光鲜、整齐，有部分中药材种植企业、药农过量使用农药、化肥。这些药材一旦流入市场使用，则会对人体造成极大的损伤。以宁夏枸杞子为例。枸杞子甜度高，采收时间在气温较高的 5～10 月份。此时，极易受到病虫害的威胁，严重影响枸杞子产量和质量，且品相不佳。因此，既要保证枸杞子的品质，又要实现绿色无农残、少农残，必然需要较大的投入，包括技术、人力成本、有机农药成本等。由于目前很大一部分市售枸杞子来源于分田到户的药农，许多药农缺乏足够的农科知识，同时为减少成本，预防病虫害，确保产量，在枸杞子采摘时段，出现滥用价格低廉的化肥、农药，甚至使用国家明令禁止的高毒农药等情况，致使枸杞子中的农药残留量严重超标，隐藏着农药的毒副作用，造成用药安全性事件的发生。

针对中药材生产所出现的违法违规现象，国家药品监督管理局于 2002 年出台了《中药材生产质量管理规范》（GAP）。规范中第十二条、第十四条、第三十条分别指出"施用肥料的种类以有机肥为主……有限度地使用化学肥料"，"采用最小有效剂量并选用高效、低毒、低残留农药"，"需干燥的……应使中药材不受污染，有效成分不被破坏"，对中药材生产中的种植栽培、采收加工等各环节均分别提出了系统的规范和要求。同时，针对具体种植过程的可用与禁用的农化产品，国家及省市相关部门又提出了更细化的要求。如：2002 年《国家禁止生产和使用的农药清单》（第 199 号公告）中公布了六六六、滴滴涕、毒杀芬等 33 种农药明令禁止使用，以及甲拌磷、甲基异柳磷、内吸磷等 8 种农药禁止用于中草药材的种植。

这些制度规范了中药材的生产过程，最大程度减少过程中所可能出现的违法现象，对于保障中药材质量与用药安全起到了关键作用。

2. 药材种植年限管控

药物特别是植物药的生长有其特有的规律，需要足够的生长年份。年份未及，其体内的结构、成分含量和内在物质转化尚未成熟或未发生，则可导致药效缺失或下降。有些不法的药农，为了降低成本，获取高额回报，违反药材生长规律，人为使用违禁激素类的催长剂，致使药材外表看上去健壮硕大，但内在的结构、含量却不达标，不但影响药效，而且催长剂有一定的副作用。以当归为例。

当归为多年生植物，药用部位为根茎，正常的生长周期为 4～5 年，周期长，成本高。一些药农使用具有催长作用的"壮根灵"等生长素后，当归的生长周期缩短至 1 年，而种植成本也从每亩约 10000 元降低至 2000 元。这种揠苗助长式的催长，虽然实现了药材的提前采收，降低了成本，但导致药效降低，摄入的激素更会对人体健康造成危害。

针对这种现象，国家制定了相应的法规，严禁在中药材的种植中使用抗生素、生长素等药物。如 2013 年国家食品药品监督管理总局颁布《食品药品监管总局等部门关于进一步加强中药材管理的通知》（食药监〔2013〕208 号）补充了对生长素、催长素等药物的规定，指出"严禁滥用农药、抗生素、化肥，特别是动物激素类物质、植物生长调节剂和除草剂"。一些省市亦积极响应，如 2020 年《四川省林草中药材种植技术指导意见》直接将壮根灵、膨大素等生长调节剂从严禁滥用直接列入禁用名单，对中药材的生产提出了更为严格的要求。

3. 药材重金属含量管控

重金属含量超标也是中药中较为严重的现象。过量的重金属含量对人体的伤害极大，包括对肝肾功能、神经系统、心脑血管、人体骨骼等的损伤。

影响中药材重金属含量的因素很多，包括种植环境、土壤质量、空气污染，以及生产加工过程中的环节，都可能引起中药材的重金属含量超标。特别是一些容易霉变、腐败的药材，在采收获取以后，尽快地烘干、切割，以及其他处理方法，使之成为可供药用或制剂的饮片，十分重要，这就涉及中药材的炮制。在中药材的炮制过程中，对有些药材加入适量的辅料是必须的，其中使用较多的方法就是硫黄熏蒸。

硫黄熏蒸原是传统中药生产加工过程中常用处理方式。清代何刚德在《抚郡农产考略》中记载："苎麻……凡麻皮剥起后用竹竿晾起，置于房内取煤之带硫黄气味者为炉烧之，扃闭房门，使暖气充满一室，半日即干，既无天阴之虑，且麻得硫黄熏过，色极白亮，其值较黄暗者高，汉口洋庄非此不售"，可见硫黄熏蒸在古时是一种合规的炮制方式，能够帮助药材长期贮藏、防止霉变，还具有增白作用。即使是现代，以硫黄炮制中药材也依然常用。但硫黄熏蒸产生的二氧化硫可对人体多种组织器官造成损伤，并对药材自身质量造成一定影响。据国家药品监督管理局统计显示，2017年对全国中医院、诊所、药店中药质量抽查，共305批次涉及51种中药品种存在二氧化硫限量超标现象，成为药材生产过程中所须解决的重要问题。

为此，国家制定了相应的法定检测标准与方法。《中华人民共和国药典》（2005年版）彻底摒弃并删除了硫黄熏蒸作为中药材干燥的加工方式。同时，对于违法使用农药、硫黄熏蒸所出现二氧化硫、重金属、农药残留量超标等现象，分别制定了二氧化硫残留量测定法，铅、镉、砷、汞、铜测定法，农药残留量测定法等以规范检测操作，同时也罗列了相应的合规含量，包括药材及饮片（矿物类除外）的二氧化硫残留量不得超过150mg/kg；药材及饮片（植物类）铅不得超过5mg/kg，镉不得超过1mg/kg，砷不得超过2mg/kg、汞不得超过0.2mg/kg，铜不得超过20mg/kg；药材及饮片（植物类）禁用农药不得检出（不得超过定量限制）等。

在药材流入市场前，《中药材生产质量管理规范》中规定质量检验部门需要对每批药材，按中药材国家标准或经审核批准的中药材标准，对农药残留量、重金属及其他相关指标进行检测，只有符合相关标准，方可进入药材市场流通。相关方法与标准的明确使得对于中药材的生产规范可量化，可监督、可执行，对于药材质量的监督有着重要意义。

"药材好，药才好"，一旦药材自身的质量与安全无法保证，这不仅将严重扰乱中药材市场，影响整个中药材行业的声誉，也将对患者的生命安全造成极大隐患。正因如此，针对中药材生产的种植、生产环节，国家制定了相应的标准，并对违反相应法律制度人员依法进行严惩。

二、药材流通

商品的特征之一就是流通，在流通中带来利益。作为特殊商品的药品，其在流通过程中所产生的高额利润更是无出其右。正因如此，自古到今，为获取高额利润，在药材流通环节中出现了种种非法行为，包括造假贩假、哄抬物价、以次充好、变卖变质药材等。这些现象的出现不仅破坏了药材市场的稳定，影响药材的正常销售，更导致了"看不起病，吃不起药"现象的产生，严重威胁民众的身体健康和生命安全，成为不可忽视的社会问题。

因此，针对这些社会问题，从古至今都有较为完备的管理与惩戒制度，以加强药材管理、规范药材标准、稳定药物价格，并对违反相应法律制度人员依法进行严惩。

1. 假药管控

药材的造假范围广泛、形式多样、变化百出，特别是对一些名贵、稀缺药材的造假更是防不胜防。近代曹炳章《增订伪药条辨》对此曾深刻地指出："乃今药肆射利，在小铺则以伪乱真，以紫乱朱，但求名状相似，不别效用……只求己利，不惜人害。"明确指出了在药物销售中存在着损害患者以假乱真而获利的现象。由于许多药材得之不易，价格较高，常人又无从辨识，受利益驱使，许多不法商贩便取价格低廉、与之形似的药材或非药材混替掺伪以假乱真，以人参为例。

人参作为古今公认的名贵药材，其造假掺伪现象更是屡见不鲜。《本草纲目·草部第十二卷》载人参"伪者，皆以沙参、荠苨、桔梗采根造作乱之"，指出沙参、荠、桔梗由于形态特点与人参相似，是常见伪品。现代人参的造假掺伪有：以提取过人参皂苷的人参进行伪替的"萃取参"，以人工培植混替的"园参"，利用人参根须、芦头或极其相近品种根茎通过切割、拼凑、胶水粘接等模仿的"工艺参"，以硫酸镁增重的"加重粉人参"等。这些假品伪品，不仅无法起到应有的治病保健作用，反而会对人体的生命健康造成极大的危害，并严重败坏中药声誉，在社会上造成极坏的影响。除此以外，其他药物也存在"以假乱真"的现象，如槲寄生伪充桑寄生、其他蛇类伪充乌梢蛇、滇枣仁伪充酸枣仁、他种种仁伪充柏子仁等。

这种药物的造假贩假现象从古至今就存在。为此，历朝历代都制定了相应的法规予以杜绝、禁止、惩罚：

（1）古代：自唐代起，首次由国家层面组织颁布了具有法律效力的药典性本草专著，即《新修本草》。《新修本草》首创《药图》绘制，以便于采药和用药时对药材的正确辨认，同时对于一些存在掺伪的药材也记录相关的辨伪方法。宋代的《开宝本草》《嘉祐补注本草》、明代的《本草品汇精要》都是由国家组织编撰的有关药材的本草典籍，都有相应的内容辨别药材的真伪。

自宋代起，国家设立了专门对药材进行质量管理的机构，《宋会要辑稿》载："太府寺置牙人四名，收买和剂局药材，每贯支牙钱五文，于客人卖药材钱内支。如入中，依市直定价，责牙人辨验无伪滥勘充修合状，监官再行审验，定价收买。"要求药材必须去伪存真，不得弄虚作假，否则按照《伪滥律》定罪。

元代律法中则进一步明确指出了禁止制备贩卖假药伪药，言"诸弄禽蛇、傀儡、藏撅撒钹、倒花钱、击鱼鼓、惑人集众，以卖伪药者，禁之，违者重罪之""不通医术，制合伪药，于市井货卖者，禁之"，这些法律法规的出台，对遏制当时药材贩假造假有着积极作用。

（2）现代：国家药典委员会、中国食品药品检定研究院分别编写了《中华人民共和国药典》《中国中药材真伪鉴别图典》等权威性典籍，成为鉴别药材真伪和规范药材质量的重要标准。而今，除了医药机构自行核检药材外，国家及省级相关部门还会以定期抽检形式对医院、药房中流通的中药材进行严格监管，对不符合规定的产品采取查封、扣押、暂停销售、召回等必要的控制措施，处10万元以上50万元以下的罚款，并以通告形式对抽检结果进行公布，以确保药材质量的稳定可控。

在对药材质量实行监管的同时，国家针对造假贩假的现象又通过法律途径施以惩治。《中华人民共和国药品管理法》中将以非药品或其他药品冒充、使用变质的药品及药品标识功效超出规定范围等定义为假药，并明令禁止生产、销售、使用假药，根据情节轻重予以罚款、没收制假相关原料、终身禁止从事药品生产经营活动等处罚，同时若构成犯罪，则认定为刑事立法范畴，在《中华人民共和国刑法》中明确了相关的处罚规定，可见国家对"假药"的零容忍。

2. 劣药管控

中药材价格取决于药材本身的品质，有着明确的等级之分。但市场上一些药商、药贩通过非法的技术手段对药材进行伪饰，以此冒充优质药材，以次充好。

以次充好的形式也多种多样。有的以低等级冒充高等级，以性状相似、名称相同的低价药材冒充高价药材，以非道地产区的药材冒充道地产区的药材，以不同品种的相同名称的药材冒充道地品种等。

早在南北朝时期陶弘景《本草经集注》便对当时药材以次充好的现象有所描述："钟乳煮则令白……螺蛸胶着桑枝，吴公朱足令赤，诸有此等，皆非事实，世用既久，转以成法？"文中提到以钟乳煮水、以朱砂对蜈蚣染足、桑枝胶着螺蛸等方式以伪饰药材的颜色质地、伪造药物的真实来源以冒充优质药材。

河南怀庆府是地黄的道地产地，质量更优，故怀庆所产的地黄售价也要高于他地。为了获取高利润，社会上出现了产地伪饰的现象。谈迁《枣林杂俎》引《密县志》记载："怀庆地黄……怀人用青肤贸去，每斤值五六文耳。计其所获，亩鬻十金而饶"，描述了当时由于怀庆地区所产的地黄数量有限，怀庆人便以每斤五六文从周遭地区密县购买地黄，并将其伪饰为道地药材的怀地黄，以一亩十金的价格卖出，以获取高额利润。

这样的伪饰方式在现代依然存在，以冬虫夏草为例。冬虫夏草因其价高效好物少，不乏造假、以次充好者。国内真正的道地产区是在青藏高原的那曲与玉树地区，而在新疆、云南、四川等地亦产虫草。不同种类、产区的虫草价格相差极大，一些不法之徒，常以北虫草、新疆虫草等冒充青藏高原的冬虫夏草以获取高利。也有部分不法之徒以竹签、白蒺藜甚至铅条、铁丝等将断掉的虫体与草体人为连接，冒充完整的冬虫夏草。其中以铅条、铁丝连接的冬虫夏草，既增加了药材的重量又因重金属含量超标而对人体造成伤害。

对于市场中屡见不鲜的药材以次充好现象，国家在《中国中药材真伪鉴别图典》提供相应鉴别标准基础上，有关部门也制定了相应法规，《中华人民共和国药品管理法》中将药品成分含量不符合国家标准、被污染的药品、擅自添加防腐剂、辅料的药品等定义为劣药，并将劣药与假药并列予以相应的处罚或量刑。

3. 药价管控

追求利益最大化是商人的本性，作为特殊商品的药材经销商亦不例外。特别是有些药材因为货源稀缺，或因阶段性疾病的发生，疾病谱的改变，致使药材的价格变动、浮动很大。一些不法药商通过打时间差，囤货药材，哄抬药价，获取暴利。早在《明孝宗实录》中记载有这样一则案例："时已卯夏初，有贩药材者，诸药已尽，独余黄柏、大黄各千余斤不售，殆欲委之而去。美人谓程：'是可居也，不久大售矣。'程有佣值银十余两，遂尽易而归……数日，疫疠盛作，二药他肆尽缺，即时踊贵，果得五百余金。"商贾程氏提前揽纳黄柏、大黄，并利用大黄、黄柏在随后疫情期间的大量应用，以十余两的价格获赚五百余金。

从上述现象可见，药品的非法揽纳与哄抬药价，不仅扰乱了正常的药材市场秩序，对于民众看病用药也造成了极大的影响。为此，政府有必要采取相应的措施予以阻止、惩罚，古今皆然。

（1）古代：宋朝时期，王安石主持在京城汴梁开办了官方药局——太医局熟药局。该机构的成立实现了药品的专卖，由政府按照市易法控制药品的购买和销售，将药品售价限制为市价的三分之一，不仅避免了商人恶意投机而扰乱药材市场，也使社会民众能够看得起病，用得起药。后来，这样的形式推广到各州各县，并以"天子赐钱合药，惠及百姓，不许赢利"为宗旨，切实实行药价惠民政策，让利于民。

政府对于药材恶意垄断、操纵物价者也制定了相应的惩治措施。《资治通鉴》载"估价之设，备国家所须，臣下交易，岂得准估为定！睿册舞文，附下罔上，罪当诛"，指出由市司所定的"三贾"标准价格为官定价格，具有强制性与法律规范性，若商贾所定价格与官价不符，属于欺骗君王之最，其"罪当诛"。

对于市面上欺行霸市、哄抬物价的行为，古代制定了严格的管制规定。《唐律疏议》载"诸卖买不和而较固取者。及更出开闭，共限一价。若参市而规自入者：杖八十。已得赃重者，计利，准盗论"，指出买卖双方在非自愿情况下强行交易，通过贱买、贵卖或串通买卖，来获取垄断利益的都须予以杖刑，并对于已获利的则以盗窃罪论处。

（2）现代：目前对于中药材价格的管理方式采用市场与政府的双向调控。如2012年出台的《上海市中药饮片价格管理办法》中规定"由中药饮片生产经营企业向上海中药行业协会提交定、调价材料，接受价格初审，而后报市价格主管部门审核并公布中药饮片的最高零售价格。经营企业可在不超过政府制定的最高零售价格的前提下，自行制定市场销售价格"，而我国实行的医疗保障政策同样可以说是对古代医药惠民制度的继承与延续。

同时，国家发展和改革委员会出台了《价格违法行为行政处罚规定》，规定的第六条、第九条便针对上述违法行为视情节程度以"责令改正""没收违法所得""罚款""停业整顿"及"吊销营业执照"等予以相应的惩处。如违规案例中对于恶意囤积党参抬价的现象，国家有关部门便依照规定对囤积党参的相关公司，下达价格行政执法告诫书，责令按照不超过每千克60元的价格，将储存的100多万千克党参出售给取得GMP认证的中成药制药企业。逾期未按规定销售并提交有效凭证的，则将进一步依法予以行政处罚。

三、药物应用

商品的真正价值体现在应用上，而药材的使用则体现、落实在医生的处方用药上。药材的优劣、药价的高低也只有通过医生的处方才能真正予以体现。因而，医生不仅仅承担着救死扶伤的崇高职责，也担负着弘扬中医药、维护中医药声誉的重任。

但在物欲横流的社会，对药物的应用依然存在着一些不法行为。这些不法行为有些来自无照行医，有些则来自小部分不良医生。这些人或非法行医，或夸大药效，或用药失当，结果导致医患关系的紧张、医疗纠纷的发生，也使得中医药的声誉受到了严重的负面影响，对民众的健康也造成了极大的隐患。

1. 行医资质管控

处方用药是医疗行为的表现之一。医疗行为具有很强的专业性，肩负着治病救人、救死扶伤的职责，只有经过系统医学教育、具备医师资格的人才能行医。不具备医生专业知识的人擅自为他人治病用药，则会造成恶劣的社会影响，属于违法行为，须要严格管控。但社会上依然有一些人为获取名利冒充医生非法行医。

也有人利用地处偏远、就医不便的局限而非法行医，从中谋利，带有极大的危险性；或有人利用偶得的所谓偏方而到处行医获利。这些行为都触犯了法律。

对于非法行医的监管早在唐代便已出现，《唐律疏义》载"禁止道士、女冠、僧尼等为人疗疾"，禁止无医学背景的人员从事医疗行业。现代更是强调和重视行医的合法性。1999年施行的《中华人民共和国执业医师法》中规定行医资格需具备医学教育经历及临床经验，并通过国家认定的执业医师资格考试，在国家许可的相关医疗机构进行注册方能从事医疗活动。同时，国家考虑到中医在师承、专长的特点，亦允许在通过基本医学考核前提下行医。

即使拥有了行医资格，亦并非终生无虞。针对从医人员的专业技术与职业道德，国家采取定期考核制，对考核不合格的医师暂停执业活动3个月，必须重新培训后再次考核，若仍不合格则注销注册，须收回医师执业证书，这在一定程度上保障了从医人员的专业性和道德品质。针对非法行医的行为，根据国务院颁布的《医疗机构管理条例》中的"非法行医罪"，对于非法行医者予以停止执业活动，没收非法所得并处罚款。若出现损害就诊人身体健康的行为，则根据《医疗事故处理办法》视情节予以定刑。

2. 药物效用管控

药物的功效是相对固定的，即使有新的发现和应用，也并非万能，包治百病。但一些不良医生利用民众追求健康、缺少医药知识而随意夸大药物功效和应用，特别是对一些价格昂贵的药物以能治疗顽疾绝症、益寿延年而谋取不当的利益。

古代对于功效的夸张与错误标示主要体现于金石药物。由于对丹药与长生的信奉与追求，部分方士便妄称金石之药有长生不老之功，使得许多人竞相追求服用，因其丧命者不乏少数。

夸大药效的事例很多，甚至包括部分媒体、网络平台。为此，国家也制定了相应的法规。药品作为特殊的商品类型，对其功效进行恶意夸大吹嘘，而谋取不当利益的，属于诈骗罪中"通过发送短信、拨打电话或者利用互联网、广播电视、报刊等发布虚假信息"范畴，并在《中华人民共和国刑法》第二百六十六条明确了相应的惩戒。

3. 处方用药管控

有些医生缺乏足够扎实的专业知识，从而造成用药失当。包括违反"十八反""十九畏"的用药禁忌，药量超大，不顾部分患者的特殊生理现象（比如女性的特殊生理期）而随意使用一些不适合的药物等。也有一些医生出于经济利益，开具超大处方，或不管药物是否适合患者的病情，几乎对所有的患者都开出有利益回报的药物，结果造成一些药源性的不良反应。列举一例如下。

广东省佛山市中级人民法院民事判决书公布这样一则案例，案例中陈某因停经两个月就诊，应诊医生并未考虑其妊娠可能，以月经不调诊断，在处方中使用了如延胡索、桃仁、川楝子、枳实等行气活血药物，且部分有一定毒性，最终导致患者服药 3 个月后发生流产，而引发一场医疗纠纷。

对这种用药不当的行为，国家制定了相应的规章制度。国家出台了《中华人民共和国药品管理法》与《医疗机构处方审核规范》。规范中明确，对于医生开具的处方，药师是处方审核工作的第一责任人。在调配处方时药师须对处方中的饮片名、炮制品选用、煎法、配伍、用量、重复给药、禁忌证等问题进行审核。对其中有配伍禁忌、超剂量等问题的处方，应当拒绝调配；必要时，经处方医师更正或者重新签字，方可调配。以此避免处方错误所导致的安全性事件的发生。

从药材的种植、生产、流通，到处方用药，历史的进程中各个环节的相关法律法规不断被完善与充实，既有对古代法制意识的传承，也有对古代法制不足的改进。这些法律法规的出台，为社会营造了一个和谐稳定、有所约束规范的医疗环境，体现了遵纪守法，依法用药的重要性。但诚如陈嘉谟《本草蒙筌》所写的"卖药者两只眼，用药者一只眼，服药者全无眼"，服药者对于药材的好坏优劣全无概念，只能依靠卖药者与用药者去判断。法律可能无法约束规范所有的不良行为，但作为一位医药工作者，遵纪守法的初衷，并非由于害怕法律的惩戒，而是源于一双救助患者，救死扶伤的慧眼。

第二节　特殊药材

根据《中华人民共和国药品管理法》规定，国家对麻醉药品、精神药品、医疗用毒性药品、放射性药品，实行特殊管理。中药来源广泛，品种复杂，数量众多，其中有部分药物因毒性剧烈或具有成瘾性，或属于名贵稀缺动物药，而被国家列入管制使用范畴。

一、有毒中药管控

从古至今，对有毒中药的管控始终存在。古代，将有毒中药分为大毒、常毒和有毒，亦有将其分为大毒、有毒、小毒，被管控的毒药主要是针对大毒类的药物。但古人也认识到，毒性药物也是治病的良药，特别是一些顽固性、难治性疾病的治疗，非毒药不能为，故而一些药铺、诊所等仍持有一些毒性中药，有些甚至是剧毒品，对其管理并不十分严格，由此也造成医疗事故的发生。列举数例。

1. 砒石

砒石，又称砒霜、信石，为代表性的剧毒药材，仅 0.1g 即可导致死亡，用之须尤为谨慎，而对于其存放与管控也更需严格。

清代《清稗类钞》记载了这样一则案例，故事中的张某是药铺老板，日常行医兼卖药。一天张某有事外出，便安排一伙计守店，伙计又因内急就请一熟人代为守店。其间刚好有一人来配旋覆代赭汤方。由于部分信石呈红色，与赭石相近，这位熟人误将橱顶上的红信石当赭石给了患者。等伙计反应过来再赶到买药人家中，已然为时已晚"哭声盈耳矣"。

故事中的张某虽然并无直接过错，并且已然非常谨慎，将信石置于橱顶，怕误服伤及性命，最终却依然没有避免悲剧的发生。其中所折射出的正是私自持有剧毒药品所存在的潜在风险。

2. 附子

附子亦为毒性药代表。古代又称"射罔"，古人常以其捣汁日煎，涂抹于箭头，制作毒矢用于捕猎鸟兽或军事战争，故而得名。作为"四维"之一的附子成也其毒，败也其毒，临床上由于附子导致的中毒甚至死亡事件也时有发生。

《汉书·外戚传》中便记载有一则骇人听闻的"医生投毒"的案例，案例中汉宣帝时期的宫廷女医淳于衍，她虽精于医术，常年侍奉皇后，被誉为最早的专职妇产科医生，但衍却为提升丈夫的地位，利欲熏心，受到大将军霍光夫人的利诱，以职位之便"取附子并合大医大丸以饮皇后"而致皇后许平君中毒而亡。附子是回阳救逆要药，用于治疗亡阳虚脱、肢冷脉微等证。其含有乌头碱类化合物，具有较强的毒性，使用需要经过相应的炮制与煎煮方法。当被缺失医德的淳于衍利用，导致了皇后中毒死亡，挽救生命的良药变成了杀人无形的毒药。

3. 马钱子

马钱子，原产自古代西域。在西域地区，马钱子因其毒性剧烈而在当地作为毒鼠之药。传入我国之后，也曾被作为毒药使用，据《宋稗类钞》记载，南唐后主李煜便是因服用了宋太宗所赐的含有马钱子的牵机酒而死亡。

马钱子以毒闻名，也以毒为用，但因其毒性峻烈而又不可随意使用。正如

《本草纲目》所载，"吾蕲郝知府，自负知医，因病风癣，服草乌头木鳖子药过多，甫入腹而麻痹，遂至不救，可不慎乎"，木鳖子即马钱子，可见马钱子由于其性大毒，使用时有着严格的要求，切不可随意擅自使用。

由于剧毒药物所存在的严重危险性，自古以来，国家就制定了相应的法规，严控使用。

（1）古代：西汉《二年律令·贼律》中载："有挟毒矢若谨（堇）毒及和为谨（堇）毒者，皆弃市……诏所令县官为挟之，不用此律"，同律又载："军吏缘边县道，得和为毒，毒矢谨藏（藏）。节追外蛮夷盗，以假之，事已辄收藏（藏）。匿及弗归，盈五日，以律论"。法律规定禁止私藏、私造附子毒及携带涂有附子毒的箭矢，并对涂有附子毒的箭矢由国家统一管理使用，这也是目前发现管控有毒药物的最早法律规定。

宋代至明代为了进一步避免剧毒药品在社会的流通，明令"诸鸩毒、冶葛，私家皆不得有"；元代则进一步明确禁售砒霜、巴豆、乌头、附子、大戟、芫花、甘遂、侧子、天雄、乌喙、莨菪子等毒药。在此基础上，国家还专门设立毒药库，如宋代皇城东门药库中储藏如鸩鸟、萌蔓藤、钩吻草等多种剧毒药，并要求由典掌官三十余人负责管控，以确保有毒药物的规范使用（《宋会要辑稿》）。

对于毒药杀人的判罚，属于极其恶劣的重罪，犯罪者均须以极刑严惩。《唐律疏议·贼盗律》载"诸以毒药药人及卖者，绞；谓堪以杀人者。虽毒药，可以疗病，买者将毒人，卖者不知情，不坐。即卖买而未用者，流二千里"。指出购买鸩毒、冶葛、乌头、附子等具有毒性的药材用以杀人而致人死亡者，若卖方知情，无论买方卖方则均处以绞刑。若有拟投毒的行为，而未使用，亦须以流放二千里惩戒。

（2）现代：《医疗用毒性药品管理办法》收载砒石、砒霜、水银、生马钱子、生川乌、生草乌、生白附子、生附子、生半夏、生南星、生巴豆、斑蝥、红娘虫、青娘虫、生甘遂、生狼毒、生藤黄、生千金子、闹阳花、生天仙子、雪上一枝蒿、红升丹、白降丹、蟾酥、洋金花、红粉、轻粉、雄黄等毒性药物，实行国家管控，其生产、炮制、供应、研究皆须经过所在单位、卫生行政部门、公安部门等多级审批，既未施行简单的一刀切，又尽量保证了用药安全。

对于造毒贩毒、毒药杀人的行为，无论轻重，都属于《中华人民共和国刑法》范畴，将追究刑事责任，予以刑事处罚。

二、成瘾药物管控

成瘾性药物，有一定的药用价值，特别是对一些顽固性、难治性的疼痛、咳嗽有着显著的疗效，但其不仅会造成机体的依赖与损伤，更是许多毒品提炼的原料。因而，这些药物的毒性或成瘾性易为不法分子所利用，成为杀人害命、危害社会的凶器。

1. 罂粟

早在唐朝时期，罂粟便由阿拉伯地区传入我国。最初因其在止泻、止咳方面的显著功效而被历代医家所重视，同时其也是鸦片的原材料。

至明末清初，鸦片的危害性越来越引起社会的关注，清代医家曹仁伯在《琉球百问》中写道"道光年间，虽穷乡僻壤，皆有此烟，竟有食至两许者，人身元气被烟提空，百病丛生，令人夭折，殊堪悯恤"，足可见当时吸食鸦片可怕场景，以及对个人、社会的荼毒与摧残。

通过种植罂粟制造鸦片而获取暴利，在现代同样存在。2007 年公安部门在吉林破获了一起特大种植、制作、贩卖毒品案件。犯案人员在深山中种植罂粟达 5000 余株，并将其熬制成鸦片，销售给毒贩牟取暴利。

针对鸦片在社会上的泛滥，1792 年，雍正颁布了《兴贩鸦片及开设烟馆之条例》，被认为是中国乃至世界第一个禁毒法令。法令明确规定"兴贩鸦片烟照收买违禁物例，枷号一个月，发边卫充军。若私开鸦片烟馆，引诱良家子弟者，照邪教惑众律拟监候，为从杖一百，流三千里"，从鸦片购买与吸食渠道中遏制鸦片的使用。

1813 年，嘉庆颁布的《吸食鸦片烟治罪条例》又对吸毒者予以惩戒，指出"军民人等买鸦片烟者杖一百，枷号一月；太监违禁故犯者，枷号两月，发往黑龙江给该处官员为奴"。

1839 年，道光在此基础上囊括历次禁毒内容，颁布《钦定严禁鸦片烟条例》，不仅从禁种、禁贩、禁吸制定禁毒法律，更对涉毒者严惩不贷，除吸毒者"予限六个月，限满不知悛改，无论官民，概拟绞监候"外，凡是参与鸦片种植、贩卖的相关人员，无论洋人或中国人均"定以死罪，立限严惩"。

这些法律的规定，从鸦片的种植来源、传播渠道、吸食场所、涉毒人员以塞其来源，形成了一套较为系统而规范的禁毒法典，对于现今的禁毒法令起到了相当的启示作用。

在现代，国家对罂粟的管理更是明确，但又根据其确实存在的药用价值，允许在管控的前提下，可以适量种植、生产。我国在《麻醉药品管理条例》中规定禁止以个人名义种植毒品原植物的同时，又根据 1961 年联合国签署的《麻醉品单一公约》，允许在以医疗或科研为目的条件下在限定区域内种植罂粟。如现代中成药宣肺止嗽合剂、强力枇杷露、固肠止泻丸中均有涉及罂粟壳的使用。

2. 麻黄

甲基苯丙胺，又称冰毒，作为新型人工合成的毒品，有着比鸦片更强的成瘾性和危害性，而其合成原料之一便是麻黄碱。麻黄碱属于国家二类管制精神药品，而麻黄碱则是中药麻黄草的主要成分。

为了获得更多的麻黄碱，一些不法之徒把目光投向了中药麻黄草，通过麻黄草提炼麻黄碱，用于合成冰毒。据 2014 年破获的一起非法买卖麻黄的案例，涉毒人员非法购买麻黄草 21 吨，并以此提炼麻黄碱 16840g、麻黄碱液体 249940g，合成甲基苯丙胺 564.14g、甲基苯丙胺液体 78074.5g。

为此，为防止麻黄草流入到制毒渠道，我国麻黄主要种植地区宁夏回族自治区于 2021 年 7 月，在国家《中华人民共和国禁毒法》与《关于进一步加强麻黄草管理严厉打击非法买卖麻黄草等违法犯罪活动的通知》基础上，进一步公布针对麻黄的《宁夏回族自治区麻黄草管理办法》，办法中明确规定对于麻黄草的种植量由国家管控，而采集、收购与运输均须持有由林业草原主管部门、工业和信息化主管部门颁发的采集证、收购证，从而实现对麻黄的严格管理。

无论是毒品还是成瘾品，都属于中药。因引起毒性和成瘾性而被列入特殊管理的范围，但并不由此表示这些品种被严禁使用、束之高阁，而是应在监控状态下，通过必要的流程而用于疾病的治疗。正如《内经》所言，"有故无殒，亦无殒也"，现代应用三氧化二砷治疗白血病的事例也充分证明了这一点。

三、名贵动物药管控

中药中有相当一部分药物来源于动物药，特别是中药中的一些名贵、稀缺药材，如犀牛角、牛黄、穿山甲、虎骨、熊胆粉、羚羊角、蕲蛇、鹿茸等。这些药物货源稀缺，疗效显著，价格昂贵，有些品种被世界野生动物保护组织列入严禁捕杀、药用的对象。我国积极响应这一号召，根据我国的实际情况，一方面制定了相应的法规以控制名贵动物药的使用，另一方面积极运用现代科学技术，研究名贵动物药的人工替代品。

1. 犀牛角、虎骨

犀牛角、虎骨入药历史悠久。虎骨的追风定痛作用，以及犀角凉血解毒的疗效，使得其在临床疾病中通常有着难以替代的治疗作用，而诞生了以其为名的代表方犀角地黄汤、虎潜丸等。但在对犀牛角、虎骨药源的获取中，常需牺牲动物生命为代价，从而虎与犀牛的数量锐减，被列入《世界自然保护联盟濒危物种红色名录》。

对于猎杀虎与犀牛以获取虎骨、犀角的行为，国务院于1993年颁布《关于禁止犀牛角和虎骨贸易的通知》，通知中明确禁止犀牛角和虎骨的一切贸易活动，包括其药用途径，取消《中华人民共和国药典》中关于犀牛角与虎骨的药用标准，并对含有相关成分的中成药制剂予以禁售。

在通知出台后的近30年间，国家在强调禁止野外猎捕同时，也鼓励人工驯养繁殖。至2018年国家对于医疗用途的犀牛角或虎骨使用有所放宽，在《国务院关于严格管制犀牛和虎及其制品经营利用活动的通知》中指出："因医学研究或临床救治危急重症、疑难杂症等需要利用犀牛角或虎骨的，仅限从除动物园饲养、繁育之外的人工繁育犀牛和虎获取犀牛磨角粉和自然死亡虎骨，并在符合条件的医院，由符合条件的处方医师实施。"

2. 熊胆粉

熊胆具有清热解毒、清肝明目、利胆解酒的作用，用于热毒、肝火、肝胆疾患的疗效难以替代。在古代以"杀熊取胆"的方式获取整个熊胆的胆囊，却因此付出牺牲一头熊的代价，致使黑熊数量的大幅下降，被列为国家二级保护动物，杀熊取胆的方式也被严令禁止。但目前有300余种中成药含有熊胆成分，如何解决这一矛盾成为社会关注的焦点。

为了既确保熊胆成分药用的需求、又避免以"杀鸡取卵"的方式捕杀黑熊以获取熊胆，经过数十年的努力，发明了"活熊取胆"技术：通过定期胆汁引流以获取胆汁，炮制成熊胆粉，在确保药源的基础上将对熊的伤害降低到最低。

对此，国家从饲养、制备、使用等环节制定了相应的法律规范制度。在饲养方面，林业部于 2013 年发布的《黑熊养殖利用技术管理规定》中对黑熊取胆的"禁忌证""手术与护理""取胆量""术后护理"都有着明确的要求。同时，养殖场需要获得《国家重点保护野生动物驯养繁殖许可证》才能合法饲养。对于熊胆粉的制备，相关公司则须符合《国家食品药品监督管理局药品GMP 认证公告》方能进行生产。在使用环节，国家食品药品监督管理局亦指出熊胆的使用须限定于特效药、关键药等重点中成药品，并取消其在保健食品中的使用，而实现对资源的保护。

3. 鹿茸

鹿茸为血肉有情之品，在峻补肾阳、补益精血方面疗效显著。虽然鹿茸可持续再生，但在缺乏麻醉、养殖等技术手段的古代，鹿茸的获取需要以牺牲鹿为代价。因此，自古鹿茸的药源十分稀少，且由于历史上捕捉猎杀过度，鹿的种群数量急剧下降。目前作为鹿茸药源的梅花鹿与马鹿均处于濒危的状态，分别被列为国家一级与二级保护动物。

为扭转我国鹿资源危机的形势，国家食品药品监督管理局 2002 年发布的《药品经营质量管理规范》中将梅花鹿茸与鹿茸列为一级与二级国家重点保护的野生动植物药材禁止在市场上出售。同时，我国建立鹿养殖基地，实现了对鹿的人工驯化，利用现代杂交技术，培育出双阳梅花鹿、长白山梅花鹿等茸鹿品种，大幅度提高了鹿的种群数量与鹿茸的产量。

为了进一步规范鹿的养殖，地方质量技术监督局发布了《梅花鹿饲养技术规范》，明确规定了收茸时期、收茸前准备、收茸要求，如"收茸的鹿采取麻醉保定""拉锯速度要快，锯口平整""止血后注射苏醒药苏醒"等，在最大程度减轻对鹿伤害的同时，稳定可持续地获得药源鹿茸，从根本上解决了为获取鹿茸而对野生鹿资源的破坏。

第三节　中药不良反应事件剖析

药品不良反应，是指合格药品在正常用法用量下用于预防、诊断、治疗疾病或调节生理功能时出现的与用药目的无关的有害反应。不良反应是药品的固有属性，绝大多数药品都有可能发生，中药也不例外。中药临床应用灵活，剂量差异大、给药途径灵活、大众自行用药等，由此也极易导致在应用过程中可能出现的用药安全问题。中药用药安全问题的表现形式不同，程度轻重不一：损害机体、引起功能障碍性疾病甚至死亡的毒性反应；过敏反应，以及其他副作用和用药依赖性等。

近年来，一些与中药应用相关的安全性事件时有发生并被曝光，引起社会的广泛关注。有必要对这些事件进行反思、剖析，真正从中得到警示，确保用药安全性。

一、马兜铃酸与肾损伤

1. 马兜铃酸肾病

20世纪90年代初，比利时一家减肥诊所误将含有马兜铃酸的中药广防己 *Aristolochia fangchi* Y.C.Wu ex L.D.Chow et S.M.Hwang 替代了原药方中无毒的粉防己 *Stephania tetrandra* S.Moore 使用，先后造成数十例肾损伤，随后多篇研究将致病原因指向含马兜铃酸的中药，提出了"中草药肾病"（Chinese Herb Nephropathy，CHN）。此后，澳大利亚、德国、埃及、委内瑞拉、英国、日本等许多国家和地区相继出现相关病例报道，其后命名为"马兜铃酸肾病"（Aristolochic Acid Nephropathy，AAN）。

2. 龙胆泻肝丸事件

2003年2月24日，新华社的一篇报道《龙胆泻肝丸——清火良药还是"致病"根源》引起轩然大波。报道了十几名患者，被确诊为尿毒症，其中大部分人，有服用龙胆泻肝丸或长或短的服药史，并认为其主要原因在于其中含有一味叫作"关木通"的中药，它含有的马兜铃酸成分会引起肾损伤。截至2003年4月，国家药品不良反应监测中心共收到有关龙胆泻肝丸的不良反应案例15例。

文献和实验研究证实了含有马兜铃酸的关木通的肾毒性，而且长时间小剂量应用也会造成肾损害；2000年《中华人民共和国药典》修改中增加了关木通肾脏损害的内容。2003年，国家药品监督管理局取消了关木通、广防己、青木香等中药的用药标准，内容包括"凡生产龙胆泻肝丸（含浓缩丸、水丸）、龙胆泻肝胶囊（含软胶囊）、龙胆泻肝颗粒、龙胆泻肝片的企业务必于2003年4月30日前将处方中的关木通替换为《中华人民共和国药典》（2000年版）2002年增补本中收载的木通（木通科），其他国家标准处方中含有关木通的中成药品种务必于 2003 年 6 月 30 日前替换完毕"等。

目前，马兜铃科中药材青木香、关木通、广防己已经被禁止使用，含有这些药材的制剂如龙胆泻肝丸、甘露消毒丸、排石颗粒、冠心苏合丸等中的马兜铃科药材关木通、青木香，以及广防己分别被木通、土木香、防己替代；并严格规定了禁止含有马兜铃酸药物的长期使用，儿童禁止服用含马兜铃酸的中药药物。

3. 马兜铃酸肾损伤的警示与反思

马兜铃酸的肾损伤是客观存在的，含有马兜铃酸的中药应用不当无疑会导致用药安全性事件的发生。但药物是否对人体产生不良反应特别是安全性事件，涉及多种因素，包括药材本身是否含有毒性成分，以及毒性成分的大小，药物的用法、用量、适应证，以及疗程、给药途径、个体差异等多种因素。毒性药物甚至是剧毒药物，用之得当则能起沉疴、治顽疾、挽救生命；用之不当，或超量，或长期使用，或药材变质，或剂型、给药途径不当，都会引发用药安全性事件的发生。不能因为一发生中药的用药安全性事件，就以方中的某一味药物的某一成分为依据，进而取消该药物甚至含有该药物的所有方剂，这是不严肃、不科学的。以龙胆泻肝丸为例。

龙胆泻肝丸由龙胆草、黄芩、栀子、木通、泽泻、车前子、当归、生地黄、柴胡和生甘草组成，从其组成和剂型可以看出以下几个特点。

（1）以苦寒药物为主组成：方中的龙胆草味苦如胆，黄芩、栀子也是具有较强的苦寒之性，木通则是"苦似黄连、苦同黄连、苦胜黄连"，柴胡亦为苦寒之品。可见，本方苦味之重，寒性之大。根据中医药理论，苦寒伤肾败胃，如此众多的苦寒之品且苦味甚重的药物集聚，表明了本方只能用于湿热、实热病证，且只能短暂使用，不能久用，如应用时间过长甚至稍长就有可能伤肾。方中虽然有甘味的生地黄与甘草，但量小力微。

（2）作用重心在下方：方中的龙胆草、黄芩、栀子均为清泻肝胆实火、湿热的要药，而柴胡则为疏肝要药，木通、泽泻、车前子均能利尿清热，且通过这些药物的利尿作用能将火热、湿热排出体外。

（3）剂型为丸：一般而言，用于急性病证，短期使用的方药多为汤剂，所谓的"汤者荡也"。但龙胆泻肝丸虽然具有清泻肝胆实火、湿热的作用，主要用于肝胆实火所致的头痛目赤、胁痛口苦、黄疸、耳聋，以及湿热下注的带下、阴痒、阴肿等，但因全方过于苦寒，即使短时使用，也有伤胃之虞，因而将其制作丸剂，丸剂的特点就是"丸者缓也"，以缓和全方的苦寒之性。

由此可以认为，龙胆泻肝丸是为肝胆湿热、实热所设，只能短暂使用，一般连续服用时间不宜超过 2 周。但实际上，在龙胆泻肝丸损伤肝肾功能被曝光之前，一些医生长期应用龙胆泻肝丸治疗多种慢性肾病、肾功能不全。因此，作为一个疗效卓著的清泻肝胆实火的名方，因错误使用的原因而将之打入冷宫，显然是不可取的。

此外，将龙胆泻肝丸的肾功能损伤归咎于关木通，认为关木通含有马兜铃酸也失偏颇。因龙胆泻肝丸全方由 10 味药组成，每味药有许多不同的成分，且各味药物相互作用以后还有可能产生新的成分，仅以其中的某一味药物某一个成分作为评判的依据是不全面、不公正的。特别是龙胆泻肝丸的使用是在中医药的理论指导下组方、应用，如脱离了中医药理论，单凭成分论是非，也有失公允，更不能因此而因噎废食，将之束之高阁。中药复方的疗效不是各单味药的简单叠加，而是通过药物成分间发生协同、制约或改性等作用来达到解毒增效等目的，任何一种活性成分均不能反映中医用药所体现的整体疗效。

由于基源相近、外形相似、历史遗留等原因，部分中药确实存在"同名异物"和"同物异名"等品种混乱的情况，对于一个中药品种而言，重视中药品种的规范，正视不良反应案例，尽可能详尽地发现其不良反应，持续进行标准化安全性研究和临床不良反应监测，才能更好地把握其安全性，在临床上才能知道应该如何使用、在什么情况下避免使用，才能够更好地发挥其疗效。同时，作为中成药或单味中药，应明确其组成、功效、适应证，并注明不良反应，以及使用注意，而不能模糊其是。

二、半夏超药典剂量事件

1. 半夏超大剂量带来的官司

2011 年 10 月 25 日，患者张某因胸闷气短浑身乏力，前往被告所在中医诊所诊治，接诊医生辨证为"肝血虚、胸痹、心肾不交"，开具了一个 7 日处方，处方含半夏 40g。服药 7 日后，患者再次前往被告处就医，辨证为"气虚气滞、胸闷气短、动则加重"，并另开具一个 3 日处方，嘱"如效不显则及时去医院就医"，原告因服用后症状加重而停药。20 天后，原告到北京某医院就诊，行全血细胞分析、肾功能、心脏等检查，结果显示肌酐严重超标、血红蛋白严重低下。先后就诊于多家医院，最终诊断为慢性肾小球肾炎、慢性肾功能衰竭（尿毒症期）。原告将被告告上法庭，认为被告违反诊疗常规，在明知处方中药物具有肾毒性的情况下，不仅在未进行肾功能检测的前提下，超剂量用药导致肾损伤，造成尿毒症，并索赔各种费用约650万元。法院认为医方的医疗过失与张某的损害后果之间不排除具有一定因果关系，认定被告对于原告的尿毒症后果承担全责，判决被告赔偿原告医疗费等约477万元。

2. 事件的警示和反思

该案件被称为"史上最贵医疗损害赔偿"，引发争议，不仅是因为近乎天价的赔偿，还因为"超量使用半夏"。半夏为十分常用的化痰药，使用频率极高，古今都有许多含有半夏的名方，有的甚至以半夏为方名，如小半夏汤、半夏泻心汤等。对其用量，古今差异较大，如《伤寒论》的"半夏泻心汤"、《金匮要略》的"瓜蒌薤白半夏汤"原方中半夏剂量均为半升，相当于现代剂量的100g以上，而《中华人民共和国药典》推荐其内服剂量为3～9g，相差很大。那么，应该如何正确掌握半夏用量？如何看待半夏用量事件呢？

中医不传之秘在于量，剂量的大小在决定疗效的同时，也影响着药物的毒性反应。在古今文献中，临床上中药的超剂量用药广泛存在，《肘后备急方》记载有"治卒服药过剂烦闷方""治卒中诸药毒救解方"等处方，用来缓解由于药物过量所引起的毒性反应。清代医家王清任认为"药味要紧，分量更要紧"，其创立的补阳还五汤，用四两黄芪为君药，远大于方中其他药物的总和。李东垣的补中益气汤亦是重用黄芪，而独参汤则是大剂量用于抢救生命。因此，用量的大小取决于病证治疗的需要、药物配伍之间的剂量之比，以及医生个人的用药经验。就单味药物而言，在用量上有着一定的区间，其间的取舍亦是根据治疗目的而定。但由此并不表示药物的用量可以任意确定。在绝大多数情况下，《中华人民共和国药典》中所推荐的用量区间具有一定的法律效应，应该遵守。即使要超出用量，必须有相应的手续和措施，如医疗监控、必要的实验室检查等，但不能肆意加大甚至使用远超规定的用量。

本案例半夏的用量达到40g，已经远远超出药典所推荐的剂量，虽然缺少用药前后的相关检查，但因超大的用量而导致官司的发生并最终输掉了这场引人注目的官司，各种的缘由发人深思。中药的用量是影响其疗效与安全性的关键因素，不能为了追求疗效而随意加大用量，导致用药安全性的隐患；也不能无所作为，不求无功但求无过，用量越小越好。应本着医者仁心、救死扶伤的高尚情怀，以确保用药有效安全为前提，在法规允许的区间内确定用量。如确实因治疗需要，要突破《中华人民共和国药典》规定的用量，必须走相应的流程，符合必要的规定，采取相应的措施。如是，既为患者着想又能保护医疗单位和自身。

三、何首乌及其制剂的肝毒性

1. 何首乌肝毒性

近年来，有关何首乌及其制剂不良反应的报道日益增多，主要表现为肝损伤。加拿大、英国和澳大利亚，以及国内药监部门先后发布了何首乌肝损伤的警告信息，建议自行使用何首乌时若出现肝损伤的现象应及时停药，有肝病史或其他严重疾病的患者，应在医生指导下服用等。这些报道涉及了生何首乌、制何首乌、含何首乌的复方、中成药或保健食品等。2006年、2013年、2014年和2018年国家药品监督管理局多次发布了含何首乌及制剂肝损伤警示风险和监管通告，包括精乌胶囊、七宝美髯丸、心元胶囊、养血生发胶囊、首乌丸、首乌片和首乌延寿片或颗粒等。

2. 何首乌肝毒性的警示与反思

何首乌为蓼科植物何首乌的干燥块根，是历代医家推崇的补益良药，尤其是其在养生保健、延缓衰老、养颜美容中的应用，更是成为清廷皇宫常用药。现代，何首乌除了以上应用以外，还发现其有较为显著的降脂减肥的作用，故而也常用于高脂血症、动脉硬化等疾病的治疗。因此，何首乌肝毒性事件的发生，不由使人产生疑惑：一方面自古以来，何首乌就是养生养颜、延缓衰老的常用品，甚至被誉为是道家养生的要药，与人参地位等同；另一方面，应用何首乌确实发生了肝损伤。应该如何看待何首乌的安全性呢？

作为生熟异治的典型中药，研究证实，何首乌生品与制品的功效和化学成分存在差异。对于何首乌生熟异用的多种病例分析报告显示，制首乌制剂导致药物性肝损伤的应用时间相对较长，出现严重不良反应较低，提示了炮制减毒的可能性。另外，炮制方法也是一个重要因素，古代何首乌炮制讲究黑豆蒸制、九蒸九晒等工艺复杂的炮制方式，现代何首乌的炮制工艺多为一次提取。研究证明传统"九蒸九晒"炮制工艺与现代炮制方法会对何首乌的化学成分产生不同影响。进一步对比高压清蒸、高压黑豆汁蒸、常压清蒸法炮制何首乌，发现不同炮制方法对于何首乌的化学成分和毒性影响有差异，高压清蒸减毒效果较佳；黑豆汁蒸制工艺下何首乌中二苯乙烯苷含量明显低于炖制工艺。由此表明，炮制方法是否得当，是影响何首乌安全性的重要因素。

此外，何首乌肝毒性与患者本身的特异体质或家族遗传倾向、基础疾病及患者擅自用药、超量超时用药等因素也密切相关。2019 年，中华中医药学会正式发布《何首乌安全用药指南》，为何首乌及相关制剂安全精准用药与风险防控提供了对策和措施。《指南》明确何首乌及相关制剂肝损伤具有偶发性，与服用剂量、疗程等无明显依赖关系，主要与患者病证状态和遗传背景有关；何首乌仅在极少数特殊人群有肝损伤风险，对绝大多数人群是安全的。《指南》重点从易感人群辨识、易感物质控制、辨证（病）用药减毒等方面，制定了何首乌及相关制剂肝损伤风险防控的具体对策和措施。特别指明了何首乌及相关制剂应在医生指导下使用，针对具有易感人群特征的患者使用时应注意权衡风险获益比，加强用药后肝功能监测，警惕肝损伤风险。这为何首乌安全合理用药提供科学指导，标志着中药安全性风险防控从"以药找毒"向"因人避毒"转变、从被动应对向主动防控转变，推动中药安全用药迈向精准医学新时代，为解决国际传统药物安全性评价与风险防控难题提供了范例。

四、中药注射剂的过敏反应

1. 鱼腥草注射剂安全性事件

1988—2003 年，国家药品不良反应监测中心共收到有关含鱼腥草或新鱼腥草素钠等多种注射制剂的不良反应报告，其中，严重不良反应病例报告 222 例，并有 34 例死亡。不良反应包括过敏性休克、全身过敏反应、胸闷、心悸、呼吸困难和重症药疹等。2006 年，国家药品不良反应监测中心共接到鱼腥草注射液不良反应报告 5488 例，严重药品不良反应 258 例，死亡 44 人。2006 年 6 月 1 日起国家药品监督管理局宣布，在全国范围内暂停使用和审批鱼腥草注射液等 7 个注射剂。这 7 个注射剂都是含鱼腥草或新鱼腥草素钠的注射剂，包括：鱼腥草注射液，复方蒲公英注射液、鱼金注射液、炎毒清注射液、新鱼腥草素钠注射液、新鱼腥草素钠氯化钠注射液和注射用新鱼腥草素钠。

2. 鱼腥草注射剂安全性事件的警示与反思

中药注射剂是在中医药理论指导下，以中药饮片为原料，采用现代科学技术手段制成供注入体内的无菌制剂。目前有国家药品监督管理局批准文号的中药注射剂品种 130 多种。中药注射剂是中药的创新剂型，具有作用快、局部给药、生物利用度高等优点，在治疗心脑血管疾病、抗感染方面有着重要的作用。

中药注射剂是充分利用现代制药技术、提升制剂水平、扩展给药途径的有益探索，有效地提高了中医药应对急、危、重症的水平。2020 年爆发的新冠疫情中，《新型冠状病毒感染的肺炎诊疗方案（试行第七版）》中对于危、重患者推荐使用喜炎平注射液、热毒宁注射液、血必净注射液等中药注射剂，在改善患者呼吸困难、降低患者体内炎症因子方面具有明显的效果。因此，如何科学、有效地控制中药注射剂的质量，避免不良反应，尤其是严重不良反应的产生，是事关中药注射剂产业生存发展的重大问题。

20 世纪 90 年代后国家颁布了《中药注射剂研制指导原则》等一系列药品管理办法及措施规范中药注射剂的使用，促进中药注射剂的发展。2000 年，国家药品监督管理局颁布《加强中药注射剂质量管理》文件，在质量控制方面中药注射剂要领先于其他类中药制剂。继葛根素注射液不良反应事件、鱼腥草注射剂事件发生后，对中药注射剂质量安全问题更加关注，取消了具有严重不良反应的中药注射剂生产批文。2007 年 12 月发布了《中药、天然药物注射剂基本技术要求》，2009 年 7 月发布《关于做好中药注射剂安全再评价工作的通知》，对中药注射剂全面组织综合性评价，保证安全有效、质量可控，加强对不良反应监测力度，进行临床用药的安全性风险评估，有效提升了中药注射剂使用的安全性。

目前一些中药注射剂实施的质量标准受制定时水平的限制，技术要求较低，安全性检查项较少，无法有效评价品种的安全性。中药注射剂的安全性及临床使用规范问题需深入思考与分析。这就需要在生产、流通、使用的各个环节中依法执行，包括原料溯源、工艺优化、质量标准、生产监控、临床评价等各个方面应严格管理；制药企业建立完善的质量控制体系，与具有不良反应监测体系的医院对接，减少不良反应的发生；医院药剂科对中药注射剂进行质量检查和跟踪。严格把关每一环节，不断提高中药注射剂研发水平，保证中药注射剂安全有效，更好地保障患者的用药安全，使其产业化水平得到长远提升与发展。

五、中西药复方制剂的安全隐患

1. 感冒清胶囊事件

感冒清片（胶囊）为中西药复方制剂，由对乙酰氨基酚、马来酸氯苯那敏、盐酸吗啉胍3种化药成分及南板蓝根、大青叶、金盏银盘、岗梅、山芝麻、穿心莲叶6味中药组方而成。具有疏风解表、清热解毒的作用，用于风热感冒，发烧，头痛，鼻塞流涕，喷嚏，咽喉肿痛，全身酸痛等症。2004年1月1日至2014年12月31日，国家药品不良反应监测系统数据库共收到感冒清片（胶囊）致血尿不良反应报告98例，占总报告数的3.6%。数据分析显示，合并用药的不良反应中严重病例所占比例（11.9%）大于单独用药（2.0%）。2015年，国家药品监管总局发布中西药复方制剂不良反应信息通报，提示患者、医务人员关注感冒清片（胶囊）、脑络通胶囊等中西药复方制剂所引起的不良反应。要求生产企业完善产品说明书和包装、标签，增加相关安全性信息，并加强上市后安全性研究，确保产品的安全性信息及时传达给患者和医生。

2. 感冒清胶囊事件的警示与反思

中西药复方制剂是中药和化学药组方而成的复方制剂，目前有近400种在国家药品标准中收载。由于在研发时技术与基础研究薄弱，在质量控制方面，一些关键项未进行控制。中西药复方制剂中部分药品在临床应用较为广泛，但这类制剂成分复杂，除中药外尚含有一种或多种化药成分，临床使用中易忽略其化药成分的安全性问题。其中包括化药成分引起的不良反应；或与含有相同成分或功效类似的药品联合使用，易造成组方成分超剂量使用或引起毒性协同作用，增加了用药风险。

中西药复方制剂不等同于中西医结合，医务人员应用必须在中医药理论指导下，明确这种药里面含有西药，是起什么作用的，避免使用同类型的西药，造成用药重复，带来安全隐患。

综上，中药的合理应用，离不开中药本身、医药从业者、患者三方。患者不盲目信任偏方、不去非正规经营的诊所，以及严格遵循医嘱合理用药。执业中医师严格按照中医药理论遣方用药、不使用未经严格审批的药品、不在利益驱动下滥用中药；中药从业人员则须严格遵守相关法律、法规生产、销售、使用中药。同时，结合现代科学技术手段去探索中药标准化安全性研究，建立符合中医药自身规律的质量标准体系和法规。

国家药品监督管理局发布的 2019 年度国家药品不良反应监测年度报告显示，临床发生的不良反应中，按照怀疑药品类别统计，化学药品占 84.9%、中药占 12.7%、生物制品占 1.6%，无法分类占 0.8%。其中，不良反应药品中的中药占比已从 2015 年的 17.3%、2016 年的 16.9%、2017 年的 16.1%、2018 年的 14.6%，下降到 2019 年的 12.7%，连续 4 年呈下降态势。

法治兴则国兴，法治强则国强，从唐代《新修本草》、宋代《经史证类备急本草》到现代《中华人民共和国药典》，我们不仅遵循"古法"，"法治"意识始终贯穿于医药行业。从《中华人民共和国中医药法》、《中国的中医药》白皮书、《中华人民共和国药品管理法》到各种规范指南，以及十九大报告中关于中医药的论述，法律层面，中医药的重要地位得以确认，也需要我们承担起传承好、发展好、利用好中医药的责任。而中药相关药品的研发、生产、经营、使用、上市后再评价、中药不良反应监测等各环节法规制度正在不断健全。正确认识中药的不良反应，依法用药，用现代科学技术手段去探索安全合理用药，以最优质的药材、最合适的药物、最恰当的剂量，结合最有效的药用形式，真正做到安全、经济、有效，构建和谐医患关系，推动中医药事业持续发展。

参 考 文 献

1. 班固. 汉书［M］. 赵一生，点校. 杭州：浙江古籍出版社，2000.

2. 陶弘景. 本草古籍辑注丛书第 1 辑《本草经集注》辑校［M］. 尚志钧，尚元胜，辑校. 北京：北京科学技术出版社，2019.

3. 长孙无忌. 唐律疏议［M］. 刘俊文，点校. 北京：中华书局，1983.

4. 苏敬. 本草古籍辑注丛书 第 1 辑《新修本草》辑复［M］. 尚志钧，辑注. 北京：北京科学技术出版社，2019.

5. 李时珍. 金陵本《本草纲目》新校正 下［M］. 钱超尘，温长路，赵怀舟，等校. 上海：上海科学技术出版社，2018.

6. 陈嘉谟. 本草蒙荃［M］. 陆拯，赵法新，校点. 北京：中国中医药出版社，2013.

7. 宋濂. 元史［M］. 北京：中华书局，2016.

8. 徐松 . 宋会要辑稿［M］. 北京：中华书局，1957.

9. 曹炳章 . 增订伪药条辨［M］. 刘德荣，点校 . 福州：福建科学技术出版社，2004.

10. 程民生 . 宋代物价研究［M］. 北京：人民出版社，2008.

11. 邱仲麟 . 明代的药材流通与药品价格［J］. 中国社会历史评论，2008，17：236.

12. 王竞，周文犁，周延安 . 古代中药价格管理史考察［J］. 中国医药导报，2020，17（3）：155-158.

13. 霍斌 . 唐宋时期毒药的使用与管理研究［J］. 宋史研究论丛，2021（2）：127-142.

14. 卢华语 . 中国古代的药材造假贩假及社会应对［J］. 社会科学战线，2012（9）：98-102.

15. 梁爱华，高月，张伯礼 . 含马兜铃酸中药的安全性问题及对策［J］. 中国食品药品监管，2017，（11）：17-20.

16. 张伯礼，马红梅 . 关木通肾脏毒性研究及对策［J］. 中国药物警戒，2004（2）：24-27.

17. 周杨静，高峰，卫培峰，等 . 何首乌九蒸九晒历史沿革及主要化学成分变化研究进展［J］. 辽宁中医药大学学报，2020，22（10）：176-180.

18. 何首乌安全用药指南［J］. 中国中药杂志，2020，45（5）：961-966.

19. 黄德良，李超鹏，王伽伯，等 . 何首乌导致药物性肝损伤与 *HLA-B*35 ：01 等位基因的相关性验证［J］. 中华肝脏病杂志，2021，29（11）：1106-1108.

第十章

中药"和"文化中的思政元素

"和"作为中国传统文化的特征性符号，在中药学中亦有淋漓尽致的体现。"寒热温凉平""辛甘酸苦咸"的四气五味理论，"调和药性""调和营卫""和解少阳"的药物功用，无一不体现出"和"的内涵。不但如此，中药之和还体现在其海纳百川的包容性上：一些来自海外的药物最终融合于中药理论体系之下，成为中药的重要来源，呈现出"和而不同，求同存异"的特点；一些民族医药在与中医药的交流中，最终彼此融合，相互为用，展示出"合舟共济，血脉相连"的关系；从丝绸之路到如今的一带一路，中药不断走出国门，造福人类，融入于所在国的日常生活和健康保健中，向世界讲述着中医中药的故事、传递着中国的传统文化，显现出"和谐共存，互惠互用"的现象。形成了独具特色的"中药和文化。"

"中药之和"见证了中药的包容，造就了外来文化、民族文化与中药文化的碰撞与融合。在此过程中，中医药文化也不断融入于各民族、各国的文化、生活中。

"中药之和"成为新时代下中药走向世界、服务全人类、实现人类命运共同体的友好信使。中药的国际化程度日益提高，不断地吸纳国外新的物种，开展中医药理论指导下的研究，并使之成为新的中药。

"中药之和"在如今"一带一路"的基本国策下，必将更进一步显示其包容、融合之性，提升中药学在国际上的学术地位，传播、弘扬中医药文化、中国传统文化。因此，中药是民族的，也是国际的。

思 政 目 标

1.通过解读海外药物的"中药化"，深刻认识到中药的核心在于中医药理论指导下认识和应用，而非受限于产地、来源。中药资源来源于中华大地，但又不局限于中华大地，在中医药的发展历程中不断吸收外来药物，以开放、包容的姿态拥抱世界，洋为中用。

2. 通过认识民族药物的"中药化"，深刻认识到国家民族政策的伟大，56个民族血脉相连，荣辱与共；体悟到民族药学就是中药学的重要组成部分，应当重视民族药学的理论、应用，充实和丰富、发展中药宝库。

3. 通过解读中药的"国际化"，树立学生的民族自信、文化自信，培养学生的创新意识，并具备国际化视野，能够海纳百川、吐故纳新，胸怀全球。

第一节　和而不同，求同存异

现有的考古表明，早在 2000 多年以前，中药便随着以丝绸为主的贸易开启了中外交流之路。"丝绸之路"，这条起始于古代中国，连接亚洲、非洲和欧洲的古代陆上商业贸易路线，是古代中国与世界交往、进行贸易往来、文化交流的代名词。其中，中药占有一席之地，"丝绸之路"名称的本身就与中药的关系密不可分。"丝绸"源于桑蚕，而桑蚕皆可入药，表明在农耕为主的先秦甚至更为久远的古代，我们的先人不但以桑蚕为生，而且将桑蚕用于物物交换，并开启了对外贸易的历史进程，形成了历史上著名的"丝绸之路"。

无论是南方丝绸之路、西北丝绸之路，还是海上丝绸之路，均促进和带动了中国与亚非欧各国的交往，以及沿途上各民族之间的相互往来、物贸流通和文化交流，许多域外物品，或以药物，或以食品，或以生活用品进入我国。国人在应用这些物品的过程中，在保留其原有所在国用途的同时，逐渐融合了中医药理论，通过临床实践，赋予其特有的中药药性指导，并最终成为新的中药品种。这既拓展了这些物品的应用范围和应用形式，又丰富了中药的品种来源和数量，发展了我国的本草学，形成了彼此促进、相互为用、求同存异的局面。

一、来自陆上丝绸之路的中药

以西汉时期的张骞和东汉时期的班超出使西域为标志的西北陆上"丝绸之路"打通了河西走廊，东起古都长安、洛阳，向西延伸至威尼斯，带动了中外、各民族之间的交往。承载着西域香料文化的苏合香、乳香，谱写西域染料文化传奇色彩的青黛等从西北丝绸之路进入中国。

1. 苏合香

在西域地区，香料是必不可少的日常用品，不但在化妆护肤、调味、防腐等方面不可或缺，而且在西域各国疾病防治和保证个人、公共卫生等方面也作用卓著。异域香料伴随着丝绸之路上的贸易往来传入中原大地后，逐渐影响人们的日常生活和医疗活动。

苏合香是最早传入我国的树脂类香药之一，东汉时已多有使用并深受推崇。作为香料在我国使用记载于《后汉书·西域传》"出大秦国……大秦国合会诸香，煎其汁以为苏合"。大秦国，即古代罗马帝国，说明苏合香最早产于古罗马帝国，源于将众多香料混合在一起煎煮而成，并通过丝绸之路传入我国，故名苏合香。其作为药用在我国的历史最早可以追溯到魏晋、南北朝时期，首载于《名医别录》。

苏合香在我国的实际应用过程中，因其独特的形态与功效特性而孕育产生了一些富有浓郁中国传统文化特色的别名："帝膏""返魂香"等。"帝膏"之名形象地展现了苏合香的药物性状，"膏"者，脂也，本义为溶化的动物油脂，具有质稠、体重、味浓的特点；"帝"一方面说明苏合香的稀少贵重，是王宫贵族的奢侈品，另一方面体现了其香气的浓烈，有"香中帝王"之称。"返魂香"这一名称则生动地描述了苏合香强大的功用特点，即开窍醒神，让魂魄回归，死而复生，多用于急症、重症。

一味来自西域国家的苏合香，在我国不仅传承了其在香料界的应用，更是成为芳香开窍、醒神回魂的代表性中药，彰显着中药的包容与融合，创新与发展，体现了中华文化和而不同、求同存异的特性。

2. 乳香

在西北丝绸之路最常见的商品清单有"一香二茶三药材"之说，其中以香料居多。乳香就是其中之一，被称为"丝绸之路的奇香"。早在西汉武帝、昭帝时期，乳香就通过丝绸之路传入我国，被称为"熏陆香"。《说文解字》"熏，火烟上出也"。说明"熏"起初的含义是烟火向上冒，形象地展示了焚香时的景象；而"陆"则体现了乳香自身浓烈的芳香之气，可覆盖整个地面，故名"熏陆"。

在西域各国，香药的使用最初主要用于祭拜神明。在神殿里焚香，不但使香味萦绕，令人心醉神驰，而且神明的供品大都是易腐的生鲜之物，香药具有很强的杀菌和防腐效果，可以消除异味，防止疾病传播，乳香为其中应用最广泛的防腐杀菌品。在古代，乳香既是尊贵的礼物，又是珍稀的药物，古埃及人甚至把乳香看作比黄金更加昂贵的物品，用作木乃伊的防腐剂，这一应用在我国广州西汉南越王墓里发现乳香也可以得到证实。阿拉伯人很早就认识乳香的药用价值。认为乳香可助消化，治疗心脏、肾脏的疾病。古代阿拉伯医生出诊前，都会穿上经乳香熏过的衣服，因为他们深信这独特的、浓烈的乳香气味有防疫祛病的作用。直到现在，很多阿拉伯地区的人还有用乳香熏衣服的传统。

乳香进入我国以后，保留了其在佛道活动中作祭拜时作焚香的用途。其入药最早记载见于葛洪的《肘后备急方》；唐代陈藏器《本草拾遗》里首次记载"乳香"之名，并认为其可以"疗耳聋，中风口噤，妇人血气，能发酒，理风冷，止大肠泄澼，疗诸疮令内消"。此后，历代医家多有发挥，积累了丰富的使用乳香的经验，由此产生许多疗效卓著的方剂，如仙方活命饮、七厘散、六和散、九分散等。可以确定，乳香这味外来药物对中医药，特别是中医外科用药起到了较大的推动作用。

作为外来香药，乳香不仅丰富了我国的香文化，而且对古代传统医药卫生产生了影响：一是丰富了我国的药物宝库；二是使我国中医治疗技术得到进一步的提高与完善，成为东方与西方、贵族与平民共同喜爱的香药之一。

3. 青黛

青黛起初作为一种染料从波斯国（今西亚伊朗地区）传入我国，最早记载于宋代的《开宝本草》："青黛从波斯国来，及太原并庐陵、南康等染淀，亦堪敷热恶肿，蛇虺螫毒，染瓮上池沫紫碧色者用之，同青黛功。"其从波斯引入我国以后保留了原有的染料用途，包括染布、染发、涂面、画眉等方面，尤其在丝绸的染色和画眉两方面的应用最多。古代用于丝绸染色的染料主要可分为矿物颜料和植物染料两大类，经过考证，目前普遍认同波斯青黛来源于地中海沿岸的一种贝类提取物。植物青黛主要源于马蓝、蓼蓝或菘蓝等植物的茎叶，经过一定的工艺处理以后提取而成。从植物中提取而成的青黛，不但在印染与美容中得以广泛应用，而且具有与其药源板蓝根、大青叶雷同的药用价值和其青色的特点：入肝清肝，具有清解热毒、清热凉血之功，常用于一些感染性、传染性疾病，以及瘟疫的防治。

从波斯引入的青黛在中国的应用与推广发展，不但是古代丝绸之路上中外贸易、文化交流的产物，而且也折射出古人求同存异、发扬光大的智慧，更是彰显出中药理论宽广的包容性与强大的融合性，显示了人们对美好生活的追求和向往，也丰富了中药的品种来源和数量。

二、来自南方丝绸之路的中药

南方丝绸之路，也称蜀身毒道，是一条起于四川成都，经云南，到达印度的通商孔道，是中国最古老的国际通道之一，早在距今两千多年前的西汉时期就已开发，早于西北丝绸之路。它联结中原、中印，将中原文化、西南各民族文化、东南亚文化互相连接，相互交流融合，带动了中药与各民族医药、印度药学的彼此交融。其中，具有浓郁印度佛教文化和饮食文化特色的药物流入我国，成为新的中药：酸涩而苦、以收为用被尊为佛门圣药的诃子；集温补、温通、温散于一身被誉为婆罗门参的仙茅；气味辛香、药食两用，有印度"香料界的宠儿"之称的荜茇；调剂口味，增进食欲，被称为印度"香料之后"的白豆蔻等。

1. 诃子

诃子树与菩提树同为佛教的圣树，而诃子也被尊为佛教四大尽寿药果，佛经将它称为"诃黎勒"。李时珍曰："诃黎勒，梵言天主持来也。"因此，在佛教文化中，诃子是上天赐予的礼物。

诃子同样受到了藏族医学的青睐，并且得到"阿如拉"的美称。"阿"是印文韵母之首，为众字之最，表示诃子在药物分类中的排列位置靠前；"如"是"集"的意思，说明诃子具备多种功效，药用价值高；"拉"本是犀角的简称，用来比喻诃子如犀角一样贵重。在藏医众多的配方中都有阿如拉。

两汉之际，诃子伴随着佛教从印度流入我国，作为养生药果被广泛食用。诃黎勒树在寺院内广泛种植，僧人诵经至口干咽燥时，常在口中咀嚼诃子，顿感口生津液，咽喉润爽，提神醒脑。诃子入中药最早记载于唐代的《新修本草》，"味苦，温，无毒，主冷气心腹胀满，下宿物"。

作为佛教文化，诃子的身上流露出了"珍视生命，普度众生"的佛教宗旨；作为药用，诃子同样体现了中医学"天地之中，唯人最灵，人之所重，莫过于命"的思想。不难发现，从诃子身上，可以看到中药学与佛教文化"以人为本，祛病救人，健康长寿"的共同理念。

2. 仙茅

仙茅伴随着印度婆罗门文化进入我国，成为众多中药中的一员，并在实际应用中，诞生了一些体现药源国文化和中药理论交融的别名，以"婆罗门参"和"仙茅"为代表。

"婆罗门参"强调了仙茅的来源、价值及功效特点。"婆罗门"意为"祈祷"，是古印度执行宗教祭祀的神职者，地位高尚。以婆罗门为名，是因为仙茅通过婆罗门僧从天竺国传入我国；另一方面也说明仙茅最早是贵族阶级享用的药物；药名带"参"，喻其功如人参，故名婆罗门参，显示出仙茅高贵的药用价值和社会地位。"仙茅"之名，包含了该药的作用特点与该药在养生上的应用。"仙"，形同依山而居的人，因为人在山中修行才能得道成仙，隐喻其具有延年益寿之功，为长生不老的追求。《海药本草》："久服轻身，益颜色。叶似茅，故名曰仙茅。""茅"字则凸显了其生长形态：其叶如同兵器长矛，隐喻其祛邪护体之功。可见，仙茅之名源于其久服可以轻身延年、益精补髓、增添精神、祛邪防病而得。

仙茅传入我国后，在宗教发展与养生治病两方面均得以广泛应用。作为信仰图腾，仙茅在南宋时期兴起的净名道教中作为仙草来供奉；作为养身佳品，仙茅成为皇亲国戚及贵族阶层追求长生不老的常用品、专用品。

来自印度婆罗门的仙茅，通过丝绸之路进入中原，不仅融入了我国的宗教文化，还被医药学家认识、运用，成为人们追求健康长寿的药物之一。

3. 白豆蔻

咖喱成为印度菜的代名词，而咖喱的主要原料则是一味如今已成为中药的白豆蔻。"蔻"有"丰盛、美好、美妙"之意，白豆蔻约一丈多高，初夏开花，秋季结果实。豆蔻花形茂盛，即便在其尚未大开时亦显丰韵，成为少女的象征。其独特的芳香气味，亦如同美妙少女一般清新脱俗，因而白豆蔻则被誉为"香料之后"。

咖喱的本义就是调味，是由多种香料配制而成的复合调味料。虽然各种咖喱的组成，每个地域不完全一致，但均含有白豆蔻、丁香、茴香、肉桂、胡椒、薄荷、姜黄等数十味香料。咖喱饮食气味浓烈，但食后却无口腔异味，就是因为白豆蔻具有芳香除味的作用。其芬芳之气不但使之成为咖喱粉的主要原料，而且也成为一些地区礼俗的常用品，由此使白豆蔻曾一度作为珍品而供不应求。

在魏晋南北朝时期，白豆蔻经西南丝绸之路从印度传入我国，被视作调料珍品。据《宋史》记载"庆远府贡白豆蔻"，可知白豆蔻在历史上曾列为朝贡之物专供达官贵人享用。初唐时期，白豆蔻逐渐作为药物被普遍使用，其应用形式也较为广泛，其中最著名的当属"白豆蔻熟水"。在古代，并没有"饮料"这一说法，人们将喜爱的饮料统称为"熟水"。最早的"熟水"是宋代著名词人李清照常喝的"白豆蔻熟水"。每到夏季，她就会出现暑湿脾虚的症状，她为此选用白豆蔻为主要原料，自己制作"白豆蔻熟水"饮用，不但口感舒适而且还能发挥白豆蔻化湿行气消滞的作用，饮后有清爽的余味，促进消化。

白豆蔻目前也是常用的食品调料，取其气味芳香、温燥散寒的特性，在一些荤食中使用能祛除腥味，使口感清爽。特别是在一些阴寒类的水产品中常用白豆蔻，除了祛除腥味以外，还有一个重要的作用，那就是以其温燥之性中和水产品的阴寒之性，如用于烹调小龙虾的著名的十三香中就含有白豆蔻。

来自印度饮食文化中的白豆蔻，凭借其芳香之性，不仅可以调剂口味、增进食欲、满足人们对美食的追求，而且可以通过其"温化"的特点为人们的健康保驾护航，成为东西方共同喜爱的药食两用品。

三、来自海上丝绸之路的中药

海上丝绸之路，是古代中国与外国交通贸易和文化交往的海上通道，萌芽于商周，发展于春秋战国，形成于秦汉，兴盛于唐宋，转变于明清。伴随着直通辽东半岛、朝鲜半岛、日本列岛直至东南亚的东方海上丝路，引入了具有朝鲜半岛及日本文化特色的中药：款冬花、细辛、白附子、昆布等；郑和七下西洋的壮举，使起源于先秦时期的南海丝绸之路发展到了极盛时期，并带来了益智仁、肉豆蔻、胖大海、血竭等多种中药材。

1. 款冬花

百花之中，款冬花以其不畏冰雪、含苞开放的神韵而深受喜爱，在佛经中亦有"凝冰惨栗，不凋款冬之花"的词句，使之成为朝鲜半岛佛教文化中灵魂不灭、轮回永生的象征。

早在东汉初期，佛教便从中原大地向东传入朝鲜半岛这片土地。在朝鲜半岛的诸多佛教活动中，人们常用款冬花装饰场地以营造神圣、庄严的气氛，这与其花色密切相关。一方面黄色代表光明、欢悦，色相温柔、平和；另一方面黄色象征佛陀紫金光聚之妙色身，圆满坚固不坏，有强盛之意，是寿命、财富、智慧的征兆。此外，款冬花凌冬开花，不畏严寒，与朝鲜半岛佛教文化所提倡的"忍辱"思想不谋而合。因此，款冬花凭借其色彩与生长特点，成为朝鲜半岛上佛教文化中重要的一员。

东汉末年，款冬花随着佛教文化的交流传入中原大地，得到历代医家的青睐与应用。因其凌冬开花，不畏严寒的特性，显示其具有温肺止咳、治疗寒性咳嗽的功用；亦因其在严冬时令采摘其地下尚未开放的花蕾而赋予其清润降肺、治疗热性咳嗽之功，使款冬花成为治疗咳嗽的要药与专药。相传唐代诗人张籍罹患咳嗽，久治不愈，用款冬花煎水服后，久咳随之而去。

绽放于严冬季节的款冬花不仅承载着千百年来朝鲜半岛佛教文化的精髓，而且孕育着浓郁的中药文化气息。

2. 昆布

高汤是日本料理的精髓，被誉为"和食之魂"，成就这一高汤的主角便是昆布。

日本料理讲究原汁原味，使食客品尝到食材的鲜美，最为关键的便是食材的选择，其中昆布是日本料理中最为重要且常用的食材。昆布生于海中，集海中之精华，能够提炼出鲜美纯正的海味。对于日本料理而言，高汤里有昆布，寿司醋里放昆布……可以说，日本人的一日三餐都离不开昆布，在民间孩子们甚至将醋昆布作为零食食用。此外，昆布在日本的民俗中，也扮演着举足轻重的角色。由于昆布与孕育生命有着千丝万缕的联系，所以日本妇女怀孕和坐月子期间都要食用昆布高汤；在生日的时候，人们要将喝昆布高汤作为庆祝方式之一，以此表达对母亲的爱戴和感激之情。因此，昆布在日本所承载的不仅是饮食文化，同样也在其民俗文化中应用广泛。

早在东汉时期，日本便与我国开始贸易往来，时常会进贡一些具有日本特色的名贵物品，昆布便是其中之一。昆布传入我国后，由于数量稀少，起初大多被当作重要药材使用而非一般食材。随着海上丝绸之路的兴起，昆布也逐渐出现在寻常百姓家的餐桌之上。由于我国中原地区远离大海，所以盐对于古人而言是一种较为缺乏的硬通货，含碘的盐则更是缺乏。由此引发了部分地区群众的甲状腺疾患。昆布的传入与应用不仅解决了中原地区缺碘缺盐的状况，而且其在缺碘性甲状腺疾病中的防治效果引起了高度的重视和喜爱，由此也进一步丰富了昆布食用的形式，呈现药食两用的特色。

品尝着被誉为"和食之魂"的昆布高汤，味蕾中感受到的不仅是来自日本料理文化中的鲜美，同时还有浓郁的中药文化之醇香，让人深刻感悟以药为食、药食同源的真谛。

3. 胖大海

凉茶如今已成为人们清火解渴的常用饮料，其配料多有中药成分的存在，其中源于东南亚、能"去火"的胖大海茶，成为人们追捧的养生茶之一。

中国茶文化历史悠久，源远流长，在同世界各国的交往中，中国的茶文化远播海外，对东南亚地区的影响尤为显著。胖大海作为茶饮料就是源于我国的茶文化。东南亚的热带、亚热带的海洋性气候，不但适合于茶的生长，也适合生长具有浓郁东南亚特色的植物，胖大海就是其中之一。在长期的生活中，东南亚地区逐渐诞生了中国茶道与当地风俗人情、自然条件相结合的独特的茶俗，对东南亚茶文化起了积极的推动作用。对于天气炎热、气候潮湿的东南亚地区来说，补充水分、清热解暑便是这一地区百姓生活中的大事，最为流行的便是具有"去火"功效的胖大海茶。

胖大海主产于越南，故有"安南子"之名；因其入水膨胀、体积变大而有"大发""胖大海"之称。胖大海的入药历史并不长，首载于清代赵学敏编写的《本草纲目拾遗》，但其治疗咽疾的显著功用为众多医药学家所认可。在民间，胖大海的利咽功效流传甚广，可祛咽喉之火，有些人甚至把它当成了治疗咽喉不利的"神药"，不论是因为外感风寒而致声音嘶哑，或者是气候干燥引起的嗓子不适，还是教师、歌唱演员等用嗓过度造成的咽喉不适，或是长期吸烟造成的慢性咽炎，都可选用胖大海茶来治疗。

饮上一口胖大海茶，唇齿之间不禁领略到了浓郁的东南亚茶文化之味，也体验到了中药的无穷魅力。

第二节　合舟共济，血脉相连

中国是一个多民族的国家，56 个民族有着各自不同的民族基因、文化习俗，也有着各自特色的民族医药。古往今来，在长达数千年的历史长河中，中华大家庭合舟共济，血脉相连。其中，各具特色的传统民族医药与中医药相互促进、相互包容、取长补短，最终成为中医药学的重要组成部分，也因此伴随着从未断流的中医药而得以保存、发展。这种各民族医药与中医药的融合体现在理论体系、药物应用、疾病治疗等各个方面。以藏医药、回医药，以及傣医药为例。

一、藏医药与中医药

7世纪文成公主嫁与松赞干布，从中原地区带去了中医药文化。随从医生及所携带的医学、本草著作，服务于西藏的医药活动，并将之融合于藏医药文化中。同时，受藏传佛教文化的影响，以及青藏高原特有的疾病防治经验和药物资源，并受到古印度、古尼泊尔的医学药学理论的影响，逐步形成了具有原创思维、蕴含藏族文化的藏医药学，在许多理论与药物应用方面与中医药学有着密切的关联。

1. 藏药典籍

如同中医药的《黄帝内经》《神农本草经》《伤寒杂病论》为中医药的经典一样，藏医药也有自己的医药典籍，其中最有影响的有《四部医典》《月王药诊》和《晶珠本草》。

（1）《四部医典》：是由古代著名藏医大家宇妥·云丹贡布所著，是一部集藏医药各方面内容的医学百科全书。该书内容丰富，包括完整的医学理论体系、药学理论与用药原则、医学伦理学等内容，特别强调行医者应慈悲为怀，具备救死扶伤的情怀和能力。与药物理论、应用有关的内容主要见于《四部医典》的第二部《论述本》。

《四部医典》又名《医方四续》，自8世纪末问世以来，随着与印度医学、中医学、阿拉伯医学、波斯医学等医药学的交流，先后多次修订，吸收了其他藏医药著作的精华，融合了中医药学、天竺和大食医药学的内容，总结了藏医药的临床经验，是一部古代藏医药学巨著，沿用至今。

（2）《月王药诊》：是一部由汉族与藏族医药学家共同编辑而成的藏医药巨著，也是现存最古老的一部藏医药，成书于8世纪上半叶。该书以中医药学为编写蓝本，吸收藏医药的理论与应用，结合天竺医药学的理论，是一部既有中医药学内容，又有藏医药学和部分国外医药学内容的综合性藏文医药专著。

《月王药诊》内容十分丰富，是一部理论与实践相结合，全面阐述藏医药学的著作，囊括了藏医药学的主要内容。其中药物根据粗分的百种疾病提出了

562 种药物的类型，涉及珍宝、矿物、植物、食物等，用药剂型多样，包括粉剂、膏剂、汤剂等 8 种剂型。

《月王药诊》是目前所存的最古老的藏文医典，是藏汉医药学家互相合作的成果，真正体现了中原文化与藏族文化相互交融、密不可分的关系。其不但是研究藏医药起源、发展，以及藏医药学与中医药学渊源关系和交流史的不可或缺的中药文献，而且也是研究中原文化与藏族文化源远流长关系的重要资料，极具研究价值。

（3）《晶珠本草》：是藏药学最重要的经典著作，是 18 世纪藏医药学家帝玛尔·丹增彭措经 20 多年潜心研究，实地调查西藏、四川、青海、云南、印度等地所撰写的一部藏药学巨著，约于 1735 年完成此书，于 1840 年木刻版印刷本问世。

《晶珠本草》又名《药物学广论》，分上、下两部。上部以歌诀的形式，对 915 种药物的功能进行概括论述；下部对每种药物的效用、别名、生境、形态、产地等加以论述，被奉为藏药界的《本草纲目》。全书收录药物 2294 种，其中植物药 1006 种、动物药 448 种、矿物药 840 种，剔除同物异名，实际涉及药物 1220 种。《晶珠本草》所载药物广泛分布于西藏、四川、青海等地，其中绝大部分药物生长在海拔 3000m 以上的青藏高原。根据药物的来源、生长环境、质地和入药部位的不同分为 13 类。书中绘制了 500 多种药物的图示，以藏、蒙、汉三种文字标注。

因此，《晶珠本草》作为一本藏药专著，所载药物品种丰富，分类精细，重视药物的产地与品质，强调药性，注重炮制，是学习、研究、应用藏药的一部不可替代的藏药学巨著。

2. 藏药理论

藏药是中药的重要组成部分，其理论体系、药物应用与中药的关系十分密切。藏药学理论是以五源学说为基础，认为药物的生长来源于五源，是由土、水、火、气、空五源聚合而成的。土为药物生长之本源，水为药物生长之汁液，火为药物生长之热源，气为药物生长之动力，空为药物生长之空间，阐明了药物生长与自然环境的辩证关系，即生态环境对植物生长的特殊性，并突出了药物的性、味、效亦来源于五源。

六味即甘、酸、咸、苦、辛、涩，分别由五源中的相关两源组合而成，如土与水结合生成甘、火与土结合生成酸等，而不同的药味具有不同的功用特点与应用范围。因此，藏药学的基本理论主要包括藏药性、味、效的基本理论和藏药性、味、效与五源之间的关系。这一理论体系有其独特之处，但无论是思维方式、理论指导还是药物品种、应用方法都与中药理论有许多相同、相通之处。如对药物产地与药效、药性关系的认识，药味与功效的关系、应用范围等。再如在藏药中，认为甘味具有增强体力、补气固本的作用，与中药的"味甘能补"的理论一脉相承；藏药理论中的酸味具有健胃消渴的作用，苦味有清血热的功效等，与中药中对应的酸、苦味的功效基本一致。由此证实，藏药与中药有着相似、相通的药学理论体系，对药物的应用也有许多相同、互用之处。

3. 藏药中药化

青藏高原由于海拔高、太阳辐射强、日照时间长、昼夜温差大、气温偏低、空气稀薄缺氧，使在此环境生长的藏药具有抗寒、抗旱、光合作用强的特点。目前已知青藏高原生长成活着 2000 余种藏药植物药，其中 25% ～ 30% 为藏医专用品种；而藏医所用的矿物药约有 46.3% 产于青藏高原。可见，藏药具有十分浓厚的地域特色。除了藏医习用药以外，更多的则是中医、藏医同用的药物。有些药物主产于青藏高原或来自西藏，在各民族医药的交流中，逐渐融合为中药，成为中医、藏医的共享药材。列举数例。

（1）冬虫夏草

藏药冬虫夏草：据考证，最早记载冬虫夏草的藏医药古籍文献见于吐蕃赞不赤松德赞时期，即 8 世纪。这一时期正是唐朝开元年间，当时著名大译师比若杂纳撰写的《本草秘诀汇集》中记载了冬虫夏草的功效和配方。在 11 世纪撰写的藏医药典籍《珍珠宝串注释日月之光》和《如意之树》中也发现冬虫夏草的配方及功效。详细记载冬虫夏草生长环境、基源形态、性味和功效、采集方法和储存等重要内容的则见于 15 世纪由著名藏医药学家、藏医南派创始人苏卡尔瓦聂尼多杰撰写的《千万舍利》中。认为其生长在高山上，夏天为草，根像虫子，叶子像野葱叶子，性甘，治"隆病"和"赤巴病"，具有增强和提高精子数量和质量的作用等。《藏曼巴医药汇集》中记载了冬虫夏草用在滋补强身的配方中，特别强调具有较强的滋补养身作用。

中药冬虫夏草：冬虫夏草作为中药使用的时间一直有争议。从有明确文字记载作为中药使用的时间只有 300 多年，目前公认的是最早见于《四川通志》，但其实际应用时间恐怕远不止于此。从已有的记载和应用分析可以认为：

冬虫夏草早在被人类发现之前就早已存在，而其发现、应用乃是藏民偶尔的行为，并逐渐由个体到群体，成为藏药的一员。冬虫夏草由藏区传入中原，开始是以朝廷贡品的形式进入，并最早在达官贵人中使用，逐步流入到民间，最终从藏区进入中原也逐渐演变为贸易行为。至于冬虫夏草进入中原的时间，有的认为最早可以追溯到西汉时期，有的认为冬虫夏草进入中原不晚于唐朝开元年间，依据是在开元年间的《道藏》中出现了道家养生的"九大仙草"之名，而其中就有冬虫夏草。根据道家贵己养生、效法自然、应用自然的思想，冬虫夏草以其独特的生长环境、生长方式和特有的功用，被列入养生仙药并不令人意外。因此，冬虫夏草进入中原最早主要作为养生应用而非治疗用药，最后由遍布全社会的道家以养生应用逐步为医药学家所重视，而成为中药家族中的一员。作为中药使用的标志应该起自于《四川通志》，而发展、流行于清朝以后，炒作于现代。

因此，虽然目前对于冬虫夏草进入中原的时间并未确认，但对其产地、生长环境、生长方式、药性、药效、药用，以及养生应用的特点，中药与藏药的认识是高度一致的。冬虫夏草奇特的生长环境与方式赋予了其奇特的功用特点，使之具有强身健体、增强性功能、提高生育能力、防御外感，尤其对于慢性咳喘病证具有特效。如今，冬虫夏草已经成为中药的"三宝"之一，被誉为"软黄金"，沿袭了古今中药、藏药对其认识与应用，而且其主产地依然是青藏高原。

生长于青藏高原严寒缺氧地带的冬虫夏草从被发现到应用是藏民认识自然、应用自然的结果，而其流入中原并最终成为中药的一员充分反映了藏族文化与中原文化的源远流长的交融史，也体现了中医药与藏医药对冬虫夏草认知与应用的高度统一。

（2）余甘子

藏药余甘子：余甘子为常用藏药。在藏医药的经典《四部医典》中记载了余甘子，认为其属于湿生草类药物，"余甘子清血热，治血热旺盛及其引起的眼病、肝病"。《晶珠本草》云"余甘子味甘、性凉。治培根病、赤巴病、血病"，认为余甘子性味甘凉，具有清热凉血的作用。

《月王药诊》中记载三果汤，余甘子为其主要成分。如《月王药诊》第57章隆病的治疗方法："三果（诃子、毛诃子、余甘子）、杂毛蓝钟花煎煮取汁加岩精、蜂蜜配伍制剂，可医治腹泻、水肿病和黄水症。"指出了其与诃子等配伍同用，具有止泻、利水消肿的作用。

中药余甘子：余甘子作为中药应用最早可以追溯到东汉时期甚至更早。东汉杨孚《异物志》最早记载余甘子"盐蒸之，尤美，可多食"，明确了其可以作为食用；晋代嵇含《南方草本状》则详叙了余甘子的生长形态、性味："庵摩勒树叶细，似合昏，花黄，实似李、青黄色，核圆，作六七棱，食之先苦后甘。"陈藏器《本草拾遗》记载："梵书名庵摩勒，又名摩勒落迦果。其味初食苦涩，良久更甘，故曰余甘。"表明早在东汉时期，来自西藏的余甘子已经作为中药使用，并认识到其先苦后甜的药性特点，以及药食两用的应用特点。

唐代苏敬《新修本草》不但确认了余甘子的性状、用途和产地，而且认为印度传入的庵摩勒（菴摩勒）在两广等地亦产，"庵摩勒，味苦、甘，寒，无毒。主风虚热气。一名余甘。生岭南交、广、爱等州"。《滇南本草》明确概括了余甘子的药性、药效、药用。"余甘子味甘、酸、性平。治一切喉火上炎、大头瘟证。能解湿热春温，生津止渴，利痰，解鱼毒、酒积滞，神效"。目前对余甘子的认识基本按此，如《中华临床中药学》认为余甘子的性味归经为"甘、酸、涩，凉。主归脾胃经"，具有清热凉血、消食健胃、生津止渴的作用。

一味余甘子，从西藏进入中原，由食用到药用，由西藏特产到岭南亦生，对其药性、药效、药用，以及应用范围，藏药与中药的认识都极为一致，显示了中药、藏药在彼此的交汇中相互融合、完善，密不可分。

（3）红景天

藏药红景天：红景天生长于高原高寒无污染区域，主要分布在喜马拉雅山脉、北美洲和亚洲西北部 1700～5000m 海拔的高山上，具有强大的生命力和环境适应能力。红景天的藏药名叫扫罗玛尔布，与藏红花、雪莲花并称为藏药"吉祥三宝"。

红景天药用历史久远，早在 1200 年的藏医《四部医典》中就将其称为"神药"，言其"性平、味涩，善润肺，能补肾、理气养血"，初步明确了其性味和主要功能，以润肺补肾、调理气血为主。《月王药诊》认为红景天性平，有扶正固本、理气养血、润肺补肾、健脑益智、滋补强身之功效。作为一味重要的藏药，红景天性质平和，功效集中在补肾强体、养肺治肺、调理气血上，藏医常用其治疗咳嗽、咯血、跌打损伤、寒冷、疲劳等。

中药（红）景天：在中药中并无红景天，而是景天，最早记载于《神农本草经》，为上品，"景天，味苦，平。主大热火创，身热烦，邪恶气，花主女人漏下赤白，轻身明目。生川谷"，明确了景天的性味，生长环境，以及清热除烦、轻身明目的作用。《名医别录》"味酸，无毒。主治诸蛊毒痂，寒热风痹，诸不足。久服通神不老。"补充了其酸味、无毒之性，以及解毒补虚的功用。然为何景天历史虽悠久，但其使用在古代并不广泛，也少有以红景天为主的名方。因为景天药用不仅包括红景天，还有其他景天科的植物，这类景天科的植物在长期使用过程中存在较为严重的名实混淆现象。我国自古以来是红景天的主产区，在西北、西南、东北及华北部分地区均有分布，且红景天的种类也多达 73 种。现代有学者考证，《神农本草经》中所记载的景天为景天科八宝属植物 Hylotelephium errythrostictum(Miq.)H.Ohba［Sedum erythrostictum H.Ohba］，而非藏药红景天的景天科红景天属（Crassulaceae Rhodiola L.），二者从植物科属来说只是同为景天科植物。

如今红景天已作为中药被收入《中药学》教材、《中华人民共和国药典》中，其应用在现代特别是近 40 年以来得到了极大的发展，引起了广泛的关注。目前认为红景天性味甘苦平，具有益气活血、通脉平喘的作用，主要用于肺脾气虚之咳喘，以及气虚血瘀、胸痹心痛、中风偏瘫等病证的治疗。特别是红景天在防治高原反应，以及治疗缺氧性心血管疾病、呼吸系统疾病中应用普遍。这些应用实际上充分结合了古今藏药与中药对红景天的不同认识与应用，并使之得到了一定的发展，在一定程度上提升了藏药的知名度，促进了青藏高原的旅游业。

一味红景天的古往今来，不但显示了藏药和中药彼此交融、互为印证的悠久历史，而且也展示了与时俱进的创新发展和重视生态文明的战略思想。

二、回医药与中医药

中西医结合是当前和今后我国医疗卫生事业的基本方针和方向，也是我国医疗卫生事业在世界上独具特色的领域。实际上，在中医药的发展史上，最早出现中西医结合医学模式的可以追溯到千年以前的回医药学。著名医史文献专家马继兴说回医药学为"中国古代丝绸之路上的中药文化遗产"，是"伊斯兰阿拉伯医学与中国传统汉医学相互吸收与融合的过程中而形成的我国古代第一次中西医结合的结晶"。

1. 回药典籍

回药有其独特的理论体系和应用范围、使用方法。这些理论体系与应用充分体现在回药典籍中。

（1）《海药本草》：是中药中的重要文献，被誉为第一部系统介绍海外药物的中药专著。该书成书于唐末五代时期，作者李珣，祖籍波斯，出生于中国。其祖父随丝绸之路来到中国，定居于长安，以经营香药为生并行医问药，因医术高超，声名盛隆，被皇家赐姓为李。李珣出生于医药世家，对香药颇有研究，且有深厚的中医药功底，对来自海外的药物进行了深入而严谨的研究，编辑而成《海药本草》。

该书对海外药物的香药产地、性状、炮制方法、功效主治有详细的论述。收载药物 128 种，绝大多数为波斯及周边地区生产的药物，包括玉石部药 11 种，草部药 39 种，木部药 49 种，虫鱼部药 15 种，果部药 11 种，兽部药 4 种。

（2）《回回药方》：《回回药方》的成书年限有争议，有的认为成书于元代，有的认为成书于明代，目前更倾向于明代。作为一部杰出的回医药学巨著，它被誉为是融合伊斯兰医学与中医药学为一体的医药学百科全书。记载方剂 582 首，涉及剂型有汤、丸、丹、散、膏、饼、点眼剂、滴鼻剂等。应用香药数百种，治疗方法涉及内、外、妇、儿、骨伤、皮肤、五官科等。其中，所用数百种药物中，常用药 259 种，包括海药 113 种和其他中药 146 种，而且用量单位均是元朝时期的两、钱、分等。

（3）《酉阳杂俎》：作者为唐代的段成式，该书为一部博物学笔记式的类书性著作，记载了许多来自海外的药物。书中所记载的 84 味药物中，有 31 味来自海外，详细记载了药物的出产国、异名、生长形态、药用部位、采集时间、功用等药学知识，是一部研究中外药物交流史的重要文献，也是回药形成的早期典籍之作。

此外，《瑞竹堂经验方》是一部十分重要的回医药记载临床有效方剂的专著，书中的许多方也传承为中医中的名方，如四神丸、二圣散等；《饮膳正要》被称为中国古代的一部饮食卫生与营养学专著。

回药典籍不但是研究回医药的重要文献，也是研究中医药不可缺少的医药文献，从中也深刻地反映了中医药与回医药在历史上相互为用、密不可分的关系。

2. 回药理论

回药理论蕴含着伊斯兰阿拉伯医学和中药学的理论。如受伊斯兰哲学理论"四元三子"的影响,认为药物的生长、存在均源于自然万物的生化过程,并因此而具有不同的气质与禀性。如认为药物的三子四性学说:三子即质性金药、质性木药、质性活药,而每一质性又分为四性:气、火、土、水,将药味分为十二味。回药学的这些性味理论既有中药学的药性理论内涵,又兼具了阿拉伯医药学的内容,值得深入研究。

回药十分重视药物的药性级别,对临床用药有重要的指导意义。根据药物性质的强弱不同,将药物分为四级,一级药性最弱,四级最强。药性级别越高,药性越强,其毒性也就越大,多治疗急症、重症,但不宜多用、久用,对人体的伤害也最大,如巴豆。

中药与回药都十分重视和强调药物应用前的炮制,而且绝大多数的炮制方法和目的都基本一致。但相对而言,回药特别注重"清真",与其宗教信仰相关。"清"寓意干净,货源渠道清晰,环保绿色;"真"强调无假冒伪劣,保证药材质量。所以炮制的核心就是确保药物的有效安全。炮制方法上回药与中药基本一致,只是回药的炮制方法有些来自伊斯兰阿拉伯医药学,并经过改良、发展而融合于中药的炮制方法中。

3. 回药中药化

目前绝大多数回药已经成为中药的重要组成部分。从药物来源、品种、生长特性来看,回药具有十分鲜明的特点,主要可以分为两类:来自海外特别是阿拉伯国家和地区的药材;产于宁夏等西北地区的药材。前者最大的特点在于绝大多数都为香药,气味芳香,或经燃烧、煎煮、研粉、加热能产生香气,用途广泛,包括药用、食用,以及其他生活用途。后者的药材与产地的气候特点和生长环境关系密切。西北地区雨水稀少、光照充足、日夜温差大。因此,生长于此的绝大多数药物的根系均十分发达,深入地下汲取地下水分,维系生存与生长;既耐酷暑又抗严寒,具有两重性,能补能泻,可阴可阳。

(1)十三香中的中药:风靡大江南北的十三香有着悠久的历史,是中外文明交汇的结果,也是回药与中药相互融合、相互为用的结果。

秦朝开始,随着香料在宫廷的使用,从国外进口香料日渐增多。中国最早从南洋开始进口香料,随后原产西亚、非洲、地中海一带的香料逐渐进入我国,香料品种也日渐繁多。到了唐宋时期,随着阿拉伯帝国(大食国)的兴起，居住在西亚、洪海、波斯湾一带盛产香料的阿拉伯商人纷至沓来，来到中国专做香料贸易。根据宋人赵汝所作的统计，当时世界第一大港泉州进口的香料有乳香、龙脑香、龙涎香、金颜香、苏合香油、安息香、沉香、速暂香、黄熟香、檀香、丁香、降真香、麝香等几十种之多，贸易总量高达四千七百多吨。到了明代，郑和的七下西洋更是从海外带回了大量的香料。

兴盛于唐宋的香料贸易，阿拉伯人广泛参与其中。与阿拉伯人有着共同宗教信仰和生活习性的回民，他们的日常生活离不开香料，香料不但是回医药中具有特色的香药，而且也是日常饮食中不可或缺的调味品。十三香诞生于北宋都城开封，现在难以考证具体的发明人，但可以确定的是十三香的发明人应是回族或阿拉伯商人的后裔。

目前所用的十三香有多种配方，药味数和品种不尽相同，但主要成分却一致：以香料为主，如丁香、豆蔻、桂皮、花椒、砂仁、山柰、干姜、白芷、草果等。这些都是目前十分常用的中药，大多数也是常用的药食两用品，辛香温燥，用于湿浊、寒湿困阻脾胃病证，亦有助于饮食物的消化吸收。

一剂流行于当下的十三香香料，蕴含着多种的文化元素，不但包括历史、饮食、民俗文化，而且也与海内外交流、民族文化密切相关，并呈现出与时俱进的特征。

（2）宁夏滩羊与中药：宁夏有"五宝"，红黄蓝白黑，分别是枸杞子、甘草、贺兰石、二毛皮和发菜，除了贺兰石与中药没有直接关系以外，其他四宝均与中药有密不可分的关系，或本身就是中药且历史悠久，效用卓著，如枸杞子、甘草；有的则与中药有间接的关系，如二毛皮就是滩羊的毛皮，又名滩羊皮，为"裘皮"中的佳品；而发菜的现代研究证明其具有显著的药用价值，包括调节血脂、增强机体免疫力等。十分有意思的是，在这五宝中有二宝彼此之间有着十分密切的关系，那就是滩羊与甘草。

作为羊的优质品种，宁夏滩羊闻名于世，而最为优质的滩羊来自盐池。盐池滩羊肉质细嫩，膻腥味极轻，脂肪分布均匀，营养丰富，是羊肉中的上品，这与盐池的气候环境适宜于滩羊的生长繁殖有关。辽阔的贺兰山东麓是平坦的山前荒原，为暖温性干旱草原，气候适宜，地势平坦，土质坚硬，植被稀疏，牧草的矿物质含量非常丰富，饮用水中含有一定量的碳酸盐和硫酸盐成分，矿化度高，水质偏碱性。这些特有的自然环境赋予了适宜滩羊生长繁殖的优越条件，特别是滩羊的食用饲料是确保其羊肉特质的关键。对于滩羊的饲料，宁夏地区民间有一句话很能说明问题：宁夏的滩羊"吃的中草药，喝的矿泉水"。产于宁夏地区的中药材一个鲜明的特点就是味甘，性质平和，通补合体，具有阴阳两重性，代表性药物就是枸杞、甘草。

甘草最大的特性就是"至甘至纯"，性用平和，功用多样而善调和，尽显"中和"之性：药性生用平而微凉，炙用平而微温，无明显的寒热偏性；药味至纯无偏；主归脾经，滋全土德。结合其生长环境、饮片性状，体现出阴中有阳、阳中有阴的状态，充分展现了甘草所具有的不偏不倚的"中"性，并由此决定了甘草"和"之功用。

生长环境赋予了甘草特有的性用特征，而甘草又将这种特征通过饲养滩羊而回馈于人类，演奏出人与自然的和谐统一。更为值得称颂的是甘草早已成为一味不可或缺的药中国老，作为回民餐桌上的主食滩羊也正日益走向全国，走上千家万户的餐桌，彰显出回医药、回族文化与中医药、汉民族水溶交融、亲如兄弟的关系。

（3）八宝茶中的中药：八宝茶又名三泡茶，具有鲜明的回族特色，也是回民用以招待珍贵客人必不可少的茶饮。八宝茶并非某个单一的茶叶品种，而是以茶叶为底，掺有其他一些物品。这些物品主要是具有鲜明西北地区特色的中药材为主，常用的有枸杞子、红枣、桂圆、核桃仁、芝麻等，多数特产于宁夏。它们不但是常用的食品、更是十分常用的药品，具有口感香甜怡人、补益气血、健脑益智、补益肝肾等作用特点。

中华的茶文化历史悠久，自古在文人墨客心中便将"琴棋书画、诗酒花茶"奉为人生八雅，而八宝茶不仅作为一种生活饮食，更作为一种食疗形式，不但受到回民的喜爱，而且也受到了众多热爱养生保健人士的热烈追捧。宁夏的自然环境造就这些药物独特的甘味，此乃宁夏之宝；甘甜的味道，孕育出茶香甜的口感，此乃茶饮之宝；甘味的属性，赋予了八宝茶以补性，此乃养生之宝。八宝茶集地域文化、饮食文化、中药文化于一身，真正实现了文化与文化之间的融合与互通。

十三香、滩羊、八宝茶分别以食品调味品、主食和茶饮的形式代表了回族民众对美好生活的热爱，如今也越来越受到全国各族人民的欢迎和喜爱，奏响了民族大团结的交响曲，而其中的媒介正是大家所熟悉和常用的回药、中药。

三、傣医药与中医药

傣医药学是指起源和发展于中国西南，具有约 2500 年历史的民族、地区医药，与藏、蒙、维吾尔医药并列的全国四大民族医药之一，有其独特的理论体系与诊疗方式，其形成吸收了中医药学、古代印度医药学，以及东南亚地区的民族传统医药知识的成果。

1. 傣药理论

如同中药一样，傣药将药性分为热性、凉性与平性药三类，与中药寒、凉、温、热、平性的药性几乎一致；傣药将药味分为酸、甜、咸、苦、辛、咸、香七味，又与中药的辛、甘、酸、苦、咸基本相同。《贝叶经》里的药书《旦兰约雅当当》中记载着上千种药方，药物包括植物药、动物药、矿物药；在组方用药方面既强调复方配伍用药，也突出专病专方、一病数方、一方加味治多病，以及药食同源的情况，这些药物的种类、数量，以及用法非常类似于中药。但傣药中也有其独立于中药理论体系以外的理论与应用，其中最为突出的就是"解药"理论。

傣医认为，空气、水、食物等是人生存不可缺少的基本条件，但含有微量的对人体有害的物质或毒素；自然界也有部分有毒的动、植物会损害人体；各种病邪侵袭人体也会致使体内生毒。这些因素就是导致人体发病的毒素，正常情况下人体可通过排毒功能将其排出体外而不生病，但如果其在体内过量、过久或机体功能减退，就会引起机体四塔失衡，脏腑失调，排毒功能低下，导致有害物质或毒素瘀积于体内，危害健康，甚至患病，轻则生疔、疖疮、痈、斑疹，重则发生恶变，如癌症等。因此，必须用药去除体内毒素，使人体保持或恢复健康状态。这些排毒的药物就是"解药"。因此，傣医"解药"产生的理论基础是万物皆有毒，"毒"害人体论。

2. 解药的应用原则与方法

解药的应用原则是"未病先解，先解后治，同解同治"。为防止来自各条途径的毒素堆积于体内而致病，须长期服用"解药"以排出这些微量毒素，减少发病，延年益寿，此即"未病先解"，与中医药的治未病思想十分契合。应用的方法最为主要的就是疏通三盘，通利水道，使毒邪从三盘而解，故先应服用通利三盘方，由埋幺散南、灰灰叶、野芦谷等组成，使毒邪从水道而解。当三盘通开后再对症下药，此即"先解后治"。此外，针对不同的因毒所致的疾病，主张"排毒有口道，利毒有尿道，解毒有屎道，透毒有汗孔"，即根据不同的病证分别以涌吐、利尿、通便、发汗等方法治疗，常用的药物有没食子等，此即"同解同治"。这与中医对一些邪实壅盛病证治疗以汗吐下三法同出一辙。

傣医药起源、形成于"雨林"，茂盛的森林、炎热潮湿的气候，孕育、产生了各种各样的毒。因此，"毒"在傣医药中具有十分重要的地位。"解药"理论正是在这种背景下所形成的，认为"有中毒必有解毒之药"，具有十分鲜明的特色。因此，通过解毒以防病、治病的药物能分解、中和、解除体内毒素，解除食物中毒和药物中毒及其他物质所致的各种不良反应，保持人体健康。除此之外，还包括解除各种不良反应或毒性反应，如药物不良反应、饮食不节（洁）及误食禁忌或失治误治而发生的各种不良反应等。

因此，解药理论是傣族医学不可分割的重要组成部分，它在疾病的防治中起了重要的作用。显示出傣族人们认识自然、应用自然、防病治病的智慧。

3. 傣药中药化

目前发现，傣族地区有可药用的植物2500多种，占全国5000多种药用植物的50%以上，素有"天然药物宝库"和"傣药王国"之称，包括一些名贵药材，如龙血树、皮氏马钱、胡黄连、诃子等。《中华本草·傣药卷》收载了常用傣药400味，插图351幅。其中植物药373味，动物药16味，矿物药11味。

傣药与中药有着紧密的联系。据记载，在唐代就出现了傣族首领与汉族首领相互交换名贵药材的情形，如鹿茸、人参之类，故在傣医经书中出现了人参及其他外来药材的配方。因此从其民族性、历史性、传承性而言，傣药与中药有许多相似之处，包括对药物的认识、用药经验，目前已经难以区分傣药与中药的不同。

（1）血竭：血竭原产于东南亚地区，其树木果实会渗出"血"色树脂，以产于印度尼西亚的苏门答腊地区所产血竭质量最佳。伴随着丝绸之路的兴盛，血竭从东南亚诸国来到了华夏。20世纪60年代，我国科学家在云南西南地区从"植物寿星"、寿命可达八千多年的龙血树中提取出血竭，结束了中国不产血竭而用黄金向海外购买的历史，成为傣医药、彝族医药中一味标志性的名贵药材，也是中药材中的一味名贵药材。

在东南亚地区，血竭最初作为染料被广泛使用。不论是渍染糖果，还是纺织染色，或是装饰房屋用的油漆，甚至是妇女美甲用的颜料，随处可见血竭的身影。血竭传入我国后，其大多依赖进口，货源稀少，且功效显著，用途广泛。因此，在纺织、装饰等染料方面的作用逐渐淡化，更多的是作为贡品，供达官显贵使用，从其名为"麒麟血"可见一斑。

血竭在我国的记载可追溯到南北朝宋人沈怀远撰的《南越志》（公元5世纪60年代），该书称其为"麒麟竭"。作为中药材，历代本草对此药物有诸多名称，如"骐驎竭""麒麟竭""麒麟血""血竭"等。李时珍在《本草纲目》中以"麒麟竭"为正名，并作了"此物如干血"的形象化说明，称之为"活血之圣药"。以记载云南药材为主的《滇南本草》明确了血竭的产地、生长特性："麒麟竭……出元江界，木高数丈，叶似樱桃，脂液流树中，凝红如血，为木血竭。"血竭既可止痛又能止血，还可生肌，千百年来在行军打仗中应用广泛，对受伤流血，甚至昏倒的士兵屡有起死回生之功，在治疗跌打损伤、内伤瘀痛方面功效卓著。目前，血竭在治疗心血管疾病方面有显著的疗效。

一味从东南亚国家走出来的血竭，不仅充满着东南亚传奇色彩的染料文化，亦是一幅蕴含中药文化韵味的历史卷轴，更是中药与云南地区少数民族医药彼此融合、相互为用的呈现。

（2）"咣底"——蔓荆子："同源异位"而效用不同，是中药中十分常见的现象，如中药中有"莲药家族""橘药家族""桑药家族"等。这种现象也同样存在于其他的民族药学中，特别是在中药与不同的民族药物之间，存在着"同物异用"的现象。所谓的"同物异用"是指相同的药源或药用部位而临床应用不同，如钩藤作为中药采其带钩藤茎，用于治疗高血压，而傣药却采其老藤茎用于风湿关节痛的治疗等；使君子作为中药采其成熟果实作驱虫药，而傣药取其根治尿血、泻下脓血和产后体弱多病、不思饮食等。这种现象使得傣药与中药相互结合互补，丰富了傣药和中药的多样性。蔓荆子就是这样一味药：作为傣药，其子、根、叶皆可入药，且各部位的药性、药用也不相同；作为中药，以子入药。

"咣底"是蔓荆这一草本植物的傣药名称。傣医将这一植物作为疾病防治的常用药，认为其药味麻辣，用来治疗感冒、发热等。民间常将其悬于门口驱邪防鬼，也是僧者升和尚、佛爷、祜巴和土司就任时煮水沐浴除秽的用品。特别有意思的是，它在泼水节上常用作沾水挥洒祝福人们的传统植物。在傣药中，蔓荆子与根的功用有所区别：子用以治疗中风偏瘫后遗症，风寒湿痹，肢体关节、肌肉疼痛，皮肤斑疹，如荨麻疹、痘疹及其他痒病；而蔓荆根专用以治疗风湿痹痛。

作为中药，蔓荆子是一味升浮解表、治疗外感头面部疾患的药物，并具有一定的祛除风寒湿痹痛作用，既保留了其在傣药中祛邪治疗外感和治疗风湿的运用，又突出和强化了其轻轻上浮、善治头面部疾患的特性。

蔓荆在傣族中，集医药文化、宗教文化、民俗文化于一身，向世人展现了傣族文化的丰富多彩、医药文化与其他文化的交融；也向世人呈现了傣药与中药和而不同、求同存异、彼此为用的关系。

（3）普洱茶：驰名中外的普洱茶产于云南省。普洱茶历史悠久，被誉称为"古董茶"，源于古，兴于唐，扬于明，盛于清，在当今社会更是因其特有的陈香茶气和药用价值而广受追捧，进一步促进了其发展。其实，普洱茶不但是云南地区的代表性茶叶，而且也是一味有着悠久历史的傣药。

普洱茶又名大叶茶，生长于滇南、滇西南一线的山地上，目前产区较多。作为茶饮，因其汤色红浓明亮、甘醇爽滑、沁人心脾、茶香持久而闻名于世，历史上曾作为贡茶。普洱茶也是一味常用的傣药，具有较高的药用价值。在傣药中，普洱茶的性味微苦、涩，凉，入水、土塔，具有清火滋水、收敛止泻的功效，主要用于腹痛腹泻、食物药物中毒、中暑，以及疗疮痈肿等。显然，这与傣医药重视毒的发病作用及解毒、排毒在疾病治疗中的重要性的理论有关。

普洱茶伴随着物贸交流、向朝廷进贡等形式流入中原地区已久，但其作为药用则主要见于明清时期。《本草求真》"有以普洱名者，生于滇南，专于消食辟瘴止痢"，《随息居饮食谱》"普洱产者，味重力峻，善吐风痰，消肉食"，赵学敏的《本草纲目拾遗》详尽论述了普洱茶的药用："味苦性刻，解油腻牛羊毒，虚人禁用。苦涩，逐痰下气，刮肠通泄……普洱茶膏黑如漆，醒酒第一。绿色者更佳，消食化痰，清胃生津，功力尤大也。"从中可见，普洱茶性温味香而苦涩，具有消食化痰、清胃生津、醒酒解腻的作用，尤其善解油腻，有一定的通泻作用。

正是因为中药对普洱茶的这些认识，使之在现代得到了极大的应用。研究也证实，普洱茶具有调节血脂、减肥、助消化、醒酒解毒等多种功效，扩大了其应用范围，进一步提高了普洱茶的地位，特别是一些陈年的普洱茶更是身价极高、一物难求。

我国的民族医药学除以上的藏医药、回医药、傣医药以外，还有如蒙医药、维医药、苗医药、彝医药、壮医药等。各民族的医药学在中华文明悠久的历史进程中，伴随着汉文化与各民族文化的交流，最终都融合于中医药的大家庭中，形成了独具中国特色的传统医药，统称为中医药学。显示了中医药学的包容性、融合性，形成了中华各民族血脉相连、合舟共济、荣辱与共的关系。世界上曾经诞生过许多传统医药学，但为什么这些传统医药学中的大部分已经枯萎乃至消亡？为什么它们未能融入中医药学？为什么只有我国的各民族医药能够融汇于中医药？究其根本，就在于流淌其中的文化基因。我国是一个少数民族众多的国家，但有着相同的中华文明，中华文明也正是在历史的长河中各民族文化之间不断交流、碰撞中，才形成了以"和"为核心的华夏文明，并因此而生生不息、从未断流。

第三节　和谐共存，造福人类

与世界各地相连接的丝绸之路，不仅仅向中原地区、向中医药学界输送了大量的外来药材，同时也给世界各地的人们带去了解除疾苦的中医理论、技能及中药材。中药材在对外输出的过程中，促进了其他国家、民族医药的发展，同时中医药本身也获得了融合与升华，从而产生了新药。如今，随着"一带一路"倡议在沿线各国不断深入推进，中医药国际标准化又成为打开世界大门的"通用语言"。

一、中药外传，交流互融

中药材的出口历史悠久，涉及品种繁多，传播地域广泛，繁荣了贸易、促进了交流，也解除了更多人的疾苦。中药能否被世人广泛认可，不仅有赖于中药自身强大的治病作用，而且与国力的强盛、经济的昌荣、文化的传播、科技的进步也有着极为密切的联系。

1. 大黄的出口史

中国是大黄的故乡，很早就由我国传播到世界各地。大黄的对外贸易，最早可追溯至汉代。有国外文献记载，前 114 年，中国大黄经由长安出发的商队贩运，经西域、里海转运至欧洲。

至 10 世纪以后，大黄的身影开始频繁出现在丝绸之路沿途各国的文献记载中。波斯药学家阿布·满苏尔在其著作中就提到了"中国的大黄"使用最广。13 世纪的大旅行家马可·波罗在其游记中论述："肃州境内多山，山上出产一种质量非常好的大黄，别处商人都来此采购，然后行销世界各地。"15 世纪以后，欧洲关于中国大黄的记载就更丰富了，且特别强调大黄的道地药材产地。1957 年英人吉拉德图解大黄时注曰："最上等的大黄是由中国运来的。"17 世纪，在阿姆斯特丹出版的约·艾恩森乌的《地图》上标注："唐古特：据说这个地区所产的大黄全部运到欧洲。"

17 世纪中叶至 19 世纪，大黄的出口更是成为明清政府重要的贸易与政治议题，这与大黄助消化、通大便的功能有关。明嘉靖初年，内阁学士桂尊就指出："西蕃诸国非麝无以医蛇毒，非大黄则人马大便不通，非茶则郁闷不解。"同一时期，甘肃巡抚陈九畴提出："大黄不去，则人畜受暑热之灾。"清末官员琦善更是详细分析了其中缘由，认为"凡西口外极大者为俄罗斯及诸番"均需大黄、茶叶，"盖地土坚刚，风日燥烈，又日以羊牛肉磨粉为粮，食之不易消化，大便不通立死，每日食后，此为通肠之圣药"。明确俄罗斯等国因物土不宜，想引种茶、大黄也无法成功。

在肯定大黄功效的同时，也让当时的政府和官员、学者形成了"大黄制夷"的观念。清代史学家赵翼就将茶叶、大黄两者结合在一起考虑，称"天若生此二物为我朝控驭外夷之具也"。禁止或限制大黄出口，成为清政府心目中应对俄罗斯，甚至所有国家的有效武器。然而鸦片战争的历史结果表明，这种"大黄制夷"的封闭政策并不能拯救积弊已久的朝政。

大黄在全球范围内的应用一直延续至今，并开展了相应的现代实验研究。20 世纪 50 年代，我国著名生药学家楼之岑和其导师、伦敦大学药学院著名生药学教授范尔朋（Fairbairn J W）证明了大黄的泻下有效成分为蒽醌类物质；1967 年，日本的宫木益雄等首次从大黄中分离出了具有泻下作用的番泻苷 A。欧洲学者在 1975 年、1978 年先后两次召开以大黄为主题的天然蒽醌类药物国际学术会议，并开始注意大黄除缓泻以外的其他生物学效应。

大黄从最初的一味泻下中药，依靠其自身的卓越疗效，成为广受各国欢迎的"通肠圣药"；通过人们的交流与传播，成为一个重要的贸易商品；历经朝代盛衰的历史演变，一度成为清政府对抗西方列强的"将军"，却也同时见证了故步自封、自大自满之后的失败。现今，在中医理论的指导下，在现代科学技术的辅助下，在全球各国科学家的合力研究之下，大黄必能医治更多疾患、造福更多人。

2. 麻黄与麻黄碱

麻黄是一味药用历史悠久的中药，同时也吸引了海内外医药学家的关注，并开展现代药理学研究。日本人长井长义在 1887 年首次从麻黄草中分出了麻黄碱单体，并研究出其有扩张瞳孔的作用。1929 年，我国的陈克恢结合中药理论，通过药理试验研究阐明了麻黄碱的药理作用和药效——升高血压、增强心肌收缩力、收缩血管、舒张支气管；使中枢神经产生兴奋作用，有拟交感神经作用等。

之后麻黄碱作为平喘药和感冒药，在世界范围内广泛应用。同时，麻黄碱的拟交感神经作用也被国外药理学家所重视，国外学者认为此药："是从一种中国人自古即作为药用的植物中提取到的生物碱，其作用类似于肾上腺素，但是稳定且持续时间长，注射给药可升高血压，口服有效。"1932 年麻黄碱的类似物苯丙胺（又称安非他明）问世，临床上利用其中枢神经系统兴奋和抑制食欲作用，治疗嗜睡症、肥胖症、儿童注意缺陷障碍、抑郁症和中枢神经系统抑制剂中毒等。

为追求升压效应，有人对麻黄碱的化学结构进行改造，得到脱氧麻黄碱（即甲基苯丙胺）。然而甲基苯丙胺的中枢神经系统兴奋作用和依赖性比苯丙胺更强，容易造成滥用。在二战时期，其被部分国家作为"军需物资"大量提供给军人吸食，以增强军队短期内的战斗力。到了 20 世纪 80 年代后期，甲基苯丙胺的滥用呈上升趋势，并出现了成瘾性更强又可烟雾形式吸入、外观似水晶体的白色结晶或粉末状的甲基苯丙胺制剂，即"冰毒"。

从一味发汗平喘的本草中药，化身为全球广泛使用的平喘药、感冒药，是我国学者和海外学者完成的一项重要研究成果，也是中药造福人类健康的伟大贡献；从"令人烦""亡阳"的猛药到被滥用的兴奋剂"冰毒"，可以发现传统中医药学理论和中药药理研究之间的密切联系，明确了麻黄的使用注意事项。如何进一步规范麻黄的中医临床应用，尤其是其在海外地区的应用，除外遵循辨证论治、中病即止等原则，还需要进行更多的研究与探索。

3. 复方丹参滴丸的坚持与突破

复方丹参制剂由丹参、三七、冰片等药组成，具有活血化瘀、理气止痛的功效，常用于心血瘀阻，心脉不通引起的胸痹心痛等证。复方丹参片是在 20 世纪 70 年代由上海中药制药二厂试制而成，属于现代研制的中成药。因其服用方便、组方小、疗效确切，在我国被广泛应用于心脑血管疾病的防治。至 20 世纪 90 年代，解放军 254 医院依据复方丹参片的处方组成，通过剂型改革制成复方丹参滴丸，其对主动脉舒张作用迅速，具有起效快、用量小、副作用少、剂型现代等优势，成为复方丹参片的换代产品。

20 世纪 90 年代中后期，国家相关部门启动中药现代化科技产业行动计划，其中的重点就是对优良中成药品种进行现代化、国际化研究，力争进入国际市场。在此背景下，复方丹参滴丸顺应时代发展，开启了作为药物向美国食品药品监督管理局（FDA）申报的艰难而不凡的历程。1997 年，复方丹参滴丸通过了美国 FDA 新药临床研究申请，可直接进入二期、三期临床试验。这标志着中国第一个复方中成药得到了国际权威药品管理部门的初步认可，中药国际化迈出了重要一步。

然而在当时，复方丹参滴丸的二期临床试验遭遇到几乎无法克服的困难。经历 10 余年艰苦卓绝的努力，在 2010 年 7 月，美国 FDA 终于同意进入该药三期临床试验。2017 年，复方丹参滴丸 FDA 三期临床试验结果统计正式公布，肯定了复方丹参滴丸的临床试验的价值。目前有关验证研究仍在继续中，复方丹参滴丸离正式获得美国 FDA 批准还有一步之遥。

回顾复方丹参制剂最初的诞生至剂型改革，再至走出国门，凝聚了几代人为中药国际化付出的努力坚持与精进创新。中药悠久的应用历史足以证明其强大的治病作用，但欲让国际接纳，扩大中医药影响，还需适应国际规则，中医药也有信心和底气去适应这些规则。同时也要认识到中药与西药完全是两个体系，大多数情况下不可能完全按西药标准来评价中药。以复方丹参滴丸为代表的"国家化中药"，所做的是在向海外铺轨，还需要让西方国家更多地了解、接受、认可中医药理论，与我们接轨，这是中药走出国门的正途。

二、互补共赢，造福人类

中药的输出解除、减缓了人类的部分疾苦，为人类健康作出了贡献。同时，各国人民在与疾病抗争的历史过程中，也都总结出了一些或传统，或先进的用药经验，如北美印第安人用西洋参来治疗头痛、南美印加人用金鸡纳树皮治疗疟疾等。中药在对外交流中得到了升华与突破，与世界其他医药界互补与共赢。

1. 人参与西洋参

西洋参，根据药名便可知其原产地并不在我国。但西洋参的发现却与中国人对人参的高度认可和国际贸易活动有着密切联系。

远在唐代，中国人参就传到了印度，宋朝统管外贸的"市舶司"已将人参出口到阿拉伯，并转销到欧洲。不过，欧洲学者对人参功效的最早记述则要追溯到16世纪。17世纪初期，随着上党人参的绝迹，国内人参资源的不足，我国开始从朝鲜进口高丽参，与朝鲜开展了人参贸易。《本草纲目》中记载："今所用者皆是辽参。其高丽、百济、新罗三国，今皆属于朝鲜矣。其参犹来中国互市。"

之后随着欧洲传教士来到中国，欧洲人对于中国人参的认识及其在中国人心中的价值有了深入的了解。1696年，来华耶稣会传教士李明在其寄回欧洲的信件中提及人参："人即男人女人的人，参就是植物，或草药。"依据其在中国的观察，李明评价了人参在中国社会的地位："在所有的滋补药中，没有什么药能比得上人参在中国人心目中的地位。"之后曾在中国东北考察过人参生长的法国传教士杜德美更是大胆推测："若世界上还有某个国家生长此种植物，这个国家恐怕主要是加拿大，因为那里的森林、山脉与此地的颇为相似。"到1717年，在加拿大蒙特利尔传教的法国传教士拉菲托根据杜德美等人的资料，将人参图片拿给加拿大南部山区的印第安人，印第安人立刻认出了这种植物，并在蒙特利尔地区大西洋沿岸丛林中找到了一种与中国人参极为相似的植物。后经法国巴黎植物学家鉴定认为其与人参同属五加科植物，但与中国人参不同种，因采自大西洋沿岸丛林中而称"西洋参"。

与此同时，清朝政府为表示对其祖先发祥地的尊敬，禁止在长白山砍伐森林，违者轻则充军，重则处死，导致关内广大地区参源断绝，供应紧张。在此背景下，朝鲜高丽参、日本北海道的东洋参被大量销售到中国。法国商人们意识到这种植物在中国有巨大市场，便将西洋参贩卖到中国牟利。西洋参于1715年进入中国，中医按中医药学理论研究了西洋参的性味归经功能主治，用于临床。其入药始载于清代《本草从新》："（西洋参）苦寒微甘，味厚气薄。补肺降火，生津液，除烦倦，虚而有火者相宜。出大西洋佛兰西。"从其进入我国至正式收载于本草典籍，仅仅用了 40 余年，可见在当时，中医药学家能够很快地吸收外来医药成就，并将其化为己用。

在中国，上党人参的过度采挖使其基本绝迹；在北美，西洋参带来的巨大贸易经济价值，也让野生西洋参资源遭受巨大破坏。至美国南北战争结束后，美国已很难发现野生西洋参了。为解决这一问题，当地的挖参人开始借鉴中国移植人参的方法进行栽种。至 19 世纪 20 年代，美国威斯康星州借鉴中国种植人参的经验，使用大面积农田试种西洋参，并于 1869 年获得成功。威斯康星州至今都是西洋参的主产区。我国于 20 世纪 50 ～ 60 年代开始引种西洋参，目前已成为世界上生产和加工西洋参及其制品的第三大国。

从人参的走出去到西洋参的走进来、从一味过度采挖西洋参跨洋贩卖至借鉴中国经验开展种植，人参与西洋参不仅仅为中药材的经济贸易和医药交流撰写了重要篇章，也向世人展示着人类是一个命运共同体，人类与自然也是一个紧密的命运共同体，携手并进定能获得成功。

2. 牛蒡与东洋参

东洋参或东洋人参之名首见于明清时期，当时是指日本北海道地区种植的人参，但因种植困难，药效欠佳，后期逐渐淡出各类本草典籍及药材市场中。不过，中药中另有一物也有东洋人参之名，这便是牛蒡。

传统中药以牛蒡的成熟果实入药，即牛蒡子，具有发散风热、清热解毒、利咽、祛痰等功效，是治疗风热外感、时行感冒、痰热咳嗽的要药。同时，牛蒡根也有一定的药用和食用价值。早在南北朝时期《名医别录》中就有牛蒡的肉质根"久服轻身耐老"的记载；唐代孟诜的《食疗本草》认为牛蒡"根，作脯食之良"；唐代韩鄂的《四时纂要》亦有种植牛蒡作蔬菜的记述。《本草纲目》更是明确："其根叶皆可食，人呼为牛菜。"但在我国，近现代以来牛蒡的药用部位还是以果实为主，即牛蒡子，《中华人民共和国药典》并未收入牛蒡根，以前牛蒡根也较少见于我国民众的餐桌之上。近年来随着日料在我国的流行，牛蒡以多种食用形式逐渐被我国民众所认可和接受。

虽然牛蒡原产于我国，但在全球也有广泛分布。牛蒡的果实和根茎被多个国家、多个民族作为药用植物：在中世纪，英国草药学家用牛蒡根治疗烫伤、糖尿病和风湿病；英国的《英国药学药典》认为牛蒡根可以净化血液，预防伤风和流感，清除引起皮肤紊乱的毒素，治疗风湿病、膀胱炎和肾结石；在北美地区，牛蒡根和种子主要用于治疗皮肤病，并认为其有利尿的作用；在夏威夷，民间认为牛蒡根有壮阳作用被作为新婚礼物赠送。

牛蒡传入日本的时间大约在 940 年。传入日本后，牛蒡根凭借其独特的香气、纯正的口味、丰富的营养价值成为日本人餐桌上中重要的成员，更是人们强身健体、防病治病的保健蔬菜。之后，随着牛蒡更多品种的培育成功，牛蒡根从日本传入欧美市场，被当中国的人参一样看待，于是牛蒡便有了"东洋人参"的美称。20 世纪 80 年代，中国又从日本引进了牛蒡的新品种，并在江苏、山东等地种植，成为上述地区重要的出口农产品。同时牛蒡的药食两用的价值在我国也得到了进一步的提升，特别是牛蒡叶、牛蒡根作为蔬菜越来越受到大众的欢迎。

相对于牛蒡子而言，牛蒡根的药用保健价值得到了深入的研究，国内外研究发现其在抗癌、抗衰老、治疗艾滋病等方面有重要作用，具有较大的开发和应用价值。与此同时，牛蒡子的药用价值也得到了进一步的拓展，特别是其对于传染性疾病如流行性腮腺炎、流感等病的防治作用在现代得到了广泛应用和推广。

原产于我国以果实入药的牛蒡，引种至日本经品种改良后，其根、叶成为一味具有保健价值的时蔬，并引发全球对牛蒡根药用和保健价值的关注，而牛蒡子的现代药用价值也相应得到了提升。因此，对牛蒡药用价值的研究既是远渡重洋后的一种融合创新，也是对于其原有功效的回顾与守护。

3. 青蒿与青蒿素

2011 年美国拉斯克医学奖揭晓，中国科学家屠呦呦"因为发现青蒿素——一种用于治疗疟疾的药物，挽救了全球特别是发展中国家数百万人的生命"而获奖；2015 年 10 月 5 日，瑞典卡罗林斯卡医学院宣布，中国科学家屠呦呦获得当年的诺贝尔生理学或医学奖，其突出贡献是创制新型抗疟药——青蒿素和双氢青蒿素。两项世界大奖都与一味中药青蒿有关，而获奖的源泉来自古老的中药记载，来源于我国科学家协同攻坚克难、艰苦拼搏创新的奋斗。

1967 年，中国疟疾研究协作项目立项，开始研制抗疟新药。1969 年卫生部中医研究院中药研究所的屠呦呦成为中药抗疟研究组组长。她通过整理中医药典籍、走访名老中医，汇集编写了 640 余种治疗疟疾的中药单秘验方集，经过 380 多次鼠疟筛选，于 1971 年中药青蒿提取物筛选成功。在青蒿提取物实验药效不稳定的情况下，屠呦呦从东晋葛洪《肘后备急方》中对青蒿截疟的记载——"青蒿一握，以水二升渍，绞取汁，尽服之"找到了研究方向，突破了技术难点，改用低沸点溶剂的提取方法，最终突破了科研瓶颈。

20 世纪 70 年代后期，我国科研机构和研究人员发表的青蒿素抗疟研究开始引发国际关注。鉴于当时多种抗药性恶性疟原虫株的蔓延已对世界构成严重威胁，世界卫生组织疟疾化疗科学工作组迫切希望在中国召开一次抗疟药青蒿素及其衍生物的研讨评价会议，探讨进一步发展这类新药的可能性。这项国际会议于 1981 年在北京召开，世界卫生组织疟疾化疗科学工作组肯定并高度评价了青蒿素及其衍生物的抗疟作用。多国专家在出席了我国召开的青蒿素及其衍生物学术报告会后，开始在其国家进行青蒿的引种栽培，进行青蒿素药理学研究。国外的研究也带动和推进了青蒿素抗疟在我国的进一步研究。在 1986 年，青蒿素获得新药证书。1992 年，发明出双氢青蒿素，又获国家一类新药证书。2006 年，世界卫生组织宣布充分利用青蒿素联合疗法作为治疗疟疾的一线疗法。

青蒿素的研究成果，成为传统中药献给全人类的礼物。自 20 世纪 80 年代以来，青蒿素及其衍生物在中国成功治愈了成千上万的疟疾患者，从中可以看出古代本草文献对药物研发的重要意义，以及对中药走向世界的推动作用。所以屠呦呦在获诺贝尔奖致辞中提到"感谢一位中国科学家——东晋时期有名的医生葛洪先生，他是世界预防医学的介导者"。另一方面，青蒿素的获奖源于国家的大力支持，屠呦呦的获奖致辞专门提道："感谢中国的一位伟人——毛泽东。这位伟大的政治家、思想家、军事家、诗人十分重视民族文化遗产，他把中医摆在中国对世界的'三大贡献'之首，并且强调'中国医药学是一个伟大的宝库，应当努力发掘、加以提高'。"再者，诺贝尔奖的成就也并非一人之力，而是一个研究团队，历经几代人的努力才取得的。展现出中国科学家们的严谨治学、勇于探索、坚持不懈、自我奉献的精神。屠呦呦说道："在我的科研生涯中，一代又一代，一茬又一茬的青蒿前赴后继，奉献了自己的身躯，成就了中国的中医事业。"

三、制定标准，走向世界

随着"一带一路"倡议在沿线各国不断深入推进，中医药已传播到 183 个国家和地区，中国已同 80 多个外国政府、国际组织、地区主管机构签署了专门的中医药合作协议。

要让中医药从中国走出去并真正融入世界医学，离不开"标准"这个世界"通用语言"。因此，实施标准化已经上升至了国家战略层面。习近平总书记在第三十九届国际标准化组织大会的致贺信上言及："中国将积极实施标准化战略，以标准助力创新发展、协调发展、绿色发展、开放发展、共享发展。我们愿同世界各国一道，深化标准合作，加强交流互鉴，共同完善国际标准体系。"目前国际标准化组织（ISO）、世界卫生组织（WHO）、世界中医药学会联合会（WFCMS）、世界针灸学会联合会（WFAS）等多个组织主导、参与到了中医药国际标准化的发展中。可以说中医药正在为促进文明互鉴、维护人类健康发挥着重要作用。

1. 中药标准，自古可循

中药是在中医药理论指导下认识和应用的药物。在强调个体化处方用药的同时，中药能否适应标准化的道路？其实中药标准自古有之。在古代中医发展史上，虽然未出现"标准"一词，但历代流传下来的各类本草典籍就是应规范性用药需求而产生的，是古人进行探索和反复实践后所形成的标准化文献。这些古代中药文献在药物配伍、药物质量控制、药物安全性等方面均构建了规范性用药的框架和中药标准化的雏形，其实际发挥的作用非常重要。

如经过历代医药学家反复验证，在临床实践中获取的"十八反""十九畏"便是中药配伍禁忌的标准，时至今日依然具有法规般的地位。

古代也有毒中药的剂量标准，如关于细辛的用量。南宋陈承《本草别说》提出细辛"过半钱单服"可致"气闭塞不通者死"；明代李时珍《本草纲目》载"（细辛）若单用末，不可过一钱"。再至近代《中华人民共和国药典》（1963 年版）规定细辛用量为"三分到一钱"，其后 1977 年版、1985 年版、1995 年版、2000 年版、2005 年版细辛用量皆为 1～3g，2015 年版为 1～3g，散剂每次服 0.5～1g。"细辛不过钱"之说在实践中不断被遵循与修改，这是中药标准对有毒中药的安全性控制。

如果说现代中药国际化标准是从空间上广泛征求各方意见而制定的，那么古代中药的标准则是在"尊古"的思想基础上，通过时间积累而逐步形成的。当然，古代的标准与现代相比不够细致完善，缺少量化，但这些古代中药标准推动了中药的发展和进步，也为目前中药标准化体系的构建提供了宝贵的经验，更为当下中药的国际标准化打下了坚实的基础。

2. 标准制定，正名为先

自古以来，"正名"思想一直深刻地影响着中华文明。"名以名质，生若无名，不可分别"。诚然，人名、地名或药名、病名，均是对人和事物本质与特性的高度概括，以此来区别于他者。中国现代物理学家严济慈曾言"凡百工作，首重定名，每举其名，即知其事"。中药在历经数千年历史发展与应用的过程中，由于地域辽阔、各地方言不同、命名方式多样等原因，许多中药出现了一药多名的情况，如大黄一药就有着将军、川军、锦文等诸多别名。中药的药用部位不同，其名亦有不同，如枸杞果实入药称枸杞子，根入药则名地骨皮。这些药名既生动地表现出了中药的功效、特性、产地等元素，丰富了中药药名的文化内涵，但同时也造成了异物同名、一药多来源的情况，致使品种混淆、临床用药混乱等情况。

古人对此早有认识，《吴医汇讲》载："尝见一医，方开小草，市人不知为远志之苗，而用甘草之细小者。又有一医，方开蜀漆，市人不知为常山之苗，而令加干漆者。凡此之类，如写玉竹为葳蕤，乳香为薰陆，天麻为独摇草，人乳为蟠桃酒，鸽粪为左蟠龙，灶心土为伏龙肝者，不胜枚举。但方书原有古名，而取用宜乎通俗，若图立异矜奇，致人眼生不解，危急之际，保无误事。又有医人工于草书者，医案人或不识，所系尚无轻重；至于药名，则药铺中人，岂能尽识草书乎？孟浪者约略撮之而贻误，小心者往返询问而羁延。可否相约同人，凡书方案，字期清爽，药期共晓。"

近年来中药材越来越多地走出国门，世界范围内对中药材的命名与翻译方法也无法形成统一。在使用时又出现海外临床中医专家用拼音开处方，而科学家在研究时又用拉丁文……中药药名术语的不统一已影响到学科发展、学术交流和药材贸易。

如曾经发生过的中药"木通""防己"引起的用药安全问题，便与药材的命名不够严谨科学有关。在20世纪60年代，人们通过收集各地市场制作木通的药材，发现其使用的种类繁多，涉及木通科、马兜铃科、毛茛科、防己科、茜草科、猕猴桃科等多种科属的植物来源。因此，根据品种、药源、功效、性状等多因素，正确命名药物、统一药名是一项十分迫切的工作。

早在1953年，《中华人民共和国药典》第一版发布，市场上行销的中药，属药典范围内的均开始须统一改用药典规定的正名。至2000年中国加入世界贸易组织，中医药开始走向现代化之路，中药药名术语的规范化再次提上重要议程。2015 年，中国中药协会发布了中药学的基本术语。

在 2013 年由我国专家提交的《中药材术语》提案则受到 ISO/TC249 成员国广泛关注。团队参照各国药典、国内外教材等文献资料，在多国专家共同努力下，经反复论证修改，协调统一多国专家的意见和建议，共选取了 496 个常用中药材术语，为每一味中药规定了拉丁文学名、中文繁体字及简体字名称、汉语拼音和英文名称，甚至药用部位都有所规范和统一，极大地扩展了标准的适用性。历经 4 年余，《中药材术语》于 2017 年由国际标准化组织（ISO）正式出版发布，这是中医药国际标准化基础类标准领域中的一个标志性成果，有利于消除中医药国际贸易壁垒，促进中药材的国际贸易，也为后续制定各类中药概念、中药的功效、中药鉴定、中药炮制等方面的名词术语标准奠定了扎实的基础。

3. 协商一致，合作共存

中国于 2009 年 3 月向 ISO 总部提议建立中医药标准化技术委员会。同年 9 月，ISO 成立了中医药技术委员会（代号为 ISO/TC249）。至此，我国中医药标准化发展进入了一个新的阶段。其范畴是所有起源于古代中医并能共享同一套标准的传统医学体系标准化领域的工作，这也为日、韩等东亚国家的传统医学留有了发展空间。

ISO 对于标准的定义是"得到一致（绝大多数）同意，并经公认的标准化团体批准，作为工作或工作成果的衡量准则、规则或特性要求，供有关各方共同重复使用的文件，目的是在给定范围内达到最佳有序化程度"。所以，标准不是一家独言的，协商一致才是标准的重要特征。在制定标准时，是需要考虑多方利益诉求和技术条件的。

例如在制定单味中药材国际标准时，其项目选择多聚焦于国际贸易量大、国际共识度高的中药品种。如调研发现，人参是当下国际标准需求排名第一的单味中药材，"人参种子种苗国际标准"便成为 ISO 颁布的首个以中医药（TCM）命名的中医药国际标准。之后又颁布或提案了多项与人参相关的国际标准，涉及红参的加工技术、人参有效成分监测、人参生长年份监测、人参品种分类等项目。值得关注的是，其中红参的加工技术提案来源于韩国专家。

又如在中药安全性指标问题上，部分专家坚持应当标定有毒有害物质限量，以确保中药产品的安全性。但也有专家认为不同国家和地区的药典对草药中有毒有害物质的限量各不相同，检测方法也不统一。经多方协调，最终

《ISO18664：2015 中医药——中草药重金属检测方法》标准仅对各国共识部分，即中草药中铅（Pb）、砷（As）、镉（Cd）和汞（Hg）含量的三种仪器检测方法进行了规范，而将各国药典及 WHO 所规定的中草药重金属限量和检测方法写在附录中作为参考。

因此，中药国际标准化工作需要各成员体之间协调利益差异，寻求共同利益，并尽可能做到利益融合。而我国中医药专家在主导或参与制定中药国际标准的同时，不仅仅是在贡献知识与技术，也在反馈中进行优化，促使新知识的产生，这种良性的互动将推动中药全产业链向更加完善的方向发展以服务全球，也让世界更好地了解中医药。

参 考 文 献

1. 陈藏器. 本草拾遗辑释［M］. 尚志钧，辑释. 合肥：安徽科学技术出版社，2004.

2. 李时珍. 本草纲目校点本［M］. 北京：人民卫生出版社，2004.

3. 王尚寿，季成家. 丝绸之路文化大辞典［M］. 北京：红旗出版社，1995.

4. 吴孟华，郭平，陈虎彪，等. 豆蔻类中药的本草新析［J］. 中国中药杂志，2012，37（11）：1686-1692.

5. 扎西东主，索南卓玛. 论《四部医典》中的藏医伦理学思想［J］. 中医药导报，2019，25（20）：42-43，47.

6. 吴华庆. 藏医药经典著作《月王药诊》简介［J］. 中国民族民间医药，2012，21（16）：8.

7. 佚名. 月王药诊［M］. 毛继祖，马世林，译注. 上海：上海科学技术出版社，2012.

8. 俞佳，张艺，聂佳，等. 藏医药经典著作《晶珠本草》的学术特色探析［J］. 世界科学技术——中医药现代化，2014，16（1）：112-115.

9. 拉姆，罗布顿珠，米久. 冬虫夏草的研究进展概述［J］. 西藏科技，2021（10）：12-14.

10. 杨崇仁，张颖君，王海涛，等. 余甘子应用源流考［J］. 亚太传统医药，2021，17（2）：197-200.

11. 谷燕莉. 红景天的品种整理和质量研究［D］. 北京：北京中医药大

学，2003.

12. 代云云，谢晓蓉，王茂鹤，等.我国四大民族医药体系概述［J］.中华中医药杂志，2021（36）：1522–1525.

13. 林艳芳，邱明丰，贾伟，等.中国傣医药研究概况（上）［J］.中国民族医药杂志，2007，60：1–5.

14. 林艳芳，邱明丰，贾伟，等.中国傣医药研究概况（下）［J］.中国民族医药杂志，2008，61：1–5.

15 高晓山，陈馥馨.大黄［M］.北京：中国医药科技出版社，1988.

16. 林日杖.试述清代大黄制夷观念的发展演变［J］.福建师范大学学报（哲学社会科学版），2005（5）：97–106.

17. 付天灵，杨炳烈.近代中药药理研究与传统中医药学［J］.世界最新医学信息文摘，2015，15（8）：159–160.

18. 陈修平，裴丽霞，王一涛.创新中药研究与开发模式探讨［J］.中草药，2011，42（7）：1255–1260.

19. 郭治昕.复方丹参滴丸的中药现代化研究［J］.中国中医药信息杂志，2000（4）：14–15.

20. 张正海，雷慧霞，钱佳奇，等.西洋参的引种简史［J］.人参研究，2020，32（2）：59–62.

21. 张大庆，黎润红，饶毅.继承与创新：五二三任务与青蒿素研发［M］.北京：中国科学技术出版社，2017.03.

22. 徐晓婷，沈远东.中医药国际标准化与医学外交［J］.复旦国际关系评论，2018（2）：286–300.